国家"十一五"重点图书
现代生物医学科研技术丛书

形态学实验技术

主　编　赵　荧　唐军民

编　委　（按姓氏笔画排序）

王世忠　天津医科大学

史小林　首都医科大学

田艳霞　华北煤炭医学院

刘　皓　天津医科大学

孙海梅　首都医科大学

张栩胤　北京大学医学部

季凤清　首都医科大学

赵　荧　北京大学医学部

唐军民　北京大学医学部

高俊玲　华北煤炭医学院

北京大学医学出版社

XINGTAIXUE SHIYAN JISHU

图书在版编目（CIP）数据

形态学实验技术/赵荧，唐军民主编 . —北京：北京大学医学出版社，2008（2018.8 重印）

（现代生物医学科研技术丛书）

ISBN 978-7-81116-075-8

Ⅰ. 形… Ⅱ.①赵…②唐… Ⅲ. 人体形态学－实验

Ⅳ. R32-33

中国版本图书馆 CIP 数据核字（2008）第 118530 号

形态学实验技术

主　　编：赵　荧　唐军民

出版发行：北京大学医学出版社

地　　址：(100191) 北京市海淀区学院路 38 号　北京大学医学部院内

电　　话：发行部 010 - 82802230；图书邮购 010 - 82802495

网　　址：http://www.pumpress.com.cn

E － mail：booksale@bjmu.edu.cn

印　　刷：北京东方圣雅印刷有限公司

经　　销：新华书店

责任编辑：药　蓉　责任校对：金彤文　责任印制：张京生

开　　本：880mm×1230mm　1/32　印张：9.75　字数：283 千字

版　　次：2008 年 8 月第 1 版　2018 年 8 月第 3 次印刷

书　　号：ISBN 978-7-81116-075-8

定　　价：23.50 元

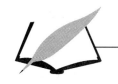 出版说明

　　生物医学科研领域的技术多，方法杂，而且伴随着科技进步，还在不断涌现新的技术和方法。为了让该领域的研究人员能够扎实地掌握基本技术，提高在操作中解决实际问题的能力，并能在较短的时间内了解和应用新的方法、技术，我们策划并出版了这套《现代生物医学科研技术丛书》。本套丛书具有以下几点特色：

　　1. 专家牵头，组织有长期实践经验的一线科研工作者编写。每本书特别增加了"写在前面的话"，由作者介绍自己在科研实践中的思路和心得，为读者提供启示与帮助。

　　2. 内容全面，重点突出。本套丛书全面囊括了生物医学领域中的常用实验技术，并重点介绍一些新兴的、热门的技术，同时还包括几本专门介绍与科研相关的仪器设备的使用和计算机软件应用的图书，以方便读者使用。

　　3. 内容简明、实用。本套丛书注重操作，强调经验的总结。内容中的"注意事项"介绍影响实验结果的关键步骤或易于出错的地方。

　　本套丛书主要面向生物、医学专业的研究生、高年级本科生，以及相关专业的其他研究人员。我们真诚地希望，这套丛书能为各位读者的科研实践提供切实有效的帮助。

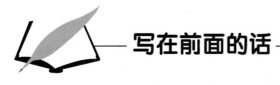

写在前面的话

有位前辈曾说过：一名合格的实验技术人员应具备听、说、读、写、思五项能力。听，听他人的实验思路、实践经验，以充实自身的实验设计；说，多与他人交流，在交流中捕捉灵感，丰满与纠正实验过程；读，博览全书，阅读文献著作，积累素材，优选实验方案；写，手要勤，随时记录实验感受与疑惑，寻找解决疑惑的途径；思，则最为重要，实验中存在一些不确定性因素，勤于思考，设计严谨周密的实验技术路线，随时调整实验流程与操作。

在当今生物学和医学领域中，由于新技术、新方法的层出不穷、日益更新，以及各个专业间的相互渗透与融合，这就要求实验技术人员不仅要熟知本专业的实验技术与方法，同时还应了解与熟悉其他与本专业相关的实验技术内容。实验技术的实质是实践经验积累与沉淀的过程，多次循环往复，不单单是实验技术熟练的过程，更是熟能生巧、巧中生新的过程。如 Masson 三色染色（Masson P，1929）经历了许多实验者不断摸索、改良与优化，以及各自对染色的理解与需求，使其在获得准确的染色结果前提下得到了技术上的提高，这就是一些传统技术方法一直能沿用至今的缘故。新技术、新方法应用的同时，传统实验技术也不应被忽略、放弃。为了能使更多的实验人员全面地了解形态学石蜡切片技术的相关内容，为了给以形态学改变为依托的研究课题提供实验原理、实验操作及注意事项等相应的信息，同时也是为了对过去所积累的实践经验进行梳理总结，十位不同院校的编者共同努力完成了本书的编写。

本书以实用性、稳定性、可操作性为编写宗旨。实用性是从使用者的角度，依据编者的实践经验总结和国内外实验技术的发展，去选择与编排实验技术方法与流程等，通过石蜡切片、苏木精-伊红染色、特殊染色以及免疫组织化学和原位杂交技术的介绍，使读者对石蜡切片技术有一个全面的了解，也为相关形态学技术的学习奠定基础。稳定性是指所选用的实验技术结果的稳定性，对于初学者而言，实验操作及实验结果呈现的可重复性尤为重要。而可操作性则是指从初学者的实际出发，对每项实验技术力求介绍其原理、具体实验操作及实验注意事项等，通俗易懂且操作性强，以期起到实验指南的作用。

由于本书编写时间紧迫，作者经验有限，书中难免存在问题和错误，欢迎使用者对此书提出宝贵的意见和建议。

愿此书能给更多的人带来启发和帮助。

目　录

3

4

6

引　言

　　组织学的发展源于 1665 年英国物理学家虎克（Robbert Hooke，1635—1703）利用简陋的显微镜对软木塞薄片的观察。他发现软木塞是由许多有隔壁的像蜂房的小室组成的，特称此小室为细胞（cell，1665）。由于受到显微镜制作技术以及其他科学技术发展的限制，人们对组织形态结构的认识也仅局限于显微镜下观察机械分离的生鲜组织，其主要的缺陷是不能观察到组织形态的进一步结构和细胞内部的变化。为了更多地了解组织内部的形态结构，人们创建了徒手切片方法和简单的机械切片方法，这也就是组织学切片技术的前身。

　　19 世纪科学技术的进步，尤其是物理学、化学、光学、电子学等方面的发展，推动了显微镜制造技术的不断改进（1820—1880）。光学仪器制造技术和机械制造业的发展，较高倍数和质量较高的显微镜的出现，以及组织切片机的诞生（Gudden 和 Welker，1856）与逐步完善，对组织学技术的建立和发展起到了至关重要的作用。1838 年德国植物学家希来登（Schneiden MJ，1804—1881）用显微镜发现了新鲜的植物细胞。次年德国的动物学家施万（Schwann T，1810—1882）用显微镜发现了动物的新鲜细胞。他们于 1838—1839 年各自发表了研究结果，提出了 19 世纪三大发现之一的细胞学说，从而为生物学和医学的深入研究打下了牢固基础。可以说，组织学研究的发展是与显微镜的发明和进步，以及组织切片和染色技术的进步和发展密切相关、相互促进的。在某种程度上，组织学技术对组织学的研究起着推进的作用。

　　当今的组织学技术已经从过去的单纯观察组织或细胞形态，发展到与生物化学、免疫学、分子生物学等多种学科的交叉与融合，并派生出各种相应组织学研究的技术手段，如组织化学技术、电子显微镜技术、免疫组织（细胞）化学技术、分子形态学技术等，使得人们对于组织与细胞结构的了解深入到了分子水平和基因水平，而这些技术方法的派生都与传统的组织学技术有着密切的联系。

第 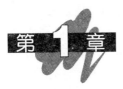 章 形态学制片种类

组织学标本的制作有很多方法，但总体上可以粗略归纳为两大类：非切片制作方法和切片制作方法。

一、非切片制作方法

非切片制作方法，顾名思义就是无需借助于切片机（不需要切片操作）即可制成组织标本的方法。非切片法制作组织标本的种类很多，大致可包括：组织分离标本、组织活体标本、细胞涂片标本、磨片标本、整体封存标本、组织铺片标本 6 类。依据实验目的和所观察的实验对象的要求可适当地选择不同的标本制作方法。

非切片制作方法的优点：标本制作方法简单，组织结构基本不被破坏，能保持原有的组织或细胞的形态结构，最为重要的是标本内的细胞是完整的。制作过程所产生的人工假象较少；使用的药物、仪器较少；在较短的时间内即可观察到组织或细胞的形态。但是，非切片制作方法应用的范围局限，有些组织标本不能长期保存、不能观察到细胞内部的结构是其不足之处。

（一）组织分离标本

组织分离标本主要是观察机体的单个细胞形态结构，如平滑肌细胞、脊髓前角神经细胞、呼吸道或消化道的上皮细胞等。目前，分离标本制作的方法已不同于以前的应用范围，而是较为广泛地应用在许多专业，尤其是细胞培养方面的细胞形态学观察。

传统的组织分离标本制作方法：将一小块新鲜组织浸泡在一定浓度的某种化学试剂（氢氧化钠）中，通过化学作用（腐蚀作用），溶解组织内的结缔组织和细胞间质，再经过振荡、吹打和离心等程序，最后构成组织的细胞成为一个个分离的单细胞状态。

目前制作分离标本的方法：新鲜组织经过消化酶（胰蛋白酶等）的消化作用将被分离成单个细胞，再经密度梯度离心等步骤，

可获得较为纯化的单个细胞悬液。

　　无论是采用传统的化学试剂溶解作用，还是采用消化酶的消化作用，所获得的细胞悬液都将制备成细胞涂片，再经过固定、染色，如 HE 染色、特殊染色、免疫细胞化学以及荧光染色等，即可在显微镜下观察到一个个呈分离状态的单个细胞形态（图 1-1、图 1-2）。

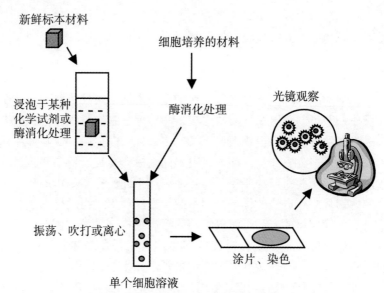

图 1-1　分离标本制作步骤示意图

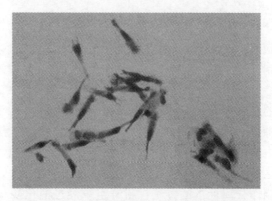

图 1-2　分离的大鼠气管上皮细胞（HE 染色）

（二）组织活体标本

组织活体标本，顾名思义就是在组织细胞生活状态下进行观察的标本，或在生活状态下进行活体染料染色后制成的标本。这是一种较为特殊的标本制作方法，多数是用于观察细胞个体的活动情况（如精子运动状况）、观察生活状态下细胞内某些细胞器（如线粒体）的活动与分布，以及研究活体状态中机体内某些细胞（如上皮细胞、巨噬细胞）的生理功能等（图1-3）。既可以使用普通光学显微镜观察，也可通过相差显微镜观察。

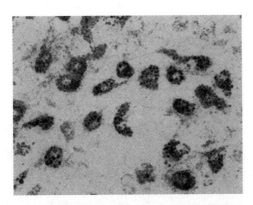

图1-3　台盼蓝注射显示大鼠皮下组织巨噬细胞

常用的活体染料有台盼蓝（Trypan blue）、中性红（neutral red）、詹纳斯绿（Janus green）、煌焦油蓝（brilliant cresyl blue）等。

（三）细胞涂片标本

涂片标本主要是以液体或半流体性质的物质为材料，多数应用于临床检查和病理诊断，如血涂片、骨髓涂片、腹水涂片、阴道涂片、痰涂片等，而在实验室应用的多是分离的细胞悬液。制备的细胞涂片需要经过适当染色，如HE染色、Giemsa染色、Wright染色、巴氏染色以及免疫细胞化学染色等，才可通过光学显微镜进行观察（图1-4）。

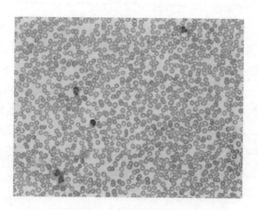

图 1-4　Wright 染色显示人血涂片中的血细胞

（四）组织磨片标本

通过此方法制成的标本，一般是骨磨片或牙磨片，使用的范围非常局限。磨片标本的制作是采用不脱钙质的骨组织或牙齿，通过在粗细程度不同的磨石上的磨制，将其制备成较薄的骨片或牙片，一般 $80 \sim 150 \mu m$ 厚，可直接在显微镜下观察其形态结构，或经特殊染色后再观察其形态结构（图 1-5）。

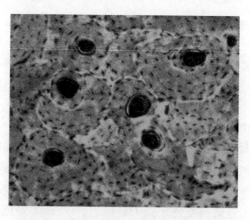

图 1-5　大力紫染色显示人股骨骨磨片

（五）整体封存标本

通常是选取体积很小或很薄的实验材料进行整体封存，如早期鸡胚、运动终板、肌间神经丛、无脊椎动物如水螅或草履虫等。新鲜的标本经固定、脱水、染色等不同的实验操作后，可以直接使用封固剂将标本封存于载玻片与盖玻片之间进行肉眼观察或低倍显微镜观察（图1-6）。

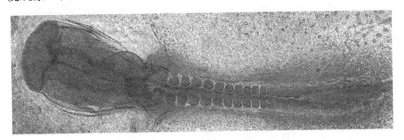

图1-6　鸡胚体节整体封存标本

（六）组织铺片标本

选取动物的肠系膜或大网膜、皮下疏松结缔组织，经固定、特殊染色、脱水、透明、封固步骤，即可在显微镜下进行观察。可以观察到铺片标本中的肥大细胞、吞噬细胞、成纤维细胞、胶原纤维、弹力纤维、毛细血管网、神经细胞等形态结构（图1-7）。目前，有的实验室利用铺片制作技术来研究大鼠消化道肌间神经丛神经细胞的类型、分布以及相互连接等情况。

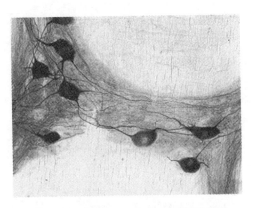

图1-7　银染显示大鼠肠道肌间神经丛

二、组织切片制作方法

组织切片制作方法与非切片制作方法的最大区别是利用切片机制作出相应的标本切片。制作的切片包括：石蜡切片、火棉胶切片、冰冻切片、树脂切片、碳蜡切片、电镜超薄切片等。

切片类型的确定主要是依据标本内支持物的种类，如石蜡切片，其标本内的支持物为石蜡，石蜡填充于标本内的各个空间。因此，石蜡切片实际上就是切带有标本材料的石蜡，因为标本与石蜡已经融为了一个整体。同理，冰冻切片的支持物是冰，电镜超薄切片的支持物就是环氧树脂。目前，最常用的切片种类是石蜡切片、冰冻切片、树脂切片、电镜超薄切片。

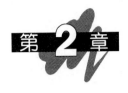

第2章 组织学石蜡切片制作技术

石蜡切片制作过程总体上可概括为9个步骤：取材、固定、脱水、透明、浸蜡、包埋、切片、染色、封固。制作过程中的每个环节都是相互关联的，一个环节出了差错，必将会对后续环节的操作产生负面影响，并有可能最终导致光镜下组织或细胞形态结构观察的偏差或失败。本教材以石蜡切片制作过程的9个步骤为框架，重点、详细地介绍与石蜡切片相关的制片技术。

第1节　标本取材

取材是指从人体或实验动物体内取下所需观察的组织材料的过程。

标本主要来源于临床活体检查、临床手术切除、实验动物模型以及病理解剖等途径。取材的标本要求均为新鲜组织。离体或机体死亡大于两小时以上的标本材料，其内部可能会出现不同程度的自溶，严重者甚至会出现细胞的弥散与溶解现象。因此，标本的取材是标本样品制备过程的第一步，取材是否科学、是否符合实验要求，将直接关系到光镜下组织细胞形态的观察质量。

做好标本取材前的各项准备工作是保障取材过程顺利进行的前提。取材过程中所使用的各种器械（解剖剪、手术刀片等）是否锋利，固定剂的配制与固定容器的选择是否恰当，以及其他辅助性的取材用具（卡片纸、软木片等）的准备是否充分等，都会直接影响标本取材的过程。另外，实验动物处死方法的选用要恰当，避免动物濒临死亡前的过度挣扎，否则会引起机体内缺氧时间过长而导致组织或细胞结构的失常。

总之，无论怎样实施标本取材的操作过程，其最终的要求就是整个取材的过程应迅速、准确。

一、实验动物的处死方法

除了临床病理活检标本或临床手术标本之外，实验室所进行的标本取材，其对象均为实验动物。其中，涉及的动物种类也是各种各样的，如小鼠、大鼠、兔、犬、猴、蟾蜍、蛇等。如何正确选择动物的处死方法也同样关系到标本取材的成败。

实验动物处死的方法很多，不同种类的动物，不同的取材手段，所选用的动物处死方法是不同的。实验中主要依据动物种别、动物大小以及所要观察对象的结构特点来确定动物的处死方法。

（一）麻醉方法

麻醉方法是实验动物处死方法中最常用的手段之一，分为吸入麻醉和注射麻醉两种。

1. 吸入麻醉方法　适用于较小的动物，如小鼠、大鼠、豚鼠等。吸入麻醉法所选用的麻醉药物为乙醚（ether）、三氯甲烷（chloroform，简称氯仿）等，这是一类挥发性极强的有机溶剂。

具体操作：将实验动物放入密闭容器内，最好是透明的玻璃容器，将浸入适量的乙醚或三氯甲烷的棉花团投入容器内（图2 - 1）。动物通过呼吸将麻醉药物吸入机体内，并在较短的时间内处于麻醉状态，甚或麻醉致死。

由于乙醚麻醉致死的动物常可能出现肺部充血、呼吸道分泌物增多等现象，因此在进行呼吸系统的标本取材时，应尽量避免使用乙醚作为实验动物的麻醉剂。

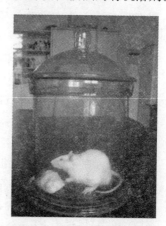

图2-1　大鼠吸入麻醉示意图

2. 注射麻醉方法　适用于各种类型的动物，如大鼠、豚鼠、兔、猫、犬、猴等动物。注射麻醉法所选用的麻醉药物多为4％戊巴比妥（pentobarbital）、20％氨基甲酸乙酯（ethyl carbamate）、1％水合氯醛（chloral hydrate）。注射药物的剂量则是依据动物的千克体质量（体重）来计算（见附录5：动物常用麻醉剂的用法和剂量）。

麻醉药物可通过肌肉注射、静脉注射或腹腔内注射等不同途径进入动物机体内，使动物在较短的时间内处于麻醉状态甚至麻醉致死。3种给药途径的起效时间是不同的，静脉注射最快，肌肉注射相对最慢。选用腹腔内注射麻醉通常是较为简单、实用的麻醉方法（图2-2）。

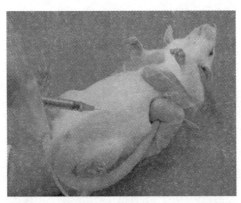

图2-2　大鼠腹腔内注射麻醉途径示意图

（图片源于 www.bbioo.com）

（二）空气栓塞法

空气栓塞是一种处死动物较为快捷的方法，可使动物在极短的时间内死亡，避免动物较长时间处于痛苦或濒于死亡的状态，从而保证了组织细胞形态结构近似于其生活状态。

空气栓塞法所选用的动物均为较大的动物，如家兔、犬、猴等。此方法是通过向动物静脉内注射一定量的空气，使其心脏在短暂时间内发生急性空气栓塞，造成机体血液循环障碍而导致动物痉挛致死。利用此方式处死动物虽然迅速、方便，但可使机体内脏器或多或少地呈现淤血的现象，如心内膜下淤血、肝血窦扩张等。

不同的动物，其注射空气的部位是不同的。家兔选择耳背外侧的静脉（耳缘静脉）注射空气（图2-3），犬或猴则可选择大腿内侧较大的静脉。注射空气的剂量视动物的大小而不同，家兔注入20～60ml，犬需要注入80～150ml。

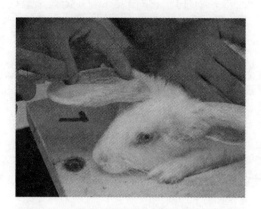

图 2-3　兔耳缘静脉空气栓塞途径示意图

（图片源于 www.bbioo.com）

（三）断头法

适用于较小的实验动物的处死，如小鼠、大鼠、豚鼠、蟾蜍等。此方法的特点是实验动物在极短的时间内死亡，避免其处于濒临死亡的痛苦，有利于组织或细胞结构的保存。其次，放掉动物体内的血液可减少取材过程中不必要的出血过多现象，否则将在某种程度上影响标本的取材过程和质量。

具体方法：一只手抓拿动物背部的皮毛，另一只手使用锋利的剪刀剪断动物的颈部，并迅速倒置动物身体放血致死。

（四）其他的处死方法

1. 断髓（脱臼）法　断髓（脱臼）法是处死实验小鼠的最简便、常用的方法。

具体操作：

（1）左手拇指和示指捏住小鼠尾巴根部（图 2-4a）。

（2）右手的拇指和示指从小鼠背后按住其耳根部不动（图 2-4b）。

（3）左手拇指和示指向后水平拉其尾巴，当手指感应到一种"线断"的感觉，即拉断小鼠脊髓而将其致死（图 2-4c）。

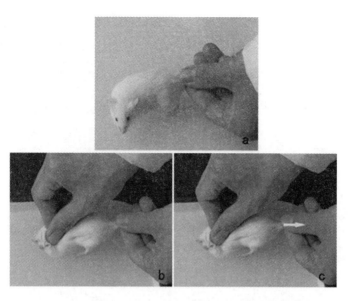

图 2-4 断髓（脱臼）法处死小鼠具体步骤示意图

2. 股动脉放血法 主要是针对较大的动物（如犬、猴）的处死方法。将动物捆绑固定好后，即可切开动物的股动脉进行放血，导致其因失血过多而死亡，也可吸入或注射一些麻醉药后，再行股动脉切开放血。

3. 脊髓捣毁法 只适用于蛙类动物。用解剖针在蛙枕骨大孔处垂直刺入，突破骨性结构后沿脊髓管转向其背部，伸入脊髓管内捣毁脊髓，此时动物后肢呈现出无力垂落，即可进行取材，但此时实验动物并未真正死亡。

总之，在取材过程中，无论采用何种方式处死实验动物，最为重要的是在处死过程中动作要迅速，使动物在较短的时间内处于麻醉状态或死亡，尽量避免其长时间处于痛苦或濒于死亡的状态，以免机体内的组织或细胞结构发生改变而引起人为假象或病理假象。

二、不同组织器官的取材方法

（一）实质性器官的取材

实质性器官，如心、肝、脾、肾、肾上腺、卵巢等器官，取材时要注意标本结构的完整性，应带有被膜、皮质、髓质或内膜等结构。同时，还应考虑标本结构的方向性以及标本切片的方向性，如肾标本的取材，标本的截面应包括肾被膜、肾皮质和肾髓质 3 种结构；又如心标本的取材，取下的标本应包括心内膜、心肌膜、心外膜 3 层结构，但若只观察心肌细胞的结构，就不一定必须要有 3 层结构了。总之，在标本取材前，实验者应整体考虑实验的设计，以免给实验带来不必要的损失。

一般情况下，将所取材的标本切成厚度（约 1cm）适宜，且标本截面为近似长方形、正方形、梯形或椭圆形等形状，切忌为三角形或圆形，主要是有利于切片操作，有利于获得高质量的组织切片。

（二）管状器官的取材

机体内的管状器官可依据管径的大小被粗略分为细管状器官和粗管状器官两类。较细的管状器官，如输尿管、输精管、输卵管、中等动静脉、坐骨神经等；较粗的管状器官，如大动脉、气管、食管、胃、小肠、结肠、膀胱等。

取下一段标本材料，平铺在白卡片纸上，调整好组织的"纹理"（也就是组织的肉眼结构状态），然后再放入固定剂内进行标本的固定；或将组织展平在软木板上，尽可能维持其原形，用刺猬针固定组织后，再投入到固定溶液中进行固定，这样得到的组织结构是管状的结构。对于一些需要剖开的管状器官，可用解剖剪刀沿纵轴方向剖开，平铺在白卡片纸上，或铺展拉平并用刺猬针固定标本的四周于软木片上，再投入到固定溶液中固定，这样得到的组织结构为平面性的结构。

由于管状器官的标本结构是有方向性的，如小肠肌层的平滑肌细胞走行方向是内环外纵，通常情况下，小肠标本不被剖开而进行横断取材。若横切小肠标本则标本切片的方向性与实际结构方向性是一致的，若将小肠标本剖开并纵切，则光镜观察标本的方向性与实际结构的方向性相反。又如大动脉结构内中膜的弹性纤维呈环行排列，若需观察弹性纤维的结构与变化时，则标本横断取材方向就应与标本切片方向一致。总之，取材时除了要考虑标本结构的完整性，更重要的是考虑标本切片的方向性。

（三）膜类组织的取材

肠系膜、大网膜、皮下疏松结缔组织等属于薄膜样的标本材料，可将其黏附于胶木圆圈或载玻片表面，当薄膜干燥后，再放入固定溶液内固定。

（四）其他组织器官的取材

肺、腺体组织（胰腺、腮腺等）、皮肤、肌组织等，若没有特殊要求，就可以直接将取下的标本投放在固定溶液中固定。

若需要观察结构较为特殊的组织，如只需纵行或横断的心肌组织结构，可取材心脏瓣膜腱索附着的乳头肌的组织，若需同时显示骨骼肌横、纵断面的结构，可以进行舌肌的取材。

三、取材注意事项

1. 处死动物要迅速。无论采用何种处死方法，都要求处死的过程迅速，尽量避免动物长时间处于痛苦状态或濒死状态，造成其机体内的组织细胞结构发生变化或引起人为假象或病理假象。

2. 动物处死方法应根据实验的需求而加以选择，同时也应考虑与标本取材的部位相匹配。如空气栓塞处死的动物，就不适于制作血管注射标本的取材；如大鼠甲状腺取材时，动物处死就不能选用剪断其颈部放血的方法；而颈部放血的方法却有利于腹腔内器官的取材，可以减少取材过程中出血过多的现象。

3. 标本材料要新鲜。动物处死后应立即取材，因为动物一旦死亡，体内血液循环停止，组织与细胞即启动其自溶的程序，特别是细胞学观察，对于标本材料新鲜程度要求更高。因此，动物死后立即取材，可减少组织细胞自溶腐败程度，使组织细胞结构状态近似于生活状态下正常的组织细胞结构。

4. 取材时所使用的解剖器械要锋利，严禁取材的标本受到器械性或人为性的损伤。切割标本时所使用的刀刃要锋利，切分标本时应一次完成，而不要使用较钝的刀刃反复切割。凡是用解剖镊子夹取过或用手挤压过的标本，均不宜用做取材的标本材料，因为取材时肉眼不能辨认新鲜标本受损的部位（如镊子夹过的部位），只有经过固定溶液固定一段时间后，才可在标本表面显现出器械损伤的痕迹。

5. 标本大小要适宜，既要保证组织结构的完整性，又要力求小而薄（2～3mm）。一般教学或科研所取材的标本厚度以不超过5mm为好，较为理想的标本厚度是2～3mm。在考虑标本厚度的同时，还应在保证标本结构完整的情况下使其横截面积尽可能小些，主要是有利于固定溶液迅速、均匀地渗入到标本的内部。

6. 注意标本表面的清洁性。所取材的标本表面不要附着过多的血块、黏液、动物毛发、未消化的食物或粪便以及其他污物，它们都会影响日后的切片质量。取材中可以用生理盐水缓缓清洗所取材的标本，然后再进行标本固定。注意要防止清洗过程中由于受到外力作用过强而损伤组织结构。

7. 标本材料不应附带较多的其他组织。取材时，应尽可能地清除标本所带的附属组织（如脂肪、血管），否则会给固定、标本处理（如脱水、透明、浸蜡）及切片操作带来一些技术问题。

8. 取材部位应准确。取材前对所取材动物的解剖部位及所取材内容要了解清楚，以便取材时能主动、迅速、准确地按照动物解剖部位进行取材。

附：大鼠胸、腹腔脏器的取材方法

在实施动物取材之前，应提前将取材所需的实验用具准备齐全。

实验用具：大、小解剖镊子，大、小解剖剪，止血钳，解剖盘，单面刀片，固定瓶，实验用纸，软木片，刺猬针，卡片纸，铅笔，烧杯。

实验试剂：三氯甲烷（或乙醚）、固定溶液（10％福尔马林）、生理盐水。

（一）动物处死

采用吸入性麻醉方法。将大鼠置于玻璃标本缸内，用棉花团浸湿三氯甲烷（或乙醚）后投入到玻璃标本缸内。待大鼠处于深度麻醉状态时，取出准备取材。

（二）取材前的准备

用自来水浸湿大鼠胸部、腹部的皮毛，或滴加洗涤剂1～2滴，将大鼠皮毛浸湿，目的是防止取材过程中动物的皮毛对标本材料的污染。

（三）腹腔脏器的取材

1. 打开腹腔的方法　大鼠仰卧于解剖盘上，用大解剖镊子和大解剖剪将大鼠腹部的皮毛和肌肉依次打开，尽量将取材的视野范围扩展得大一些。

（1）"十"字法解剖大鼠的具体操作步骤

①用大解剖镊子夹住大鼠腹下部皮毛，用大解剖剪剪一小横口（图2-5a）。

②用解剖镊子夹住横口边缘，用解剖剪从横口内深入向前、向两侧扩展，以分离表皮与腹壁肌肉，然后经横口向上剪至胸骨剑突处，再以纵口中线为起点向两侧剪至腹底部，使腹部开口呈"十"字形（图2-5b），并将表皮向外侧翻起（图2-5c）。

③解剖镊子夹住大鼠腹下部肌肉，解剖剪剪一个小横口，解剖镊子夹住横口边缘并向上轻轻提升，采用剪开表皮的方式，即"十"字形剪开腹壁肌肉，并将肌肉分别向外翻起（图2-5d）。

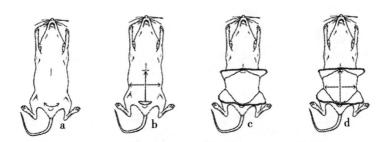

图2-5　大鼠腹腔"十"字法解剖步骤示意图

（2）"U"字法解剖大鼠的具体操作步骤

①用大解剖镊子夹住大鼠腹下部皮毛，用大解剖剪剪一小横口（图2-6a）。

②用解剖镊子夹住横口边缘，用解剖剪从横口内深入向前、向两侧扩展，以分离表皮与腹壁肌肉。用解剖剪从横口向腹部两侧呈"U"形剪到横膈处（图2-6b），将剪开的表皮向上翻起。

③用解剖镊子夹住大鼠腹下部肌肉，用解剖剪剪一个小横口，

解剖镊子夹住横口边缘并向上轻轻提升，采用剪开表皮的方式，即"U"形剪开腹壁肌肉（图2-6c），并将剪开的肌肉向上翻起。

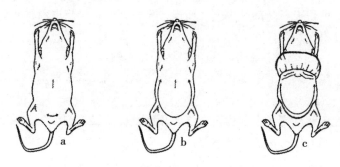

图2-6 大鼠腹腔"U"字法解剖步骤示意图

无论采用何种打开腹腔的方式，最重要的是，尽量将解剖视野范围打开得大一些，有利于取材的实施，同时尽量避免动物毛发和污染物污染实验操作区域。

2. 腹腔主要器官的取材

（1）胃：用止血钳分别夹住动物的胃贲门处和幽门处，用小解剖剪剪下整个的胃放在软木片上，放开止血钳，用小解剖剪沿着胃小弯剖开，注意剪刀尖向上挑着剪。剖开胃后用刺猬针将其固定在软木片上。由于肌层的收缩会出现胃黏膜层外翻的现象，因此，在固定标本时应注意肌层的有无。生理盐水轻轻冲洗掉胃内的残存食物，将固定标本的软木片放入固定溶液中进行固定。

（2）小肠：小肠分为十二指肠、空肠和回肠，选取所需要的小肠部位，用止血钳或小解剖镊子夹住肠壁，小解剖剪剪断。由于肠壁是通过肠管肠系膜固定在腹腔后壁上的，所以轻轻向上提起止血钳或解剖镊子，就可以带出一段肠组织，剪下适当长度的小肠段放在卡片纸上，摆平标本并切去止血钳或解剖镊子夹过的组织，连同卡片纸一起直接投入到固定溶液中固定。也可以用小解剖剪将取下的小肠段剖开，以刺猬针钉住小肠组织于软木片上，再投入到固定溶液内进行固定。刺猬针是将刺猬身体表面的刺从根部剪断，经75％乙醇消毒浸泡及远红外烤箱烘烤获得。刺猬针可专用于消化道组织取材使用，同时固定溶液（化学试剂）也不会对其产生腐蚀作用。注意，不可使用大头针替代刺猬针，因为固定溶液中的化学成分对金属有腐蚀作用。

（3）脾、胰腺：用小解剖镊子夹住脾的外侧端结缔组织，轻轻提起，注意脾的背侧是与胰腺连在一起的，将二者一同取下，放在卡片纸上，仔细分离脾和胰腺。分离的胰腺标本铺在白卡片纸上一起投入到固定溶液中。注意胰腺和脂肪的区别，二者在颜色上略有不同，胰腺略带一些粉色。用单面刀片横切脾，标本块0.5～1cm厚，用解剖镊子轻轻托起直接投入固定溶液中。

（4）肝：用小解剖镊子轻轻夹住动物肝边缘并轻轻向外拉出，用小解剖剪尽可能剪下一大块肝组织，放在白卡片纸上，以单面刀片首先切去镊子夹过的组织，将肝组织切成近似长方形的标本块，投入到固定溶液内固定。

（5）肾：用小解剖镊子夹住肾门处的结缔组织，轻轻提起肾，用小解剖剪从肾下方剪断与肾相连的结缔组织，将肾放在卡片纸上。肾结构是由被膜、皮质和髓质组成的，对于肾组织块的切取方式有两种：一种方法是将肾两端的组织切掉，留下中间部分，组织块截面呈现圆形或椭圆形；另一种方法是用单面刀片沿肾纵轴将其剖开，注意应为中轴略偏向一侧，标本块截面为"蚕豆"形。对于初学者而言，此方法的操作容易造成取材标本的损坏，所以不提倡使用。

（四）胸腔脏器的取材

1. 打开大鼠胸腔的方法

（1）用大解剖镊子夹住大鼠胸部下方（胸骨下端）的表皮，以大解剖剪剪一个小横口（图2-7a）。

（2）用解剖镊子夹住横口，以解剖剪从横口内深入并分离大鼠表皮和胸部肌肉。然后将从横口向上剪至大鼠下颌处，向两侧剪至胸部侧缘，将表皮向外翻放（图2-7b），尽量将解剖范围扩展得大一些。

（3）用解剖镊子夹住大鼠胸骨剑突处的肌肉，以大解剖剪剪一个小口，以剑突为起点，呈"V"形剪断肋骨至锁骨处，并向上翻起暴露胸部脏器（图2-7c）。

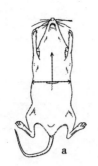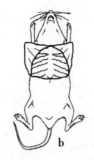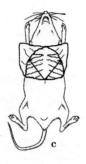

图 2-7　大鼠胸腔解剖步骤示意图

2. 胸腔脏器的取材

（1）胸腺：位于胸骨的下方。打开胸腔时，可见到粉白色的胸腺可能位于心包膜的表层，也可能附着于向上翻起的胸壁上。用小解剖镊子夹住胸腺周围的结缔组织，用小解剖剪仔细剥离其周围的结缔组织，直接投入到固定溶液内固定。

（2）心：仔细剪开心包膜，用解剖镊子夹住心尖或心上部的大血管，轻轻提起，以小解剖剪分离并剪断一切连带物，取下的整个心放在白卡片纸上，以单面刀片切去心尖，放出左心室内的血液，投入到固定溶液中。切去心尖将有利于固定溶液对心脏的快速渗入。

（3）肺：取材的方法有两种：一种方法是用小解剖镊子夹住一叶肺尖，以小解剖剪剪下一块肺组织，投入固定溶液中固定即可。第二种方法是以小解剖镊子夹住大鼠的气管，仔细将左、右两叶肺与胸腔分离，取下整个肺或一侧肺叶，放在平皿内，采用局部灌注固定的方法，经气管向肺内注射固定溶液，视肺叶膨胀程度而定，用细绳扎紧气管口，再将灌注的肺叶放入同种固定溶液内固定，并将其表面覆盖浸有固定溶液的棉花。

另外，有的实验室打开大鼠胸、腹腔的方式如图 2-8 所示。

（1）在胸腔下方剪开一个小口（图 2-8a）。

（2）用手指从小口处同时向头尾两端拉扯，使皮毛与肌肉分离（图 2-8b）。

（3）打开腹腔方式采用"U"字法，打开胸腔的方式采用"V"字法（图 2-8c）。

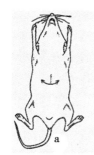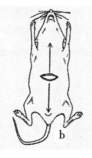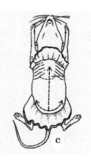

图 2 - 8　大鼠胸腔、腹腔其他方法解剖步骤示意图

第 2 节　标本固定

固定（fixation）是指从人体或动物体内取下的标本材料立即浸泡在化学试剂中，借助化学试剂的作用，将组织细胞形态结构保存起来，使其不改变形态结构或变质的一种手段。

动物被处死后，由于机体内血液循环停止，细胞逐渐死亡，细胞内的各种酶类（水解酶、溶解酶）就会分解蛋白质，使其转变成为氨基酸而渗出细胞，细胞被溶解和破坏，从而导致细胞发生自溶；同时也可能由于微生物的繁殖而导致标本的腐败，造成组织结构的破坏，因而失去原有正常的组织形态结构。因此，取材后的标本材料应立即投入到适宜的化学试剂内进行固定，这样可以防止组织细胞死亡后的变化，将生活状态的组织细胞形态结构保存下来，以利于光镜下的观察与研究。

形态学技术称这种有固定作用的化学试剂为固定剂（fixatives）或固定（溶）液。

一、固定的目的和作用

1. 防止所取材的组织细胞自溶与腐败。

2. 固定剂中的有效化学成分可使标本内各种物质，如蛋白质、酶、脂肪、糖等，沉淀或凝固成不溶性物质，以保持标本的形态结构与生活状态时相仿。对于免疫组织化学技术和分子生物学技术而言，同时还可以保存标本的抗原活性或减慢靶基因的降解速度。

3. 由于固定剂的固定作用而导致标本内各种有效物质的沉淀或凝固，这种沉淀与凝固可使不同的物质成分或结构产生不同的折光率，从而造成其形态结构在光学上的差异，使原来生活状态下看不见的结构变得清晰可见，同时固定剂中的某些化学成分（金属离子）对某些染色反应具有媒介作用，有利于被染组织细胞的着色。

4. 固定剂对标本固定的同时兼有硬化作用。未经固定的标本其质地非常柔软且没有固定的形状，经过固定的标本其硬度大大增加且不易变形，有利于标本后续的处理过程及石蜡切片操作。

标本固定是组织学制片技术中一个重要的环节（时段），良好的固定剂可使组织结构内部的物质成分变化很小，保存下来的组织结构或细胞形态就更接近生活状态。但是在实际应用中，经过固定剂固定的标本其形态结构总是与生活状态下存在的组织结构有着一定的差距，这主要是因为标本在被固定过程中受到一定程度的外界因素的影响，如固定剂中的某种化学成分可使标本产生收缩或膨胀，从而发生其结构或多或少的改变，严重的甚至出现一些"人为的产物"，进而影响光镜下标本结构的观察。固定剂对标本固定成败的关键与选择适宜的固定剂有着密切的关系，同种标本使用不同的固定剂会产生不同的固定效果。到目前为止，还没有一种固定剂可以将组织细胞内的所有有效成分全部理想地固定下来。因此，为了获得良好的标本固定效果，请务必选用最佳固定剂进行标本的固定。

二、固定的方式

（一）蒸气固定

蒸气固定就是利用固定剂受热所产生的蒸气对标本进行固定的方法。一般多选用 10％福尔马林、4％多聚甲醛、四氧化锇作为蒸气固定剂，多用于细胞涂片或薄膜状标本材料的固定。

蒸气固定方法现在已经很少在常规形态学技术中使用了，主要是固定剂蒸气对标本的选择性有很大的限制。另外，固定剂的蒸气对人体也会有很大的危害。但是，目前在免疫组织化学技术或免疫电镜技术方面，有些实验室再次利用此传统方法固定细胞涂片或免疫组织化学染色反应中的切片并取得良好的实验效果，所选用的固定剂为 4％多聚甲醛。

（二）灌注固定

1. 局部灌注固定　某些组织或器官由于体积过大，固定剂对标本进行固定时很难渗透进其内部，从而影响整体的固定效果，因此需要借助局部灌注固定方法，通过管道或血管将固定剂送入到标本内部的各个角落，以便较好地获取和保存其组织结构。

以对肺组织固定为例，由于肺叶内部含有许多的气体，这些气体会阻碍固定剂对组织的浸透。将一定量的固定剂通过气管灌入到肺叶内部，固定剂经内、外两个方向的渗透从而达到对肺组织快速固定的目的（图 2-9）。注意灌注固定后的肺叶还需要再放入同种固定剂内固定一段时间，因为局部灌注固定的操作对于标本而言其固定时间太短，不能达到使标本彻底被固定的目的。

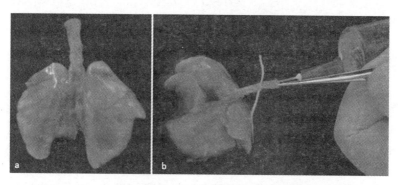

图 2-9　大鼠肺解剖像（a）和肺局部灌注固定（b）示意图

又如肝（或肾等器官）的局部灌注固定，可通过进入脏器的较大动脉注入固定剂，同时切开其静脉端，使其内的血液被排挤出来，以便注入的固定剂能充分浸透到标本的内部。有时可预先用等温的生理盐水缓缓注入血管内，待到血管内流出的液体几乎为无色时，再将固定剂注入其内，使固定剂充满整个器官，最后将整个器官浸泡于同种固定剂中固定。使用等温的生理盐水冲洗血管的优势在于可避免化学成分对器官内较小血管中的血液成分有凝固作用，从而影响器官深层组织的充分固定。

2. 全身灌注固定　通过血管途径将固定剂灌注到所要固定的器官内部，将生活状态的细胞在原位迅速地固定后再行标本取材。

其优点：减少血液供应停止后或机体死亡后因缺氧而引发的组织细胞内酶活性或细微结构的变化，尤其是对缺氧敏感的组织结构或细胞内某些酶类等更为重要，全身灌注固定方式可分为心插管灌注和股动脉插管灌注两种。

（1）心插管灌注：适用于大鼠、豚鼠、兔。首先，腹腔注射麻醉药物使动物处于麻醉状态，迅速打开其胸腔，剥开其心包膜，暴露出心及其连接的主动脉，将棉线围绕主动脉打一个松松的棉线结，将灌注玻璃针管从左心室底部刺入，通过左心室向主动脉伸入，达到主动脉棉线结处后将棉线结扎紧，将玻璃针管的另一端与装有固定剂的吊瓶连接，使其内的固定剂缓缓流入动物体内；随后在其右心耳处剪开一个小孔放血，直至动物的四肢伸展，表明此时固定剂已通过循环系统达到了全身各处。同样也可先用等温的生理盐水冲洗机体内的血管，直至右心耳流出无血成分液体时，再换成相应的固定剂。

（2）股动脉插管灌注：对于较大的动物，如犬、猴，则更宜选用此种灌注方式。先行肌肉注射或腹腔内注射麻醉药，使其处于麻醉状态，在实验动物身体一侧的颈动脉或股动脉做切口并插管，采用输液方式将固定剂输入到机体全身，将另一侧相应静脉切开，使得固定剂的输入与机体内血液的排出同时进行，从而达到动物机体的初步固定。

灌注量和灌注压是全身灌注过程最重要的两个因素。依据动物大小而确定，如大鼠、小鼠的灌注量为每分钟 5～10ml，灌注压为100～150mmHg，灌注时间为 5～30 分钟，一般灌注后 30 分钟之内进行标本取材，所取材的标本再行同种固定剂固定 1～6 小时。

（三）标本固定

标本固定又称为浸泡固定，此方法是形态学技术最常用、最简单的标本固定方法。从动物体内，或外科手术，或尸体解剖中取下所需标本，投入到适量的固定剂内进行固定的过程就是标本固定法。一般无特殊要求的标本固定，如常规的石蜡切片、火棉胶切片均可采用此方法固定。注意，固定的标本体积要适宜，一般为1.0cm×1.0cm×（0.3～0.5）cm。

（四）涂片固定

涂片标本包括分离的细胞涂片、腹水涂片、血液涂片、细胞培养等，可以采用浸泡固定、滴液固定两种固定方式进行固定。

1. 浸泡固定　将新鲜而湿润的涂片快速干燥后直接浸入盛有固定剂的容器中，通常可以使用立式染色缸，固定 30～60 分钟，主要依据所固定的细胞种类、细胞大小、涂片的厚度以及固定剂的种类等情况来设定固定时间。注意涂片一定要彻底干燥后才可浸入固定剂内，否则涂片内容物就会脱落。

2. 滴液固定　将固定剂适量地滴在干燥的涂片表面，固定时间 30 分钟左右。

对于这两种方法的选定可依据个人喜好来选择。涂片较厚、面积较大，且涂片数量较多者可采用浸泡固定的方式，这样实验操作比较方便，可以得到较好的固定效果。但是，若是固定不同种类的涂片时，最好分别固定，以免脱落的物质会黏附在其他类型的涂片表面造成污染。在涂片较薄，面积较小，且涂片标本数很少时，选择滴液的固定方法既方便、经济又节省时间。注意在涂片固定之前最好将标本四周擦干或用蜡笔将标本四周圈起来，可以防止固定剂的外溢。

（五）散在的细胞固定

散在的细胞，不论是经过酶消化得到的散在细胞悬液，还是取材时得到的一团新鲜的细胞（如骨髓），均可放在含有固定剂的离心管中，经过密度梯度离心后得到一个形似"纽扣"状的圆形细胞团；吸出上清液，再加入固定剂于试管中进行固定。一般固定时间在 30 分钟至 2～3 小时。注意：操作过程中吸出和加入固定剂时动作要缓慢，防止成形的细胞团被打散。

（六）微波固定

1970 年，Mayer 首先使用微波（microwave，MW）对 10％福尔马林（10％ formalin）固定的标本进行照射，并获得标本固定的成功，由此创立了形态学的微波固定技术。

微波是一种非电离辐射的电磁波，其频率约为 2450MHz。由于微波振荡频率非常高，可使微波照射（microwave irradiation，MWI）下的物质内部的分子由无规则排列到有规则排列，且随微波的振荡频率进行正负交替变化达每秒钟上亿次的快速运动,物质在极短的时间内产生热量。分子的热运动与相邻分子之间的摩擦加速了化学试剂对标本的浸透,从而达到了在短暂时间内对标本的固定。

近年来,微波技术已从对标本固定的单方面,发展到形态学技术的各个方面,标本的处理过程(脱水、透明、浸蜡)、组织细胞染色、免疫组织化学技术的抗原修复等,已经成为较成熟的形态学实验技术之一。

1. 微波固定的程序

(1) 取材的标本浸泡在固定剂内,固定剂体积应是标本体积的20～30倍,将装有标本和固定剂的容器放置于微波炉的中央,为了防止微波照射时产生较高的热量导致标本形态结构的损伤,可放置一杯冰水以降低温度,保证标本固定时周围环境的温度不高于45℃。

(2) 微波照射程序的设定,既可选择连续照射,时间30～90秒,也可以间歇照射2～3次,每次照射20～40秒,之间间隔10秒。

(3) 微波照射的标本,其温度一般高于室温(25℃),应将其温度降至室温后再进行下一步的处理程序,以免标本的热度加上乙醇脱水作用而引起的过度收缩致使组织结构损伤。

对于微波固定标本的应用,多数实验者通过实际操作认为,微波照射固定后的标本应再行同种固定剂固定1～3小时。这样固定的标本与单纯微波固定的标本相比较,组织结构固定的效果要好许多,主要表现在前者的标本硬度要大些,可以抵御标本处理程序(脱水、透明、浸蜡)带来的形态结构的收缩。因操作所引起的结构变化(收缩或膨胀)应属于人为产物,如组织间隙过大、血管壁分离、细胞肿大及细胞膜不整等。

2. 微波固定的关键点

(1) 微波固定温度的控制:微波固定温度应控制在30～40℃为宜,否则会引起组织结构的改变。主要原因是由于照射瞬间所产生的较大热量,可使固定剂溶液温度增高,进而导致浸泡在其内的标本产生较强的收缩性,造成组织结构的变形,更重要的是热效应也会破坏组织细胞内的抗原活性。

（2）微波照射功率的设定：微波固定可以依据不同的标本类型来设定所使用的功率。较为致密的标本，功率可以设定得高一点，或者可以采用间歇照射的方式进行固定，均可获得较好的固定效果。

（3）微波照射时间的选定：主要依据微波功率强弱而定，功率设定高，照射时间相对短一些，相反，微波照射时间应相对长一些。基本原则是：选用较低的微波功率和微波照射时间相对延长，这样能较好地保存标本的细微结构。

三、影响固定作用的因素

（一）固定温度

标本固定时所处的温度的高低会对标本形态结构的保护有一定影响。一般情况，提高固定剂的温度，可增加固定剂对标本的渗透性，但同时也会增大标本内部有效成分的自溶性和弥散性。因此，保守的观念认为：室温下标本固定可以最大限度地保存其内的有效成分，同时又可将标本内部的自溶性和弥散性减少到最低程度。目前，由于标本处理机和微波技术的广泛使用，使得人们就标本固定温度的提高对标本形态结构固定效果的影响有了不同的看法。但总体而言，标本固定温度不应超过 40～45℃，常规固定的适宜温度为 20～25℃，这样范围的温度可以最大限度保存标本形态结构以及组织细胞内某些抗原成分。注意若要固定标本内特定的抗原活性，就必须依据抗原的特性来决定固定时的温度，有些抗原的固定要求在 4℃ 状态，而对大多数抗原而言，室温（25℃）固定即可。

（二）标本大小

对于固定技术而言，标本的厚度的选择尤为重要。因为它将直接影响着固定剂对标本的渗透速度。当较大的标本置于固定剂内，其厚度应是最先予以考虑的。再有，如取材一段小肠，未剖开肠管就直接进行固定，由于固定剂具有一定的渗透率以及管腔内存有内容物或气体等情况，都有可能影响到小肠上皮细胞的固定效果，结果经常可以观察到上皮或多或少地有细胞自溶现象的出现。若取材时就将标本剖开，使得肠管上皮组织直接暴露于固定剂中，则很容易自溶的上皮细胞因直接浸泡在固定剂中而得到充分的固定，这样可以最大限度地消除上皮细胞自溶的现象。

一般的标本固定原则是在保证其形态结构完整性的同时，标本厚度不应超过 3～4mm。由于新鲜的标本在固定之前比较柔软，取材时不容易直接切割成所需要的形状和厚度，因此可以先将标本取得稍厚一些，并进行短时间的固定，使标本表面有了一定的硬度，再根据具体的需求对标本进行修整，以达到满足实验的要求。但是免疫组织化学所要求的标本，其厚度应在 2～3mm 为好，否则标本内部固定不完全会影响抗原活性的保存。

（三）容积率

容积率是指固定剂体积与标本体积之比，是影响标本固定质量的重要因素之一。应该说该比值越大越有益于标本的充分固定。在实验中，容积率被认为是可以被实验者所掌控的，最佳标本固定的容积率为 20～30 倍，最少也不应该低于 10 倍。

容积率这个因素常常被实验者所忽略。固定剂固定标本时，一方面由于所含的有效化学成分对标本进行渗透与固定，另一方面标本内的体液成分（主要的水、可溶性的盐）被固定剂置换到标本外，在这两方面的动态变化中，二者变化的方向决定着标本固定的效果，而方向的改变则取决于容积率的大小。增大容积率，固定剂中的有效化学成分对标本的固定起主导作用，固定渗透速度快，可获得良好的固定效果；相反，容积率小，不但固定剂对标本的渗透速度慢，而且有效的化学成分的浓度也较低，最终必将影响光镜下组织细胞结构的质量（图 2-10）。

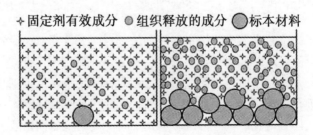

图 2-10　正常容积率和小于正常容积率的标本固定示意图

（四）固定剂的穿透力

在固定标本之前，除了选择理想或适宜的固定剂外，还应了解固定剂对标本的穿透力（渗透力），这一点对标本固定也是非常重要的。穿透力实际上是指固定剂穿透标本的能力，穿透力强，即可在较短时间内使标本内外得到充分固定。另外，通过对固定剂穿透力的了解也可以预知标本被完全固定所需的时间。

不同的固定剂对标本的穿透力是不同的，相互之间的差异也较大（表 2 - 1）。冰醋酸（glacial acetic acid）、甲醛（formaldehyde）、乙醇（ethyl alcohol，酒精）等均属于对标本浸透性较强的固定剂，单位时间内穿透标本的厚度相对多一些，而苦味酸（picric acid）饱和水溶液、重铬酸钾（potassium dichromate）、四氧化锇（osmium acid，锇酸）则属于对标本浸透性相对弱一些的固定剂，因此取材时标本块应相对小一些且薄一些。

表 2 - 1　不同固定剂对标本的穿透力

固定液	穿透深度（mm）			穿透因子	
	4 小时	8 小时	12 小时	K	e
4.5%氯化汞	2.0	3.0	3.5	0.79	2.09
10%福尔马林	2.7	4.7	5	1.14	1.25
5%三氯醋酸	2.7	4	5	0.67	1.78
95%乙醇	1.7	3.5	5	2.0	3
10%醋酸	3.8	5	5	0.25	2.11
苦味酸饱和水溶液	1.0	1.5	1.75	3.9	2.03
2.5%重铬酸钾	1.0	1.5	1.75	3.94	2.12
4%四氧化锇（锇酸）	0.3	0.5	0.7	23.9	1.94

固定剂穿透力的大小是与标本固定时间的长短有关联的，可以通过公式 $t=K \cdot d^e$ 计算出标本大致的固定时间。公式中 t 为固定标本所需的时间（小时），d 为固定剂穿透标本的厚度（mm），K 和 e 是穿透因子，为常数。例如 10%福尔马林对于 $1.5cm \times 1.5cm \times 1.0cm$ 体积大小的标本固定时间是多少？固定剂穿透标本的厚度 $d=5mm$，$K=1.14$，$e=1.25$，需要 $t=K \cdot d^e=1.14 \times 5^{1.25}=8.5$

小时，这说明固定剂渗透到标本内部的时间最少为 8.5 小时。因此，标本在固定剂内浸泡时间至少到 9 小时才能得到充分的固定。

上述所提及的固定剂的穿透力都是指单一成分的固定剂，标本固定时间的计算也是以最短的固定时间计算的，而对于实际标本固定时间的计算还应考虑诸如固定温度、容积率等其他因素的存在。对于混合成分的固定剂，由于各种成分的穿透力的不同以及固定时外界因素的作用，因此标本固定时间的计算应予以综合考虑才能保证标本固定的质量。

另外，需要重点提及的是标本的厚度，也是确定固定时间所不能忽视的一个主要因素，标本越厚，标本内外完全固定的时间也就越长，标本内部的自溶概率也就相对地增多。因此，对于标本的固定，既要选择对标本渗透力较强的固定剂，同时标本的厚度也要加以控制，这样才能在较短的时间内使标本内外均得到很好的固定。

（五）固定时间

通常情况下，人们所认定的标本固定时间是指从取下标本材料投入到固定剂中开始到标本完全被固定的这段时间。但是，实际上标本固定时间应该是由两个时间段组成的，首先是机体在血液供应中断到标本材料被置于固定剂内的时间段，其次是固定剂对标本从表层到内部充分固定的时间段，这两个时间段的长短都将会直接影响标本形态保存的质量。人们常常关注标本投入固定剂中的这个时间段，而忽略了前者对标本固定的潜在影响，光镜下所显示的动物死后组织结构和细胞变化有可能出自前者。

固定时间的长短应视标本的种类、密度、大小、厚度，固定剂的种类、性质、容积率、穿透率，以及固定温度等因素而确定。固定时间的设定应依据标本的情况和实验的具体要求，可以从 1～2 小时到十几小时，也可以是几天、几周，甚至是几个月到几年。

固定时间与温度有着密切的关系，通常标本为室温（25℃）固定，4℃状态下标本固定的时间要适当延长（24～48 小时），因为冷的固定剂对标本的穿透速度要比室温缓慢。若需要缩短固定时间，可放置于 37℃ 恒温箱内固定，可以提高固定剂对标本的浸透速度而达到缩短固定周期的目的。固定时间与标本材料的大小和致密性也有较大的关系，通常穿刺检查标本（米粒大小）或结构疏松的标本相对于含细胞和纤维成分较多的标本固定的时间要少许多。常规大小的标本（1.0cm×1.0cm×0.5cm）固定 12～24 小时。

由于标本固定时间的选取自由度较大，因此把握标本固定时间的关键就是保障最基本的标本固定时间，宁可适当延长一些，以保证标本内外达到充分的固定。

（六）pH

常规光镜研究中，固定剂的 pH 对标本固定作用的影响并不是一个非常重要的因素。许多固定剂的 pH 均属于偏酸性的范畴，通常很少对组织细胞的固定产生细微的差异。但是对某些固定剂而言，如 10％福尔马林，除了溶液的 pH 较低可在标本内部产生一种棕黑色色素（福尔马林色素）外，更重要的是固定剂偏酸性会对标本的染色反应产生一定的负性作用，如嗜酸性染色增强，甚至会使某些染料对标本的着色力减弱。

在免疫组织化学和电镜固定技术上，固定剂 pH 的变化就显得尤为重要。当以保存组织细胞内的抗原活性或组织细胞的超微结构为主要目的时，固定剂的 pH 则要求在 7.2～7.4 范围，这也是近似于生理状态下体液的 pH 范围。

（七）固定剂渗透压

固定剂渗透压实际上就是指固定剂的渗克分子浓度（osmolality）。在光镜研究方面，固定剂的渗透压对标本固定作用的重要性不如超微结构研究那么重要。

在实验室中，等渗溶液、低渗溶液和高渗溶液是经常被提及或使用的，生理盐水（0.9％NaCl）属于等渗性的溶液（约 340mOsm），近似于体液的渗透压，它可以作为新鲜标本材料的暂时保存溶液，不会对组织结构或细胞产生损伤或破坏。高渗性固定剂，其渗透压较大，当标本被置于这类固定剂中，由于细胞外环境的渗透压大于细胞内的渗透压，细胞内的液体将向渗透压高的外部（固定剂）方向移动，以达到细胞膜两侧浓度的平衡，从而会造成细胞的皱缩、细胞间间隔加宽、细胞质的密度增大（细胞质致密）等现象；相反，低渗性固定剂，因其渗透压较小，可导致标本外的液体（固定剂）向细胞内渗入，引起组织结构和细胞的增大、肿胀，甚至损伤或破裂。无论固定剂是处于高渗情况，还是低渗情况，两者所产生的效果在光镜下的组织结构或细胞形态中均可被观察到。

虽然在光镜研究中对固定剂的渗透压要求并不很严格，在常规标本固定时甚至可以忽略这个因素对组织结构和细胞的影响，但是固定剂渗透压的高低对组织结构或细胞所造成的损伤并不能在以后的标本处理过程（脱水、透明、浸蜡）中得到改善和修复，反而这种损伤的程度会更进一步加深。

（八）振荡

在标本固定过程中，通常是将标本静置浸泡在固定剂中，固定剂中的有效化学成分向标本内浸透，而标本内的液体成分向固定剂扩散，随着固定时间的延长，慢慢地就会在标本表面形成一个层流区域（图2-11），在这个区域内固定剂的有效化学成分的浓度逐步降低，而真正在标本表面开始浸透的有效浓度就可能更低，也就使得固定剂对标本内部的渗透性大大地减弱，从而直接影响标本固定的效果。如果将固定剂中的标本处于一定振荡频率下，标本表面所形成的层流层就会被破坏而表现为湍流状态（图2-11），也就是标本表面的有效化学浓度是与固定剂一样的，相对增加了固定剂对标本的渗透速度。

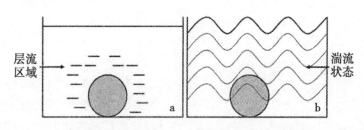

层流区域

湍流状态

图2-11　层流区域（a）和湍流状态（b）示意图

有条件的实验室可以在标本固定时将固定容器放置于较低频率的振荡器上进行振荡，起到促进标本固定的作用，没有条件的实验室则可以人为地经常晃动固定容器，使容器内的固定剂溶液处于间断性的流动状态，也可以达到相似的目的。总之标本固定中，振荡浸泡标本的固定剂，可以加速固定剂向标本内渗透的速度，相对缩短固定的时间，更重要的是保证了标本固定更加完全。

四、固定后的标本修整

由于取材时所取下的标本材料很柔软，不能直接切割成实验所要求的形状（图 2-12）。为了解决这个问题，可将柔软不成形的标本先固定一段时间，由于固定剂的渗入使标本表层部位中的蛋白质、酶、脂肪等成分发生凝固或沉淀而形成一定的硬度，使标本不易变形，在这种情况下可以根据实验的要求对标本进行必要的修整，使标本为近似的长方体、正方体、梯形体积（图 2-13）。注意标本厚度要适宜，同时要确定出标本切片的方向和切片平面，切忌将标本切面修整成三角形或圆形。另外修整标本时也要去除标本周围过多的附着物（如脂肪组织），这一点也是非常必要的，否则上述这些情况均会增加切片操作的难度而影响切片的质量。总之，标本固定后的再修整是组织切片制作过程中必不可少的一个程序。

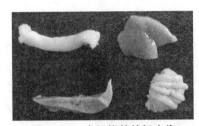

图 2-12　未经修整的标本像

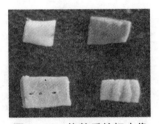

图 2-13　修整后的标本像

五、固定后的标本冲洗

（一）冲洗的目的

固定标本的冲洗目的是去除标本表面及内部残留的固定剂成分，有利于后续的实验操作，更主要的是终止固定剂对标本的进一步作用。

固定标本其表面和内部都含有很多固定剂成分，理想状况是将渗入在标本内的固定剂彻底清洗掉，但实际情况与理想状况是有一定的差距的，因为固定后的标本冲洗程度不能通过肉眼判断，因此为了保证标本处理过程和染色反应能达到良好的状态，应尽量将标本冲洗彻底一些，否则有可能产生一定的负面作用：标本表面及内部存在的重金属颗粒会影响光镜下的观察；残留的化学成分会在标本内部继续发生作用，超出了其对标本的固定作用而产生损伤，如标本脆性增大；另外，残留的固定剂成分，如重金属离子（Hg^{2+}）对切片刀有腐蚀作用等。

（二）冲洗的原则

1. 水溶性固定剂　多选用自来水流水冲洗、蒸馏水或低浓度乙醇浸洗的手段来达到标本冲洗的目的。冲洗时间的确定与标本的种类、大小以及标本固定剂的种类、固定时间的长短有关。通常流水冲洗时间 12～24 小时，低浓度乙醇（20％～70％）浸洗时间 12小时以上。使用蒸馏水或低浓度乙醇浸泡的标本要经常更换新的液体，这样才能达到除去固定剂成分的目的，同时乙醇对标本兼有脱水的作用。

2. 乙醇性固定剂　一般情况下是无需固定后的冲洗，如果必须要求进行此程序，可采用与固定剂最终乙醇浓度接近的乙醇进行标本的浸泡洗涤，注意不可直接用蒸馏水和流水冲洗，因为这样将会导致固定标本吸收水分而膨胀，但也不能使用与固定剂最终乙醇浓度相差较大的乙醇浸洗，会引起标本收缩、硬化以及脆性增大，最终都会造成标本结构的变形、损伤或破坏，影响光镜下的观察。

3. 含有特殊化学成分的固定剂

（1）含有重铬酸钾、铬酸成分的标本必须用自来水流水冲洗，一般为 12～24 小时，冲洗时间应不少于固定时间。

（2）含有苦味酸成分的标本，无论是蒸馏水配制的还是乙醇配制的固定剂，固定后的标本冲洗均可在低浓度乙醇（50％～70％）中浸洗，因为低浓度乙醇具有洗脱苦味酸黄色的作用，也可以在浸泡乙醇中加入少量的碳酸锂（lithium carbonate）饱和水溶液，直至浸泡乙醇不变色即可。乙醇浸洗期间若不能完全除去标本内苦味酸的黄色，也可以在切片染色前的 70％乙醇中脱色，直至将黄色彻底除去，因为过多的苦味酸（偏酸性）会或多或少地影响标本染色的质量。

（3）含有四氧化锇（锇酸）成分固定后的标本必须使用流水冲洗，因为在标本处理过程（脱水、透明）中会产生黑色沉渣沉积在标本内部，可使其变黑而影响染色和光镜观察。

（三）冲洗方式

1. 浸泡洗涤　多数情况是乙醇性固定剂固定的标本，因此在进行标本冲洗时应使用与固定剂中所含的乙醇浓度相同或相近的单纯乙醇溶液进行标本浸泡洗涤，以除去标本内部多余的固定剂成分。

具体做法：将固定标本放入盛有一定量乙醇的广口瓶中浸泡30～60分钟后，更换新的乙醇溶液，以后每隔1～2小时换一次新的乙醇溶液。浸泡洗涤的时间视固定剂种类而定，一般为12～24小时。乙醇浸洗标本的同时兼有脱水的作用。有些水溶性的固定剂也可在低浓度乙醇（50％～70％）中浸洗，如 Bouin 固定剂，既可洗涤固定剂的成分，也可洗脱标本的黄色。

2. 流水冲洗　适用于 Zenker、Helly、10％福尔马林等固定剂固定的标本。一般流水冲洗12～24小时。流水冲洗后的标本可在50％～70％乙醇中储存数周。

具体方法：

方法一：将固定后的标本放置广口瓶内，瓶口用纱布包扎，将瓶子位于自来水管下方，让流水缓慢地经水龙头口上的胶皮管注入瓶内进行冲洗。

方法二：采用专用的冲洗器进行标本的冲洗，注意冲洗器下端的上水口与水龙头水管的橡胶管连接，其上端的出水口用纱布扎住，防止标本被流水冲走而丢失。

六、固定容器

用于固定标本的容器（图2－14），可以是广口玻璃瓶、棉纱缸，也可以是小型解剖标本瓶。原则上固定容器的容积应相对标本大一些，通常标本与固定剂的体积之比为1：（20～30），目的是使标本在固定剂内得到充分的固定空间。另外，有些标本固定后会产生一些膨胀，固定容器较小可使标本与容器壁粘连，导致标本变形或固定不良，甚至可导致固定的标本不能从容器内取出，另外，在标本固定期间，需要经常轻轻摇动固定容器有利于固定剂对标本的渗入和防止标本与容器的粘连。总之，选用的固定容器要比标本体积大一些。

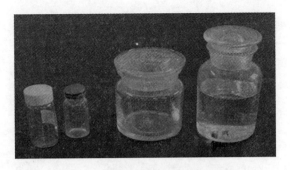

图 2-14 固定瓶及固定液量示意图

七、常用固定剂的性质及应用

（一）单一固定剂

所谓单一固定剂就是选用一种化学试剂作为标本的固定剂。如甲醛、冰醋酸、氯化汞（mercuric chloride，升汞）、乙醇、四氧化锇（锇酸）、丙酮（acetone）等均属于单一固定剂，只对组织细胞中的某种结构或某一类成分固定效果好。如95％～100％乙醇可以固定糖原，但不能固定脂肪，因为脂肪可被乙醇溶解。单一固定剂在使用上存在着一定的局限性。目前，某些特殊染色方法会使用这类固定剂，但甲醛是个例外。

1. 甲醛 Blum 在使用甲醛作为防腐剂时偶然地发现其具有一定的固定作用。1893年甲醛首次作为固定剂被正式使用。相对于其他固定剂而言，甲醛被正式确认固定剂要较其他固定剂晚一些，但其本身所具备的固定标本的优良特性，时至今日，仍然发挥着其他固定剂所不可替代的作用。可以说甲醛是众多形态学固定剂中一种优质的标本固定剂。

甲醛是由甲醇（methyl alcohol）氧化而产生的一种无色、有刺激性气味的气体。甲醛气体溶解于水而得到的饱和度为37％～40％的甲醛水溶液，即为福尔马林。应该注意的是甲醛与福尔马林是两个名称，在一些文献中它们常常被混淆。甲醛是一种气体，而福尔马林是一种含有甲醛成分的溶液，实际上真正对标本起固定作用的是其中的甲醛成分，这就是人们为什么常用甲醛一词来替代福尔马林的原因。

36

福尔马林是一种非沉淀性固定剂。由于甲醛单体在水中处于吸水状态而成为甲二醇，后者与标本内的蛋白质通过"桥键"连接，形成不溶性的聚合物，这种反应是可逆性的反应。福尔马林不能沉淀组织细胞中的蛋白质和核蛋白，但对脂肪、神经和类脂质等组织的固定效果很好，也可固定细胞内高尔基复合体及线粒体等细胞器。因此，长期以来福尔马林多用于神经系统的固定，也是形态学技术最常用的固定剂之一。另外，在免疫组织化学技术中，福尔马林也发挥着重要的作用。

福尔马林作为固定剂，其渗透标本的能力较强，固定均匀且产生的收缩较少，能使标本硬化并增强标本的弹性，但固定后的逐级乙醇（通常从70％乙醇开始）脱水会使标本产生较大的收缩，因此结构疏松的标本固定后的脱水可以从较低浓度乙醇开始，即30％～50％乙醇。

经福尔马林固定的标本，细胞核的染色优于细胞质染色。长时间（大于3个月）固定于福尔马林的标本最好用流水冲洗24～48小时，再进行后续的标本处理过程，否则将有可能影响标本的染色效果。因为，甲醛受到温度、日光照射等外界因素的作用很容易氧化产生甲酸，使固定剂呈现酸性化状态，pH在3.1～4.1，易造成组织细胞嗜酸性染色，严重时可影响细胞核内的嗜碱性物质的着色而使其染色变浅或无色。

用福尔马林固定的陈旧组织标本，特别是富含血液的标本，如肝、脾、肾、心等，很容易在标本的内部呈现黑色或棕黑色的不规则颗粒，即福尔马林色素。这种色素是一种有色的粒状结晶，可能是红细胞溶解释放出来的血红蛋白与甲醛结合而衍生出来的有色沉淀物，会影响光镜下组织结构的显示。福尔马林色素不溶于水、乙醇及二甲苯，但可在微碱性的液体中浸泡而消失。注意色素的去除与否必须要在光镜下检查得以印证，此过程应在标本染色之前完成。

福尔马林既可作为单一固定剂使用，也可与其他化学试剂按一定比例混合，作为混合固定剂。福尔马林是一种强还原剂，不可以和重铬酸钾、四氧化锇（锇酸）等氧化剂长时间（＞12～24小时）混合使用，否则会导致固定剂产生沉淀而浑浊，使得固定剂的固定作用失效。

在实验室中，有时需要配制不同浓度的福尔马林溶液，通常是将福尔马林（37%～40%甲醛）当作纯溶液（即100%）使用，主要是为了方便百分比浓度的计算。配制10%福尔马林：量取福尔马林溶液10ml，加蒸馏水90ml，混合均匀即可。10%福尔马林溶液内确切的甲醛含量为3.7%～4%。

在实验中应注意10%福尔马林与4%多聚甲醛的区别。首先二者均含有4%甲醛成分，但它们是两种固定剂。相对而言，10%的福尔马林作为固定剂使用，其质量要"粗糙"一些，也就是溶液不是很纯，4%多聚甲醛是多聚甲醛固体加热解聚及蒸馏后得到的纯甲醛溶液配制成的。二者在固定对象方面也略有不同，10%福尔马林使用的范围广，既可以用于大体标本的固定，也可以固定组织及细胞；4%多聚甲醛使用范围则相对更专一，多用于免疫组织化学的固定或作为电镜固定剂中的一种成分。

在室温下，放置日久的福尔马林很容易形成白色聚合物（或絮状物），即多聚甲醛，沉积于容器底部。白色聚合物的形成是由于甲醛氧化成甲酸而使溶液偏酸性（pH降低），促进甲醛单体的聚合而造成的。由于甲醛在中性或微碱性（pH＝7.0～7.2）条件下易呈现单体游离的状态，所以为了防止聚合物的形成，可在福尔马林中加入一定量的碳酸钙（calcium carbonate）或碳酸镁（magnesium carbonate）或大理石（marble）颗粒等作为中和剂，使其溶液呈近微碱性或中性，从而保证福尔马林作为固定剂的质量。

常用的福尔马林固定剂的配制及特点：

（1）10%福尔马林水溶液

福尔马林（30%～40%甲醛）100ml

蒸馏水 900ml

此固定剂的优点是价格便宜，对标本浸透快，不会产生过硬的效果，甚至标本可以长时间浸泡，更可以作为大体解剖标本的保存液，但原则上应每隔3个月更换一次新的液体。

大多数的染色方法均可使用此固定剂，尤其对银染技术，可保存脂肪组织，特别是固定后的脂肪组织进行冰冻切片染色后，在光镜下仍可见到脂肪染色的结果。

此固定剂不足之处就是可在标本内部产生福尔马林色素沉淀。

（2）10％中性福尔马林

　　10％福尔马林水溶液 1000ml

　　碳酸钙（固体）

福尔马林的酸化反应对于某些染色反应而言是不可取的，但10％中性福尔马林则可以很好地胜任这些染色反应。加入过量的碳酸钙可以使福尔马林溶液近中性或微偏碱性，这种措施仅是大致的中和，其pH值约7.6。

此固定剂的固定特点同10％福尔马林，但在标本内产生福尔马林色素的可能性几乎不存在。

（3）10％中性缓冲福尔马林（pH7.0～7.2）

　　福尔马林（37％～40％甲醛）100.0ml

　　磷酸二氢钠（无水的）6.5g

　　磷酸氢二钠 4.0g

　　蒸馏水 900.0ml

此固定剂的使用可以抑制令人不愉快的"福尔马林色素"的形成，作为应用最广泛的固定剂常常被推荐在较多的染色方法中使用，有时甚至用于特殊染色、组织化学、免疫组织化学等方面，尤其被推荐用于鉴别黏多糖的染色上。

（4）10％福尔马林乙醇

　　福尔马林（37％～40％甲醛）10ml

　　80％乙醇 90ml

此固定剂对标本的固定作用快，几乎只需10％福尔马林水溶液固定时间的一半。福尔马林乙醇可保存糖原，但可溶解标本内的脂肪组织，因为其中含有乙醇成分。此固定剂不能用于含有某些色素（包含铁成分）的标本固定。若将85％乙醇换成95％乙醇，则对皮下组织中的肥大细胞颗粒有良好的固定效果，固定后可直接进入95％乙醇脱水。固定后的组织可长久储存于70％乙醇内而不是福尔马林中。

（5）福尔马林-氯化汞

　　福尔马林（37％～40％甲醛）10ml

　　氯化汞饱和水溶液（约4％）90ml

此固定剂对标本固定速度快，几乎无标本的收缩或变硬，细胞结构的细节和红细胞都将很好地被保存，可用于多种染色方法的固定，包括网状纤维铵银法。对细胞质的染色要比单纯使用福尔马林固定鲜亮，主要得益于氯化汞的存在。另外，此固定剂可使组织细胞的异染性染色明显增强。

缺点：①不能用于冰冻切片的标本固定，因为其内含有氯化汞，对切片刀刃有一定的腐蚀作用；②石蜡切片染色之前，必须去除切片内的氯化汞形成的有色沉淀物（颗粒）。在碘乙醇（70％乙醇）中浸泡 5～10 分钟，即可清除氯化汞颗粒。注意：需要光镜下确认沉淀颗粒的有无。

（6）4％多聚甲醛-磷酸缓冲液

多聚甲醛 40g

磷酸缓冲液（0.1mol/L，pH7.3）1000ml

将多聚甲醛溶于磷酸缓冲液中，并加热到 60℃，一边加热一边搅拌，直至溶液透明为止。滴入 1mol/L 的氢氧化钠（sodium hydroxide）调节 pH。

适用于免疫组织化学（光镜）技术，既可进行标本块固定（6～12小时），也可先行灌注固定后，再浸泡于该固定剂固定 1～6 小时。

2. 乙醇　乙醇即酒精，为无色液体，与水任意比例混合配制成不同浓度的乙醇溶液。乙醇既是配制混合固定剂的基本成分，又可作为单一固定剂使用。由于乙醇是还原剂，很容易被氧化为乙醛（acetal），再变成乙酸（acetic acid，醋酸），所以它一般不与重铬酸钾、四氧化锇（锇酸）等氧化剂混合配制成固定剂使用。

乙醇可沉淀清蛋白、球蛋白、核蛋白，前二者所产生的沉淀不溶于水，而后者仍可溶于水，因此乙醇固定对细胞核染色不良，同样也不适于染色体的固定。50％以上浓度的乙醇可溶解脂肪、类脂质，若要显示标本内的脂肪、类脂质的存在就不能使用其作为固定剂；对细胞内的高尔基复合体、线粒体的固定，也应避免选用其作为固定剂。乙醇对组织细胞内的生物色素有固定作用。

高浓度（95％～100％）的乙醇可以沉淀糖原，对于糖原的保护是其特殊的固定作用，尽管 10％福尔马林、Carnoy 固定剂、

Gender 固定剂对于糖原的固定也较为理想，但乙醇固定的糖原颗粒要比其他固定剂固定的糖原颗粒粗大一些，这也是乙醇固定的一个特点。注意：固定剂对糖原的固定可引起一定程度的糖原极化现象，也就是糖原颗粒大部分被集中于细胞一侧，因此，实验要求取材与固定要迅速，标本力求小而薄，避免固定不好而呈现的糖原位移。

乙醇对标本的穿透速度很快，作为混合固定剂的一种成分使用可增加固定剂其他成分对标本的穿透性。通常固定用的乙醇浓度为95％或100％。乙醇兼有标本的硬化、脱水等作用，尤其是对标本的硬化现象更为明显。注意：在高浓度乙醇中放置过久的标本变脆的同时也产生较大的收缩（约缩小原体积的20％）。

3. 丙酮　丙酮是一种极易挥发、易燃的无色液体，能与水、醇类、氯仿等多种液体任意混合。丙酮作为单一固定剂是限制使用的，其渗透力极强，可使标本产生剧烈的收缩而变形，同时脆性也大大增强，因此丙酮常常出现在混合固定剂中，如 Carnoy 固定剂。丙酮能使蛋白质沉淀，对细胞核的固定欠佳。

作为固定剂，冷丙酮的特殊应用是在荧光抗体技术和一些酶类的保存上，这些酶类可因传统固定剂使用而大部分活性被完全破坏，如酯酶、磷酸酶以及氧化酶等。目前，对于某些组织细胞成分的固定，乙醇已经是丙酮的一种可接受的替代品。

4. 醋酸　醋酸又称为乙酸，是具有刺激性酸味的无色液体，能与乙醇、水、氯仿等多种溶剂任意混合，纯醋酸在 17℃ 以下结晶如冰，故称为冰醋酸。

醋酸对标本的穿透速度很快，小块标本只需固定一个小时就可以，但是它对标本有膨胀作用，特别是标本内富含胶原纤维时。醋酸由于具备这种特性，常常被用于配制混合固定剂使用，以抵消其他化学试剂对标本产生的收缩、硬化。

醋酸不能凝固细胞质中的蛋白质，但它可沉淀核蛋白，故对染色质和染色体固定和染色很好，因此所有染色体的固定剂几乎都包含醋酸的成分。它不能保存糖原、脂肪和类脂质，高浓度的醋酸不能用于高尔基复合体和线粒体的固定。

5. 苦味酸　苦味酸为黄色结晶体，是一种强酸性、易燃易爆的化合物，通常是将其配制成饱和水溶液储存，可作为混合固定剂成分之一。苦味酸能沉淀一切蛋白质，但穿透标本的能力较弱，对标本产生的硬化不明显，对脂肪和类脂质无固定作用。如果配制成苦味酸乙醇饱和液可以固定糖类物质。

固定后的标本都带有苦味酸所特有的黄色，可在标本低浓度乙醇脱水过程中脱去一些黄色，剩余的黄色在切片染色前用70％乙醇彻底除去。苦味酸这种特有的黄色对较小或较薄的标本在标本处理过程（透明、包埋）起着标记性的作用。

苦味酸本身具有酸性，对较韧性的标本，如皮肤，具有软化作用，有利于石蜡切片的操作。另外，苦味酸具有软化火棉胶的性质，因此不宜用于火棉胶切片的标本固定。

6. 氯化汞　氯化汞（$HgCl_2$）纯品为白色针状结晶，常常用其饱和水溶液（5％～7％）作为固定剂。由于氯化汞单独使用可使组织细胞产生明显的收缩，因此常与其他化学试剂配制成混合固定剂使用。氯化汞常与醋酸一起配伍使用，一则醋酸对标本的膨胀作用可与氯化汞对标本产生的明显收缩相互抵消，二则醋酸可固定核蛋白而氯化汞固定蛋白质。氯化汞对组织的穿透力较低，只适合于固定较薄的组织。它对蛋白质有沉淀作用，可固定一切蛋白质，对脂质和糖原无固定作用。

7. 重铬酸钾　重铬酸钾（$K_2Cr_2O_7$）为橘红色结晶粉末，具有毒性，作为固定剂浓度为1％～3％。没有经过酸化的重铬酸钾不能沉淀蛋白质，但它可凝固蛋白质。重铬酸钾固定细胞质较好，尤其对细胞质中的高尔基复合体和线粒体具有良好的固定作用。其不足之处是对染色质固定较差，不能作为细胞核的固定剂，若重铬酸钾与醋酸或冰醋酸联合使用可以弥补其对细胞核固定不好的这个缺陷。重铬酸钾固定后的标本对嗜酸性染色着色较好。

重铬酸钾的穿透速度较快，并且几乎不使标本收缩，但固定后的常规乙醇脱水可产生明显的标本收缩，因此可从低浓度乙醇开始脱水以减少标本收缩的程度。

重铬酸钾是氧化剂，一般不能与还原剂混合使用，但 Helly、Zenker 固定剂是比较特殊的实例，加入一定量的福尔马林或冰醋酸，混合12～24小时后，固定剂会变得混浊而失去其固定作用，可重新更换固定剂以弥补固定剂失效带来的缺陷。含重铬酸钾成分的固定剂固定的标本必须要流水冲洗 12～24 小时。

8. 三氯醋酸　三氯醋酸（trichloroacetic acid）为无色的结晶体，极易吸水潮解，其水溶液为强酸性溶液。三氯醋酸在混合固定剂中所起的作用类似于醋酸，可沉淀蛋白质。另外，三氯醋酸也是一种较好的骨组织脱钙剂。

（二）混合固定液

由于单一固定剂不能兼备一个好的固定剂所有的全面特性，因此常用两种和两种以上的化学试剂按照一定的比例混合起来，通过化学试剂的各自优缺点的相互弥补而成为一种较为完美的固定剂（表 2-2），这就是混合固定剂。目前，形态学实验室常用的固定剂多为混合固定剂，如 Zenker、Helly、Bouin、Susa、Carnoy、B5 固定剂等。

在配制混合固定剂时要注意化学试剂各自的理化性质，原则上氧化剂和还原剂不能混合配制，以免失去其固定作用。每种固定剂均有其各自的优缺点，且与染色反应有着密切的关系，所以选用一种染色方法显示组织结构或细胞时，应考虑选择何种最佳固定剂与之相匹配。

表 2-2　化学物质对组织细胞内有效成分的反应

	蛋白质	核蛋白	脂肪	糖	高尔基复合体、线粒体	酶
甲醛			保存	保存	固定	保存
氯化汞	沉淀	沉淀	保存	保存	保存	—
四氧化锇			固定	—	固定	
铬酸	沉淀	沉淀	保存	保存	保存	
重铬酸钾	保存	溶解	保存	保存	保存	
苦味酸	沉淀	沉淀	—	沉淀	—	
冰醋酸	不固定	沉淀	—	保存	沉淀	
三氯醋酸	沉淀	沉淀	—	—	—	—
乙醇	变形	变形	溶解	沉淀	溶解	保存
丙酮	保存	保存	溶解	稍变形	溶解	保存

1. Zenker 固定剂

（1）Zenker 液的储备液

  重铬酸钾（结晶）2.5g

  氯化汞 5g

  硫酸钠 1g

  蒸馏水 100ml

（2）Zenker 固定剂

  Zenker 储备液 100ml

  冰醋酸 5ml（使用之前加入）

Zenker 储备液可室温下长久保存，但加入冰醋酸后，此固定剂的有效时间为 12～24 小时，超过时间溶液呈现混浊状态，即应更换新的 Zenker 固定剂，否则就会对组织细胞失去应有的固定作用，因为冰醋酸是还原剂。Zenker 固定剂的 pH 约 2.3。

Zenker 固定剂的固定作用是由铬酸、氯化汞和醋酸共同承担的。铬酸是醋酸加入后重铬酸钾酸化而产生的，铬酸和氯化汞是蛋白质、染色质的沉淀剂，醋酸对染色质有固定作用，同时铬酸的存在可以防止氯化汞对标本的过分硬化，醋酸也具有使标本膨胀及减少标本收缩趋势的作用。Zenker 固定剂对细胞核与细胞质的染色均较为清晰和稳定，尤其对肝、脾、肌组织和结缔组织的染色效果好，是最佳的细胞固定剂。

固定于 Zenker 固定剂内的标本应尽量小些（厚度＜2～4mm），以确保 6～12 小时内组织完全固定，延长固定时间（超过 36 小时）容易产生标本硬化、脆性增大、易碎等副作用，加大了切片操作的难度，同时也会造成细胞核的不良染色及细胞质嗜酸性染色增强等可能性。

标本固定后，过多的重铬酸钾盐应该彻底地用流水冲洗掉，冲洗时间为 12 小时或更长时间，若标本流水冲洗不完全将妨碍或干扰染色反应。冲洗后的标本可以储存于 70% 乙醇或 80% 乙醇内，也可以在 10% 福尔马林中保存。标本内的氯化汞沉淀颗粒应在标本脱水过程和切片染色前除去。

2. Helly 固定剂

（1）Helly 储备液

重铬酸钾（结晶）2.5g

氯化汞 5g

硫酸钠 1g

蒸馏水 100ml

（2）Helly 固定剂

Helly 储备液 100ml

福尔马林（37%～40%甲醛）5ml（使用之前加入）

Helly 固定剂的固定效果基本上与 Zenker 固定剂相似。事实上，Helly 内的福尔马林可以增进对标本的保护和固定作用，其中包括某些内分泌腺颗粒的完整保存，相反 Zenker 固定剂中的醋酸成分却可溶解内分泌腺细胞内的颗粒。Helly 固定剂能使标本产生一定的坚韧性，有助于切薄片，同时还具有增强染色反应的作用。对骨髓或富含血液的器官（肝、脾、垂体）不仅是很好的细胞固定剂，而且可得到鲜亮的细胞核染色，甚至超过 Zenker 固定剂所带来的染色效果。

Helly 储备液与 Zenker 储备液一样，可以长久室温下保存。由于福尔马林溶液是还原剂，因此使用 Helly 固定剂不应超过 24 小时，否则将失去其固定作用。同 Zenker 固定剂一样，过多的重铬酸钾成分必须用流水冲洗掉，并且用碘乙醇除去氯化汞的颗粒，若标本 2～4mm 厚，固定时间可为 6～12 小时。

3. Bouin 固定剂

苦味酸（饱和水溶液，约 1.22%）75ml

福尔马林溶液（37%～40%甲醛）25ml

冰醋酸 5ml

Bouin 固定剂内的苦味酸可沉淀一切蛋白质，对标本穿透力弱，但能产生较大的收缩，而冰醋酸具有较强的穿透性，可使标本产生膨胀，两者相互的匹配为标本提供了一个良好的、稳定的固定作用，既对标本渗透迅速，固定均匀，又能很好地显示标本的细微结构，是组织学、细胞学、胚胎学以及免疫细胞化学技术的良好固定剂。

Bouin 固定剂性能稳定，可配制成储备液而长期使用。常规标本固定时间为 12～24 小时。低浓度的乙醇可以除去标本内过多的固定剂成分，同时也可以去除因苦味酸带来的黄色。结构疏松的标本，可用30％～50％乙醇进行固定后的标本洗涤和脱水。

4. Heidenhain Susa 固定剂

　　氯化汞 4.5g

　　氯化钠 0.5g

　　三氯醋酸 2g

　　蒸馏水 80ml

　　甲醛水溶液（37％～40％）20ml

　　冰醋酸 4ml

Susa 固定剂配制后可长期保存，甚至 1～2 年后仍有固定作用，但配制后的固定剂最好储存于棕色瓶内，以防过多的氧化反应发生。Susa 固定剂可迅速而又均匀地浸透标本内部，渗透力强，产生的收缩和硬化较小，可以完整地保存细胞结构的细节，染色反应效果鲜明，适用于内耳等难以固定的标本。但对糖原保存的效果较差，对红细胞的浸透力差，对细胞内的某些颗粒有溶解作用。Ehrlich 苏木精染色与 Susa 固定剂配伍良好。

标本固定后不能用流水冲洗，因为水洗涤能引起胶原纤维的膨胀。标本固定后可直接进入 95％乙醇中脱水，从而大大缩短了标本处理的时间。由于固定剂中含有氯化汞成分，能沉淀蛋白质和核蛋白，同时也在标本内形成氯化汞的有色沉淀颗粒，因此需要在标本的脱水过程中和切片染色前除去氯化汞的沉淀颗粒。标本在固定剂中停留时间过久，可引起标本的收缩、变硬或脱色，都会或多或少地影响切片操作及染色效果。

5. Carnoy 固定剂

　　纯乙醇 60ml

　　氯仿 30ml

　　冰醋酸 10ml

Carnoy 固定剂只适用于小块标本的固定，是一种浸透作用迅速的固定剂，小块标本在室温下固定 1 小时即可，较大的标本最好不超过 3 小时。Carnoy 固定剂固定后的标本可以直接入 95％乙醇和 100％乙醇进行脱水，因为 Carnoy 固定剂固定标本的同时标本的脱水过程也已开始。

Carnoy 固定剂是一种用于糖原固定的固定剂，也是一种显示染色质较好的固定剂。所有乙醇类的固定剂在使用时最好是 4℃ 条件下。

6. B5 固定剂

（1）B5 储备液

氯化汞 12g

醋酸钠（无水的）2.5g

蒸馏水 200ml

（2）工作液（现配现用）

储备液 20ml

福尔马林（37％～40％）2ml

作为造血组织和淋巴组织的网状内皮细胞的固定剂得到了广泛的认可，其细胞核的细节显示很好。固定后的标本冲洗步骤可以省略，但切片染色前必须去除氯化汞有色沉淀颗粒。加入醋酸钠可升高固定溶液的 pH 到 5.8～6.0，标本不能无限制地停留于此。固定后的标本常储存于 70％乙醇。

B5 固定剂可以使许多特殊染色方法得到很好的染色效果，许多实验室对石蜡切片用于显示抗体的免疫过氧化物酶染色反应时喜欢用此固定剂。此固定剂特别适用于淋巴标记物的染色，但对一些银染技术效果不好。

7. Zamboni 液

多聚甲醛 20g

苦味酸（饱和水溶液）150ml

磷酸缓冲液 1000ml

磷酸二氢钠（含水）3.31g

磷酸氢二钠（无水）17.88g

蒸馏水 1000ml

多聚甲醛 20g 加入到 500ml 的磷酸缓冲液并加热到 60℃，搅拌溶解后过滤。冷却后加入苦味酸饱和液 150ml，最后用磷酸缓冲液稀释到 1000ml。若有必要可将 Zamboni 液的 pH 调节为 7.3。

尽管 Zamboni 液的使用并非广泛，但其性能很稳定，是较好的一般性固定剂，固定时间没有精确性。由于此固定剂容易使用和保存精细的形态结构，有些实验室甚至将其用于电镜免疫细胞化学的固定。

第3节　标本处理过程：脱水、透明、浸蜡、包埋

标本固定后的处理过程包括：脱水、透明、浸入支持剂及包埋，这种处理过程主要是针对石蜡切片而言，对于火棉胶切片，只有脱水、浸胶及包埋，而对冰冻切片以及塑料切片技术则不需脱水、透明等步骤。本书主要介绍石蜡切片的标本处理过程。

一、脱　水

利用某种化学试剂逐步地将标本内部的水分置换出来，以使标本内部处于无水状态的过程称为脱水（dehydration）。脱水过程所使用的化学试剂被称为脱水剂（dehydrants）。

（一）脱水的目的

标本经过固定或固定后冲洗过程，其内部含有大量的水分，而标本包埋的支持剂是石蜡（paraffin 或 wax），由于标本内存留的水分不能和石蜡支持剂混合，即使是含有极少量的水分，也会妨碍石蜡对标本内部的渗入，所以为了能使石蜡支持剂更好地渗入到标本内部而获得高质量的石蜡切片，必须在脱水过程中将标本内的水分彻底地除去。

脱水的目的就是脱去标本中的水分，有利于标本的透明、浸蜡，有利于切片的操作和切薄片，有利于标本的长久保存。

（二）脱水剂的特性

1. 能与水以任意比例混合。

2. 具有高浓度，也就是具有无水分的浓度。

3. 高浓度的脱水剂能与透明剂任意混合。

（三）脱水剂的种类

1. 单纯脱水剂　只具有脱去标本内部水分功能的化学试剂，如乙醇、丙酮、甲醇等。

2. 脱水兼透明剂　具有脱去标本内部水分功能的同时兼有透明功效的化学试剂，如正丁醇、叔丁醇等。

（四）常用脱水剂及其应用

1. 乙醇　乙醇又称为酒精，可与水以任意比例混合。乙醇对标本具有较强的脱水能力，同时可进一步增强标本的硬化性（硬度）。乙醇的穿透速度很快，对标本有较为明显的收缩作用，为了防止脱水过程中标本产生过大的收缩，脱水过程应从低浓度乙醇开始，然后再依次逐步增加其浓度，最后达到无水的状态。一般情况下，标本脱水是从70％乙醇开始，经过80％、90％、95％乙醇，最后至100％乙醇。

但有两种情况的标本脱水应特别注意，一种情况是对于结构较疏松或液体含量较多的标本，脱水应从20％～30％乙醇开始，可以减少因脱水过程而造成的标本收缩的不良影响，再经50％乙醇、60％乙醇、70％乙醇、80％乙醇、90％乙醇、95％乙醇，最后到达100％乙醇；另一种情况是有一些需要特殊处理的标本，如糖原遇到水分会溶解消失，为了能保存这些特殊物质或结构，可直接采用95％乙醇或100％乙醇对标本进行固定，乙醇具有固定兼脱水的功效，因此经过高浓度乙醇固定的标本，更换一次纯乙醇进行脱水就可以达到标本无水的状态了，但标本固定和脱水时间要很好地掌握，否则会产生标本硬化过度导致标本变脆。为了获取满意的标本脱水效果，常常要过95％乙醇和100％乙醇各两次，也就是说，在95％乙醇和100％乙醇内停留时，中间换一次新的乙醇溶液。

在脱水期间，乙醇与标本之比为（20～30）∶1，若小于这个容积率，有可能造成标本脱水的不彻底，会影响透明、浸蜡的过程。对于较大的标本，可以通过延长各级的脱水时间，以及经常更换新的乙醇溶液来弥补由此可能带来的标本脱水不完全的情况。对于含有较多脂肪或脂质类的标本或肌组织丰富的标本，如大脑、脊髓、子宫、心等，脱水时间也要相应延长，因为脱水的同时也在逐步地溶解掉标本内脂质成分，脱水时间的不足，不但会阻碍石蜡液对标本的浸蜡过程，还会在染色中造成切片脱落的情况，以及标本蜡块保存中也会因组织间的少量水分与空气接触而蒸发，呈现标本表面凹陷的现象，严重者会导致标本与石蜡的分离。

在实际的标本脱水操作中可人为地分为两个阶段：

第一阶段：95％乙醇以下的逐级乙醇脱水过程，即30％乙醇

→50％乙醇→70％乙醇→80％乙醇→90％乙醇→95％乙醇，标本在各级乙醇中均可以较长时间地停留，常规大小的标本最短停留期限应不短于3～6小时。

第二阶段：100％乙醇的脱水过程，标本脱水时间为2～4小时，但是脑组织以及较大的标本的脱水时间要相应加长，有的甚至要过夜（约12小时以上）。

2. 丙酮　丙酮的脱水作用与乙醇相似，但是它对标本产生的收缩程度比乙醇更加严重，因此很少单纯使用丙酮作为脱水剂进行标本的脱水。丙酮也具有固定和脱水的双重功效，主要用于快速脱水或固定兼有脱水作用的时候，常用在组织化学或电镜技术。

3. 正丁醇和叔丁醇　正丁醇（n-butanol）是无色液体，脱水能力弱而温和，能与水、乙醇、石蜡混合，具有脱水和透明的双重作用，因此，在这种脱水剂中浸泡过的标本可直接浸入石蜡液内浸蜡。其最大的特点是标本收缩小和脆性小，但脱水所花费的时间却很长。叔丁醇（t-butanol）无毒，可与水、乙醇、二甲苯相混合，既可单独使用，也可与乙醇混合使用，是目前较为常用的一种脱水剂，与正丁醇相比更不易使标本收缩和变硬，脱水后可直接浸入石蜡液中进行浸蜡。

（五）影响脱水的因素

1. 标本的种类　组织结构疏松的标本脱水时间相对短一些，如早期的胚胎、较薄、较疏松的标本等，而致密的标本脱水时间则要长一些，如肝、大脑、心等。

2. 标本的大小及厚度　在保证组织结构完整的情况下，标本应小而薄，如果标本的横截面积不能小一点的话，也应尽量使其厚度薄一些（3mm之内），主要是有利于脱水剂对标本的渗透，否则就要延长标本的脱水时间，这样有可能会造成标本内外脆性的不一致，主要体现在：切片开始时标本易碎，不能形成完整的蜡片，而切片到标本内部时会出现标本发"糠"的现象，因脱水不彻底所致。

3. 脱水剂的选择　通常使用乙醇作为脱水剂，但对某些较韧性或硬度较高的标本，如皮肤、附带韧带和肌组织的关节，可以选用正丁醇类的脱水剂，不会因脱水过程而增加标本本身的硬度或脆性，从而可保障切片的质量，但是脱水时间要相对延长很多。

4. 脱水过程的外在因素　主要是指脱水时的温度、容积率以及标本振荡与否。37℃恒温箱内的标本脱水时间要比室温脱水时间短许多，因为温度的增加可以促进乙醇对标本的渗透速度，但标本的脱水进程不易掌握，尤其是高浓度乙醇阶段。因此，低浓度乙醇阶段的脱水可采用 37℃温箱内脱水，低浓度乙醇对标本硬化和脆性造成的影响不大。乙醇与标本的体积比（容积率）也对脱水作用有一定的影响，尤其是标本数量较多或标本块较大、较厚时，可直接阻碍脱水剂的渗透。标本脱水时是否振荡对脱水时间的确定也有影响，正如标本固定章节中提到过的那样，振荡对标本固定有促进作用，对标本脱水也同样具有促进功效。

二、透　明

利用有些有机试剂既能与脱水剂（乙醇）混合，又能与石蜡液相融合的特性，来置换标本内脱水剂为浸蜡作准备的过程，由于此时的标本呈现一种透明的状态，所以此过程被称为标本透明（clearing）。透明过程使用的有机试剂为透明剂（clearing agents）。

（一）透明的目的

石蜡切片制作技术中有两个透明阶段：第一个阶段，在标本脱水之后，透明的过程是为标本浸蜡作铺垫；第二个阶段，在标本切片染色脱水之后，切片经过透明即可封固，这样就完成了石蜡切片染色，即可在光镜下观察组织细胞的形态结构了。可以说，透明过程，无论是在标本的处理过程，还是在石蜡切片的染色中，都是一个非常重要的环节。

透明的目的对于标本而言，是便于标本浸透石蜡液和包埋。由于所使用的脱水剂多数是不能与石蜡相混合的，必须通过透明剂的作用置换出标本内部的脱水剂而导入支持剂（石蜡），透明剂充当着"桥梁"的作用，因为透明剂与脱水剂能相混合又能与石蜡相融合，这样就可以将脱水后的标本与石蜡很好地联系在一起。

（二）常用透明剂及应用

透明剂大多数是有机溶剂，并且大多数都是不能与水混合的，常用的透明剂有：二甲苯、苯、甲苯、氯仿、正丁醇等。

1. 二甲苯　二甲苯（xylene）是石蜡切片制作中最常用的透明剂，其折光率为 1.497，易挥发，无色透明液体，易溶于乙醇和石蜡，能与封固剂树胶混合。注意：二甲苯不能与水混合，若遇到水则试剂呈现乳浊液状态，实际上在二甲苯内形成的是许多的微小水珠。

二甲苯透明的能力很强，作用较快，最大的缺点是容易使标本收缩，产生变硬、变脆的现象，所以标本不能在其内停留过长的时间，同时要求标本必须经过彻底的脱水过程之后才可能使用。常规大小的标本透明时间大致为 2～3 小时。

2. 苯和甲苯　苯和甲苯（benzene and toluene）与二甲苯的性质相似，但对标本收缩较小，不易变脆，透明的作用优于二甲苯，但透明速度慢且挥发快，对人的危害较二甲苯大。目前使用苯和甲苯作为透明剂的较少。

3. 氯仿　氯仿（chloroform）是无色透明的液体，极易挥发和吸收水分，其折光率为 1.45。氯仿对标本的渗透力较弱而柔和，不易使标本收缩和变硬、变脆，透明时间可长达 24 小时。氯仿多用于胚胎标本或较大标本的透明。

4. 正丁醇和叔丁醇　正丁醇和叔丁醇既有脱水作用，又有透明作用，但二者的作用都是比较柔和的。其透明能力较弱，透明时间一般 15～24 小时。但应注意的是经过正丁醇或叔丁醇透明的标本浸蜡过程所需时间也相对加长，因为它们被石蜡置换的速度也较慢。正丁醇或叔丁醇对标本的透明多用于皮肤或复合结构的标本。

（三）标本脱水与透明的关系

标本的脱水过程是一个不可知的过程，通过肉眼观察不能判断标本所处的脱水状况，也就是不能判断标本内是否含有水分或含水分的多少，而透明的过程是一个肉眼可见的变化过程，当标本内部被透明剂所占据，光线可以透过标本呈现出"透明"状态，这表明标本透明过程的完成。若标本脱水不完全，其内或多或少地存有水分，透明过程中标本内部会呈现出近似"枣核"样的不透明结构，不论透明时间延长多少，总会存在这样的结构。这种状态的标本应退回到脱水步骤（100％乙醇），再彻底脱水，使标本内确实无水分存在。

三、浸　蜡

透明后的标本投入到温度适宜的熔化的石蜡液内，置换出标本内透明剂的过程称为浸蜡。

（一）石蜡的性质

石蜡是一种碳氢化合物，由矿物油分裂产生，由于其熔点范围变化很大，45～75℃，因此，石蜡本身的性质也不一样。熔点低的石蜡，肉眼观之呈乳白色，手感酥软而易碎。熔点高的石蜡，肉眼观为淡黄色，手触之有硬度和韧性的感觉，不易碎。熔点高的石蜡其硬度高，熔点低的石蜡其硬度低，因此形态学技术依据石蜡的熔点人为地粗略分为软蜡和硬蜡，即熔点在54℃以下的称为软石蜡，熔点在54℃以上的称为硬石蜡。

（二）石蜡应用的选择

由于石蜡熔点范围较宽，可选择的余地较大，因此选择适合本地区环境的石蜡，才能切出高质量的石蜡切片。

选用熔点较高的石蜡，其硬度相应增大，同样也增加了切片的难度，主要是石蜡与标本密度（软硬度）不适合，虽然切片操作技术难度较大，但可以切出较薄的切片；相反选用熔点较低的石蜡包埋标本，由于石蜡的硬度较低，尽管很容易切出切片，但很难切出较薄的石蜡切片。因此选择适宜的石蜡包埋标本，对于石蜡切片的操作是关键。

北方地区，以选用熔点 58～60℃ 的石蜡为好，只要室内的温度低于 30℃，就可以切出 1～15μm 厚度的切片。原则上，厚切片大于 50μm 以上，应选用熔点较低的石蜡并添加一定量的蜂蜡（beeswax）和凡士林（vaseline）。反之，薄切片（1～5μm）应选用熔点相对较高的石蜡（58～60℃）。

（三）石蜡性状的改善

对于新的石蜡，为了使其达到最佳的切片状态，使用前必须进行相应的石蜡性状的处理，处理后的石蜡其质地更加细致，柔韧性增加，可最大限度地符合切片要求。

新石蜡的处理方法通常有两种：第一种方法是向新石蜡内添加一定量的蜂蜡，新石蜡与蜂蜡的比例为 500g：5g。新石蜡必须要经过一定时间的熔化和煮炼，因为其内往往含有气体及杂质。蜂蜡是天然产物，呈黄褐色，具有很大的黏性，硬度较低，它与石蜡融合可以增加石蜡的柔韧性和黏附性。两者经过充分熔炼与过滤，就可以用于标本的浸蜡与包埋。第二种方法是将新蜡和旧蜡（使用较长时间的石蜡，外观为深黄色或浅褐色）混合熔化。旧蜡中可随时加入新蜡，但每次加入的量不应超过旧蜡的1/3。旧蜡是指经过多次熔化与凝固的石蜡，其熔点由于久炼而有所降低，加入的新蜡可以维持旧蜡的熔点及硬度。适宜的石蜡肉眼观呈现浅浅的黄白色，手触之硬度中有弹性，这种石蜡最适合石蜡切片操作。

（四）浸蜡操作

透明后的标本投入到熔化的石蜡液内开始浸蜡的过程，即石蜡液渗透标本内部的过程，称为标本浸蜡。所谓石蜡的渗透作用，实际上就是将含有透明剂的标本投入到熔化的石蜡液内，由于透明剂可与石蜡任意混合，使得石蜡逐步地置换出标本内的透明剂，并直至被彻底取代，这时标本就完成了浸蜡过程。

用于标本浸蜡的石蜡液，不论是新蜡还是旧蜡都必须是经过过滤后的洁净蜡液。过滤的作用就是去除蜡液内的某些杂质（如灰尘、毛絮、组织碎渣）和挥发其内的透明剂。

具体操作：用解剖镊子将透明的标本一一夹到滤纸上，吸掉其表面多余的透明剂，再逐个夹到盛有石蜡液的浸蜡容器内。此期间要求操作者的动作要迅速，因为容器内的石蜡液容易凝固，相对而言缩短了浸蜡的时间，半凝固的石蜡是不具备置换透明剂和浸透标本的作用的。

浸蜡时石蜡液与标本的体积比例为（20～30）：1，低于这个比例会影响透明剂被彻底置换，除了考虑浸蜡的容积率外，还应在浸蜡期间更换一次或两次新蜡液，目的是彻底地除去透明剂成分，保证标本浸蜡的质量。

不同的标本种类或不同大小的标本，浸蜡时间是不同的。常规大小的标本，浸蜡时间为2～3小时，中间更换一次新蜡。

常规石蜡切片：石蜡的熔点可选择58～60℃；免疫石蜡切片：石蜡的熔点应为56～58℃，选择较低的石蜡熔点，对抗原活性的保存有利，但相对切较薄的石蜡切片（2～4μm）就会困难一些，尤其是对初学者。

四、包 埋

（一）包埋的目的

标本浸蜡与包埋（embedding）的目的在于除去标本中透明剂成分，使熔化石蜡液渗入标本内部，通过冷却过程进一步增强整体硬度而成为适宜的石蜡标本固体，便于切石蜡薄片。

（二）包埋器

包埋器的种类各式各样，有专用的石蜡包埋器（图2-15），可分不同的型号，依据所包埋的标本的大小来决定。有的采用的是金属"L"形包埋器（图2-16），包埋时把"L"形金属相互对接构成的长方形（或正方形）放在玻璃板或金属板表面，注入石蜡液进行包埋，再将其放在冷台上或冰箱（4℃）内冷却；还可以使用塑料培养皿（一次性）（图2-17），或用纸叠成小盒等容器进行标本的包埋。

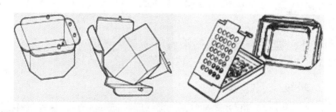

图2-15 专用石蜡包埋器示意图

（图片源于：A Manual for Histologic Technicians. 3th ed. Boston：

Little，Brown and Company）

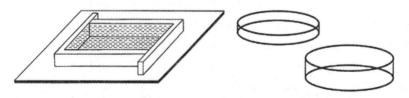

图2-16 金属"L"形包埋器示意图 图2-17 塑料培养皿包埋器示意图

不论采用何种类型或何种材料的包埋器，都应注意：包埋器的内面应平滑，边缘没有向内凸起的棱角而妨碍蜡块的取出。

（三）石蜡包埋

浸蜡的标本被放置在包埋器内的石蜡液中，经快速冷却后形成蜡块的过程就是标本的石蜡包埋。标本被埋于用石蜡浇灌的包埋器中冷却，石蜡液冷却成固体，浸入的石蜡将标本内的各个腔隙及因脱水剂作用而溶解的物质所遗留的空隙都填充起来，起到填平支撑的作用，使标本形成一个密度相近的整体。

1. 包埋的具体操作

（1）准备好包埋的用具：包埋器（塑料培养皿）、酒精灯、解剖小镊子、甘油、火柴、水盆（图 2 - 18a）。

（2）包埋器内表面涂抹微量的甘油，并倒入洁净的石蜡液（图 2 - 18b）。

（3）小解剖镊子在酒精灯上加热（图 2 - 18c），将烧杯中浸蜡的标本块依次取出并放入到包埋器内（图 2 - 18d）。

（4）标本按照一定的行间距排列整齐，将标签黏附在包埋器内侧的边缘（图 2 - 18e）。

（5）将包埋器表面的石蜡液轻轻吹凝，慢慢地放入冷水中冷却（图 2 - 18f）。

2. 石蜡包埋的注意事项

（1）标本的切面向下，也就是标本切面应与包埋器的底面接触。

（2）标本摆放要有一定的行距和间距，便于标本蜡块的分割，同时应注意标签不要距离标本过近（图 2 - 19）。

（3）包埋时动作迅速，不要使蜡液凝固，用半凝固的石蜡进行标本的包埋，石蜡内会产生许多细小的气泡而影响石蜡对组织结构的支撑性（硬度不够）。

（4）包埋后应快速冷却，使标本与石蜡在较短的时间内凝固形成密度相近的一个整体。包埋器入水冷却时不要造成"出塔现象"（图 2 - 20）。

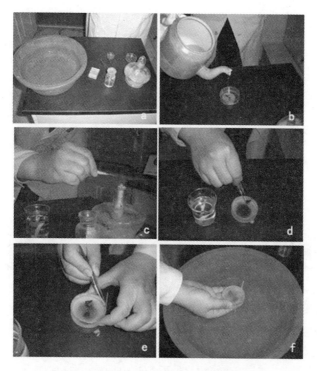

图 2 - 18　石蜡包埋的具体操作步骤示意图

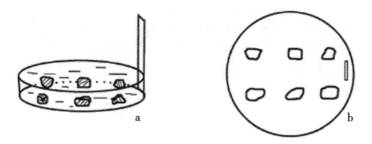

图 2 - 19　标签位于包埋器内壁（a）和包埋器俯视观（b）示意图

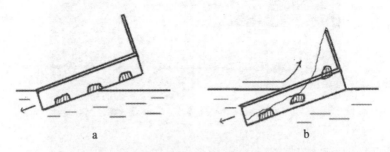

图 2-20　包埋过程中，缓慢入水（a）和入水过快
造成"出塔现象"（b）示意图

　　在实验操作中经常会遇到这样的情况：需要一个石蜡包埋块内包埋四五种以上的组织，也就是所说的混合标本蜡块，这种混合标本蜡块中的标本可以是同种标本，也可以是不同种类的标本。多个标本包埋成一个石蜡块时，首先要尽量将标本块排列得紧密一些，其次标本块摆放最好成近似的长方形，若标本个数不多也可排列为一排，最重要的是标本切面一定要接触包埋器的底部，否则就会在切片操作中造成标本数量欠缺或结构不完整的现象。

　　图 2-21 为标本处理过程示意图，以下为各步骤的时间：

标本固定：12～24 小时。

标本脱水：70%、80%、90%、95%乙醇，每级乙醇 3～24 小时，100%乙醇 1.5～4 小时（中间换一次新液）。

标本透明：1.5～3 小时（中间换一次新液）。

标本浸蜡：1.5～3 小时（中间换一次新液）。

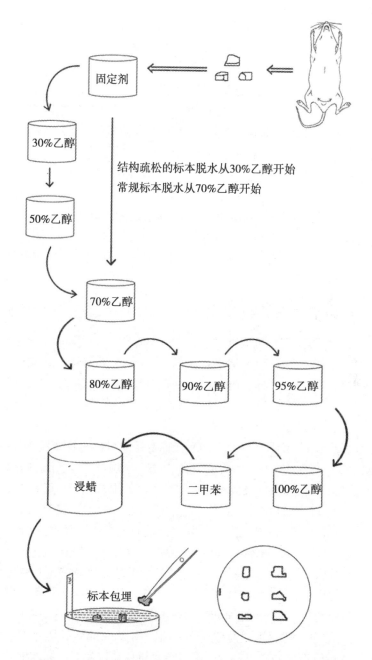

图 2-21 取材、固定及标本处理过程（脱水、透明、浸蜡、包埋）流程示意图

第4节　石蜡切片

经石蜡包埋后制成的标本蜡块借助于切片机而制成石蜡切片的过程称为石蜡切片。不论是组织学技术、病理学诊断技术，还是免疫组织化学技术、原位杂交技术等，均可使用石蜡切片技术。目前，石蜡切片是形态学研究最为实用的切片制作技术之一。

石蜡切片最大的优势在于：能够较好地保存组织细胞结构，抗原定位明确；可以进行单张切片、间隔切片以及连续切片；切片厚度范围可从 $1\mu m$ 到 $200\mu m$ 以上；标本组织大小灵活，小到一个卵泡组织，大到 $3\sim4cm^3$ 以上的标本。

石蜡切片可分为：普通石蜡切片、免疫组织化学石蜡切片以及原位杂交石蜡切片。

一、石蜡切片机与切片刀

（一）石蜡切片机的种类

石蜡切片机有两种类型：轮转式切片机（rotary microtome）和推拉式切片机（sledge microtome）。轮转式切片机为欧美等国家常用，目前中国实验室常用的轮转式切片机为 Spencer（德国）、AO（American Opation，美国）、Leica（德国）、Shandun（英国）、Sakura（日本）以及上海和江苏等厂家生产的轮转式切片机；推拉式切片机为日本病理实验室所常用，中国则多为 Spencer（德国）、Leica（德国）、Sakura（日本）生产的推拉式切片机。

1. 轮转式切片机　轮转式切片机（图 2-22a）又称为 Minot 式切片机，由 Minot 首创使用。切片刀被固定在切片机的持刀架上，调节切片厚度装置可依据实验要求使用，通过转动轮盘推进器将固定在切片台上的标本蜡块向前推进，然后调节装置以确定切片的厚度，同时做上下运动，切片刀与蜡块接触一次，即切取蜡块而得到一张石蜡切片，连续转动即可获得连续的石蜡切片（切片蜡带）。

2. 推拉式切片机　推拉式切片机（图 2-22b）的切片刀被固定于滑行轨道上的持刀架内，沿滑行轨道移动切片刀，标本蜡块与刀刃接触后即可得到一张石蜡切片，连续推拉持刀架即可获得连续的石蜡切片（切片蜡带）。推拉式切片机分单轨推拉式切片机和双轨推拉式切片机。双轨推拉式切片机可用于较大的标本切片制作，主要用于火棉胶切片。双轨所起的作用就是增大克服切片刀在切片中遇到的阻力，同时也增大了切片刀的稳定性。目前，只有少数的实验室使用推拉式切片机进行石蜡切片，而多数实验室则是将推拉式切片机用于火棉胶切片。此切片机的使用要求实验者具备一定的切片技术水准。

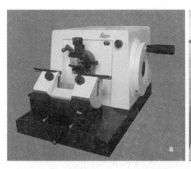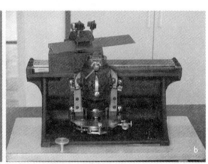

图 2-22　轮转式切片机（a）和推拉式切片机（b）

（二）切片机的主要构造

从最早出现切片机雏形开始，到今天形态学实验使用的不同种类的切片机，切片机的发展已有一百多年的历史了。工业制造技术伴随着现代化科学技术的发展，越来越多的以人为本、花样繁多的切片机展现在实验者的面前。但是，无论何种类型的切片机都应具备最基本的 3 种结构（图 2-23）。

1. 载物台　载物台（block holder，标本台）就是承载标本蜡块的装置。标本蜡块被固定在载物台上，通过调节其上的旋钮可使标本蜡块向上、向下、向左、向右不同方向转动，以符合切片操作的需要。

不同学科对于固定蜡块载物台的使用是有差异的，如病理切片技术是将蜡块直接固定在载物台上，而组织学切片技术则是把蜡块先黏附在木块（木托）上，再将木托放在载物台上。不管选用何种方式将蜡块固定在切片机的载物台上，最终的目的就是要将蜡块固

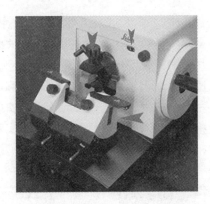

图 2 – 23　轮转式切片机的构造示意图

定牢固，有利于切片的进行。

2. 持刀架　持刀架（knife holder）是专供固定切片刀用的装置。不同的切片机，持刀架使用的方式也略有不同。轮转式切片机的持刀架在切片中是被固定不动的，而推拉式切片机的持刀架是沿着滑轨（单轨或双轨）滑动的。持刀架不仅仅是为了固定切片刀，同时它也控制切片刀的角度，使切片刀刃与蜡块切片面具有一定的角度（4°～6°），这种角度的存在对于切片的操作是至关重要的。

3. 切片厚度调节器　切片厚度调节器（thickness scale）就是调节切片厚度的装置，以微米（μm）为单位。轮转式切片机切片厚度在 1～25μm 或 1～30μm 的范围；推拉式切片机的切片范围在 1～40μm 或 1～80μm，厚度可以叠加，从而扩大了切片厚度范围，如 1～80μm、120μm、240μm 以上等。

切片时，将厚度调节器调到所需厚度的数值处，如石蜡切片常规的厚度为 5μm，也就是将调节器指针旋转到刻度 5 上，这样所切出的石蜡切片厚度为 5μm。

（三）切片刀

为了得到高质量的石蜡切片，切片刀（microtome knives）的刀刃锋利且无瑕疵是切片操作过程中所必不可少的条件。一个标本处理较差的蜡块经过锋利的切片刀切片后也可得到一定质量的石蜡切片。相反，刀刃钝挫或刀刃带有瑕疵，即使标本处理得很好的蜡块也不可能得到质量较好的石蜡切片，这充分说明切片刀的质量在切片操作中的重要性。

切片刀大多是采用等级较高的钢材锻造而成的。因为钢材的质量直接决定着切片刀的软硬度，而切片刀的软硬度又与切片质量以及切片刀刀刃的使用期限有着相互的联系。钢质软的刀不能很好地切取较硬的标本。钢质硬的刀能够很好地胜任各种标本的切片操作，但若刀刃出现一个豁口（刀刃缺口），则需要较长时间的研磨才能将其消除。

常用切片刀的品牌有 AO 切片刀（美国）、Jung 或 Leica 切片刀（德国）、Shandun 切片刀（英国）、Sakura 切片刀（日本）以及中国厂家的切片刀（上海、江苏）。

1. 切片刀的类型　切片刀的类型是依据其形状来划分的，而不是根据其长度、大小来分类。

（1）平凹型切片刀（A 型）：切片刀一面带有凹陷，一面为直面，刀面较薄，刀面凹陷度较大（图 2 - 24），适用于火棉胶切片。火棉胶切片要求火棉胶标本块和切片刀在切片过程中始终保持湿润的状态，凹面处可以存留一些乙醇，一方面保持刀刃湿润，另一方面也可使标本块表面处于湿润状态，有利于切好火棉胶切片。火棉胶失去乙醇的湿润就会变得质地坚硬，使切片阻力增大很多。

（2）平凹型切片刀（B 型）：切片刀一面略带有凹度，较 A 型刀的凹面要浅一些，另一面为直面（图 2 - 24），多用于推拉式切片机的石蜡组织切片，也可以用于轮转式切片机的石蜡切片。

（3）双凹型切片刀（D 型）：切片刀两面均有凹度（图 2 - 24），可用于石蜡切片。

（4）刨型切片刀（图 2 - 24）：切片刀的外形如同刨木头的刨刀一样。目前，主要用于树脂包埋的标本，如硬度高的含钙骨标本，此切片刀为金刚刀，刀的硬度很强。

目前大多数形态学实验室已经不使用前 3 种类型的切片刀了，取而代之的是平面型切片刀或切片刀片。

（5）平面型切片刀（C 型）：又称为双平型切片刀（图 2 - 25），切片刀刀身两面均为平面，呈"楔形"状，最早是冰冻切片使用的切片刀。目前，平面型切片刀是石蜡切片和冰冻切片最常使用的切片刀。

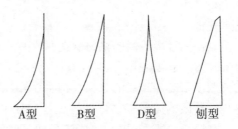

图 2‑24　各种类型切片刀截面观模式图

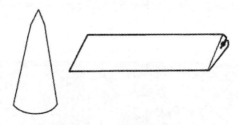

图 2‑25　平面型切片刀

　　切片刀片：切片刀片的出现为切片操作带来了许多便利条件，省去了切片刀的磨刀和鐾刀程序，刀刃的质量也可以得到统一的保证。目前，切片刀片只限于石蜡切片使用。切片刀片分宽型和窄型两种。一般情况，在进行较大或较硬的标本切片时，应选择宽型刀片，可增大切片时的力度，有效地防止刀片的颤动。宽型刀片既可以使用在大的或硬的标本上，也可以用在小的或软的标本切片上；对于较小的或硬度小的标本而言，以使用窄型刀片为好，因为切片时阻力不大，对刀片的稳定性影响小。

　　相对于切片刀而言，切片刀片节省了磨刀和鐾刀程序，为一次性刀片，刀刃的质量相对是有保证的。切片刀片固定在特定的刀片架上，同样需要有刀片的切片角度。

　　尽管不是依据切片刀的长度进行分类的，但是切片刀长度的规格也是多种多样的。一般实验室常用的切片刀长度有 120mm、160mm、200mm、250mm 等，其长度往往随用途不同而异。冰冻切片机所用的切片刀最短，大约 120mm 左右，刀的宽度也相应较窄；石蜡切片使用的切片刀为 160～220mm；而火棉胶切片刀的长度在 250mm 左右，刀的宽度和厚度也较冰冻切片刀和石蜡切片刀要大而厚，主要是因为火棉胶标本较大且较硬。

2. 切片刀的组成　全套的切片刀是由切片刀、刀裤、刀柄 3 件组成的（图 2-26）。切片刀有头、体、尾之分，同时又有刀刃、刀面和刀背之分。通常刀刃是相对于磨刀和鐾刀而言，刀面和刀背是对切片操作而言的。

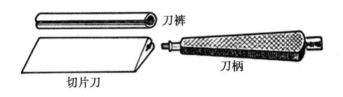

图 2-26　切片刀的组成模式图

（图片源于：A Manual for Histologic Technicians. 3th ed. Boston：Little，Brown and Company）

3. 切片刀刀刃质量的检验　切片刀的刀刃质量的判断，通常是在低倍（40～80 倍）光镜下检查，利用光镜视野内的光线观察刀刃情况。若观察刀刃无缺口，而成一均匀直线或极细小的锯齿线，那么可以表明这是一把质量很好或较好的刀刃的刀。利用光镜反射的光线可以看到刀刃面显现为灰色的阴影，刀刃上有无缺口可以看得十分清晰，若刀刃面的灰色阴影上出现黑色的圆斑，则表明刀刃表面可能已有锈迹或锈斑，应注意切片刀刃的清洁保护。

4. 切片刀的研磨　切片刀刃的锋利与否对切片操作以及石蜡切片质量关系很大。刀刃钝，则切片容易打卷，刀刃有缺口，则切片有划痕，甚至切片裂开，刀刃油腻或较脏，则蜡片附着刀面或蜡片有裂口。因此，切片刀要经常研磨（磨刀）和鐾刀。有人进行过统计，在日常切片操作中所遇到的切片问题真正属于切片机本身造成的损坏仅占 10％～15％，有 10％左右的情况是由于标本处理过程不妥而引起的，而 70％多的问题都出在切片刀的质量上，其中大部分情况为切片刀的研磨方式或切片刀的使用方法上的缺陷。由此可见，切片刀的刀刃质量在整个切片操作中的重要性。

（1）磨刀：磨刀（honing）有手工磨刀（图 2 - 27）和机械磨刀两种。由于磨刀机的广泛使用，使得手工磨刀已经很少使用。磨刀的方式都是采用蚀磨刀刃的原则。

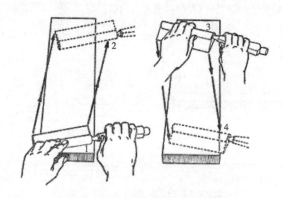

图 2 - 27　手工磨刀方式示意图

（图片源于：A Manual for Histologic Technicians. 3th ed.
Boston：Little，Brown and Company）

目前，磨刀机已成为形态学实验室必备的基本实验仪器了，它的优势在于：首先是封闭的磨刀环境，可以防止灰尘对磨刀的影响，其次是磨刀的力度均匀，可以将刀刃完整研磨，避免了手工磨刀带来的人为研磨的弧度，磨刀的压力可大可小，取决于切片刀刃损伤的程度。

不同类型或型号的磨刀机，其磨刀的原理基本上相差无几，大都是采用研磨剂进行磨刀的，只是磨刀机的"磨刀石"各不相同，有的是采用人造石材料，有的则是用较厚的玻璃板制成的。

研磨剂的选择是磨刀的关键。研磨剂有粗细两种，粗研磨剂为油性研磨剂，其内含有较粗大的研磨颗粒，通常使用在刀刃有较多或较大缺口的情况下；细研磨剂可使用在粗研磨剂之后，或是刀刃本身几乎无缺口的情况。粗、细研磨剂之分是依据研磨颗粒的筛数大小来区分的，筛数越大，研磨颗粒越小，研磨剂就越细腻。

（2）鎞刀：磨好切片刀后还不能立即使用，此时的刀刃还没有达到最锋利的程度，只有完成了鎞刀（stropping）步骤后才可得到真正锋利的刀刃。鎞刀的方式（图 2 - 28）与磨刀相反。磨刀是戗着刀刃进行磨刀，主要是因为磨刀石（磨刀板）很硬，可以增大磨刀阻力，而鐾刀是顺着刀刃在鐾刀皮上进行鐾刀。由于皮革较软，顺着刀刃鐾擦刀刃，经过几十次来回在皮革上的摩擦，可使得刀刃更加锋利。因此对于磨刀和鐾刀的方式可以简称为戗磨顺鐾。

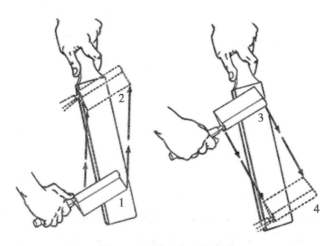

图 2 - 28　鐾刀方法示意图

（图片源于：A Manual for Histologic Technicians. 3th ed.
Boston：Little，Brown and Company）

注意：切片刀的鐾刀，不但需要在磨刀后进行，而且每次切片操作后也应进行适当的鐾刀。因为，鐾刀既可以使刀刃锋利，又可以利用皮革本身所带的一些油对刀刃进行保护，尤其是在夏天，空气中湿度较大更容易使刀刃出现锈迹。

（四）切片机和切片刀的维护与保养

1. 切片机的维护　切片机是一种较为精密的仪器，切片机所有部分均应经常保持不受尘埃、水分、乙醇等有机溶剂的玷污。每次使用之后要彻底将废弃的石蜡碎渣清除掉，定期涂抹优质的机油和润滑油，保证切片机的机械部分达到最佳的操作状态。不经常使用的切片机，尤其是在夏季，更要注意其维护和保养。

在使用切片机时，应注意厚度调节器指针定位要准确，切忌指针跨在两刻度之间，这样会损伤调节器所带动的推进轮盘内的齿轮

67

上的齿牙，造成切片厚度不均的现象。

2. 切片刀的保养　不论是使用切片刀，还是使用切片刀片，在切片操作结束后，一定要使用柔软的绸布将刀刃擦净。尤其是操作中曾使用过冰块来冷冻蜡块，刀刃上或多或少地会留有受潮的碎蜡或细小的水迹，它们都有可能给刀刃带来生锈的机会，使刀刃产生锈斑，影响切片刀刀刃的质量。

切片刀刀刃的保养方法主要有：切片操作结束后及时进行鐾刀，既可锋利刀刃，又可利用鐾刀皮上的油分对刀刃起到防锈作用。切片刀在不同的季节里保养方式不同。在夏季空气中的湿度较大，如果有一段时间不进行切片操作，应在切片刀刃上涂抹薄薄的一层凡士林，以防止刀刃在潮湿的空气中产生锈斑。相反冬季天气比较干燥，每次使用切片刀后，只要用柔软的绸布仔细擦拭刀刃即可。

切片刀一般都是合金钢制成的，刀刃质地硬而脆，由于刀刃的厚度仅为数微米，是极薄而锐利的刀具，因此切片操作时，不要过多地使用毛笔在刀刃表面清扫，以免损伤刀刃。由于刀刃薄且脆，故不能随便将切片刀放在实验台上。正确的方法是：除非切片刀被放置在切片机的持刀架上，否则应随时放在切片刀盒内，以保证切片刀刃不被损伤。

对于切片刀片而言，由于刀片从刀片储存盒内取出后是不能再放回盒内的，因此若暂时不使用刀片时，可以将其擦净，还放在切片机的刀片持刀夹内，将刀片防护板放下以保护刀刃。

二、石蜡切片技术

石蜡切片技术起始于18世纪，1869年为Klebs所引用，直到1882年Bourne发表有关石蜡包埋法的文章，从此石蜡切片技术才被广泛采用直至现在。石蜡切片技术是形态学研究的一种实验技术手段。

石蜡切片的主要优点：节省时间，操作简单，切片薄而均匀，可少量或批量制作，也可单张切片、间隔切片和连续切片，切片的保存时间较长等。但也存在着不可逾越的缺点：标本固定后的处理过程可产生收缩，较大的标本及坚硬的标本不适宜石蜡切片。另外，标本浸蜡中由于温度所致酶活性的破坏，因此不宜用于酶组织化学等方面的研究。

石蜡切片的质量保证主要与 3 方面有关：

1. 切片机和切片刀的质量。

2. 标本的处理过程，包括脱水、透明、浸蜡、包埋。

3. 实验者的切片技术水平。

要得到一张较好的石蜡切片这 3 方面的作用是不可忽视的，其中以前两者更为突出。

（一）石蜡切片前的准备

1. 修切蜡块　在标本蜡块进行切片之前，要把包埋好的蜡块分别修整为可以用来切片的标本蜡块。修切蜡块的基本原则：修切成近似于正方体或长方体的蜡块，蜡块内的标本长轴与蜡块的长轴一致，标本四周留有 1～2mm 蜡边。修切蜡块的过程可为分块和修块。

（1）标本分块：用单面刀片轻轻地在包埋的蜡块表面划直线分割，稍用力掰开，这个过程称为分块。多次重复此过程，直至每个标本单独为一个石蜡块。注意：①用单面刀片画线分割时用力不能过大，否则会造成包埋蜡的损坏。②切忌直接用单面刀片切割包埋蜡来分割标本，极易造成包埋标本的破损。

（2）修切蜡块：经分块操作，包埋蜡被分割为形状各异的一个个标本蜡块，为了符合切片要求，就要对其进行修整，使标本石蜡块的切片面为近正方形或近长方形，其侧面观为梯形。

具体操作：

①用单面刀片依据标本形状在蜡块表面轻轻划出标本四周保留的石蜡范围，周边预留 1～2mm 宽度，然后用单面刀片将范围之外多余的石蜡一刀一刀地切去。保留标本边缘石蜡的目的：上下边缘的石蜡是形成石蜡带的重要保证，左右边缘的石蜡保护石蜡切片不会破裂（图 2－29a）。

②蜡块包埋面，也就是标本切面，应修整为近似的正方形和长方形（图 2－29b），从蜡块的侧面观察，蜡块修整为梯形，上部窄、下部宽，蜡块底面的面积大可以增强蜡块与木托的黏附性（图 2－29c）。

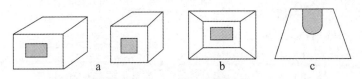

图 2 - 29　修切标本蜡块正面观 (a)、俯视观 (b)、侧面观 (c)

③标本四边的石蜡要用单面刀切成两两平行的直线,尤其是与切片刀平行的那两边更为重要,否则会造成切片时所切下的蜡带向一侧弯曲(图 2 - 30)。

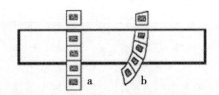

图 2 - 30　正确 (a) 和错误 (b) 蜡块修整切片结果示意图

④蜡块形状要与其内的标本形状相匹配(图 2 - 31)。如标本为圆形,蜡块的切面则可修成正方形,若标本形状为长三角形,修切的蜡块切面可为长方形,但是长方形的长轴一定要与三角形组织长轴一致,目的是便于切片的操作,减少切片皱褶的形成。

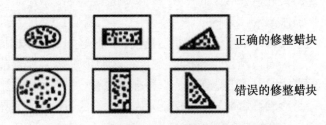

正确的修整蜡块

错误的修整蜡块

图 2 - 31　蜡块形状与标本形状的匹配示意图

70

2. 黏块　将扁铲在酒精灯火焰上加热(图 2 - 32a),用加热的扁铲迅速在修好的蜡块和木头托之间一抹,热的扁铲使蜡块底部的石蜡熔化而黏附在木头托上(图 2 - 32b),再加热扁铲,将蜡块与木头托周围的缝隙抹掉，使蜡块与木头托牢固地黏附在一起（图2-32c）。切忌蜡块与木头托"虚假"黏附，以免造成切片过程中蜡块脱落或损坏。

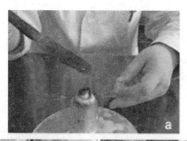

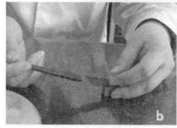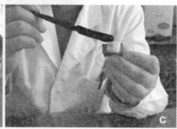

图 2-32　黏块操作步骤示意图

a. 加热，b. 黏附，c. 修整加固

（二）石蜡切片操作

1. 切片操作用具　轮转式切片机一台、切片刀一套（或一张切片刀片）、毛笔、黑纸或白纸、解剖刀、小解剖弯钩镊子。

2. 石蜡切片机的摆放　石蜡切片机在切片过程中的摆放位置通常有两种形式，即直面式和侧面式（图2-33）。

（1）直面式摆放：轮转式切片机正面面对着实验者，其优势在于：在整个切片过程中，实验者视野范围最大，便于各种操作的实施，不足之处就是切片开始时刀刃与蜡块间的对接调整（或称对刀）比较困难，尤其是对初学者，很容易切坏蜡块。

（2）侧面式摆放：轮转式切片机带的轮盘面朝向实验者，其优点为：切片开始时的对刀以及调整蜡块切面的方向相对容易一些，切片过程中使用毛笔托举石蜡带更方便，不足之处就是切片操作的视野范围相对要小一些。

石蜡切片操作过程中，无论实验者怎样摆放轮转式切片机，重要的是便于石蜡切片的操作，保证切片质量。

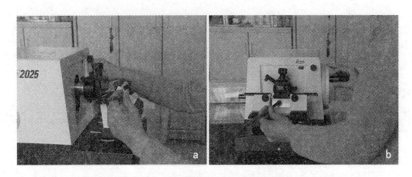

图 2 - 33　石蜡切片机直面式摆放（a）和侧面式摆放（b）示意图

3. 石蜡切片的原理　石蜡切片刀为平面型切片刀，即 C 型切片刀，刀面为平面型，其刀刃应有一个为 15°～18°的夹角为楔形角（wedge angle），但在切片刀两侧刀刃上有一个 0.5～2mm 宽的刀锋面，即刀刃面（cutting facet），两个刀锋面的夹角为斜面角（bevel angle），为 27°～32°。

石蜡切片中标本蜡块被固定在载物台内，蜡块切面竖直并与切片刀的刀刃平行，由于切片刀的刀刃面比刀背面要薄很多，为了能顺利地进行切片操作，切片刀的刀刃面与蜡块切面就要有一个夹角，这个夹角被称为"清除角"（clearance angle），为 4°～6°（通常选择 5°）（图 2 - 34）。前面所提到的楔形角、斜面角实际上都是切片刀自身的结构角，是固定不能改变的，而清除角是切片刀与标本蜡块之间的夹角，是可以随意改变的。

切片机首次被使用时，清除角由生产厂家或实验者亲自调节，这是一个非常重要的角度，直接关系到切片能否成功的问题。清除角的最佳使用范围为 4°～6°（图 2 - 35a）。小于 4°可造成切片刀的刀背挤压蜡块切面的下边缘，出现蜡块下边缘变形、变白的现象，即受压蜡块质地变松软（图 2 - 35b）；清除角大于 6°则会导致切片上卷，就像木工刨出的木花一样，切片较厚，不能形成石蜡带（图 2 - 35c）。不适宜的清除角的角度调节都会造成切片操作失败。

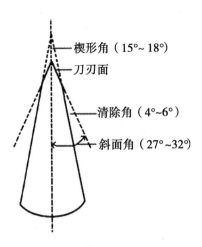

图 2-34 切片刀刀面和刀刃面各角度示意图

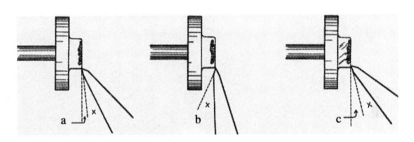

图 2-35 切片刀的刀刃面与蜡块切面夹角示意图

↑所示切片刀的清除角；╳所示切片刀的斜面角

切片操作中，切片机的轮盘转动一次，其内部的丝杆带动齿轮转动并推动载物台向前移动一定距离，同时标本蜡块随载物台上下运动一次，也就是蜡块切面经过刀刃一次，即可获得一张石蜡切片，当切片机轮盘连续转动，即可得到一条由一张张石蜡切片连接而形成的石蜡带（图 2-36）。

4. 石蜡切片的具体操作

（1）固定标本蜡块：将黏附在木托上的标本蜡块装在切片机的标本载物台内，拧紧固定螺栓，并通过载物台上的 3 个旋钮（或两个旋钮）粗略地调节蜡块切面，使之呈垂直状（图 2-37a）。

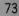

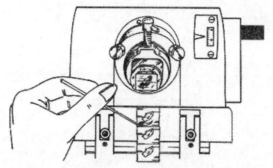

图 2-36 石蜡切片连接形成的石蜡带示意图

（2）固定切片刀于持刀架：将璧好的切片刀装入持刀架上，拧紧持刀架固定螺丝及刀架固定开关（图 2-37b）。查看一下持刀架上的切片刀的清除角的角度（即切片刀的刀刃与蜡块竖直平面之间的夹角），一般为 4°～6°，以 5°为宜。

在实验室中，切片机持刀架的角度绝大多数是在首次调试切片机时就已经将其角度调整为最佳程度，无特殊原因一般是不用随便再调动的。

（3）调节切片厚度：调节厚度装置，使刻度数的数值线与指针对齐，一般情况石蜡切片厚度为 5～7μm（图 2-37c）。注意刻度指针不要跨在两刻度数字之间，会影响切片的厚度，使石蜡片出现一张薄一张厚或忽薄忽厚的现象，同时也会给切片机内齿轮上的齿牙造成磨损，久而久之，齿牙间的相互咬合就不匹配了，从而影响切片机的正常使用。对于特殊要求的石蜡切片，其切片厚度可在 2～4μm、8～12μm，或更厚一些。

（4）调节蜡块切面与切片刀刀刃之间的距离：打开轮盘开关，顺时针慢慢转动轮盘，蜡块载物台缓缓下降，查看蜡块与刀刃之间的距离并进行细微调节，直至蜡块切面与刀刃垂直平行。如果不是垂直平行的，先锁住轮盘开关，再调节载物台上的螺栓直到两者合适为止。

（5）左手持毛笔，右手转动轮盘：切片时，左手持毛笔，右手转动轮盘，轮盘转动应匀速进行，手的用力要均匀。当转动三四次轮盘后，刀刃处存有较短的石蜡带（图 2-37d），左手持毛笔轻轻转动并托住切下来的蜡带，慢慢向外抻拉，随着石蜡带的加长，毛笔托着石蜡带缓慢向后移动，与此同时，右手不断地摇动轮盘（图2-37e）。注意：左手移动的力量不可过大，操作中始终不要将石蜡带抻拉太紧（图2-37f），否则会使切下来的石蜡带断裂。

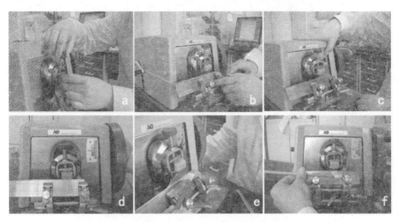

图2-37　石蜡切片具体操作示意图

a. 固定标本蜡块；b. 固定切片刀于持刀架；c. 调节切片厚度；d. 形成短蜡带；
e. 左手托接蜡带；f. 蜡带不要抻拉太紧

（6）当取下石蜡带时，应及时锁住切片机的轮盘开关，右手手持解剖刀替换毛笔上的蜡带（图2-37g），用毛笔笔尖在石蜡带后面从下向上扫刀刃（图2-37h），同时，托住石蜡带一端缓慢放在干净的纸上。也可以用解剖弯钩小镊子夹住毛笔托着的石蜡带端（图2-37i），再用毛笔笔尖扫去刀刃处的石蜡带（图2-37j），然后将夹住的石蜡带轻轻放在纸上（图2-37k）。

注意事项：①所切下的蜡带有正反面之分，与刀刃接触的蜡带面为反面，表面有光泽，应将其与纸面接触，也就是始终保持将石蜡带正面朝上。②切片操作中切片的速度（切片机轮盘转动速度）要均匀，尤其是蜡块经过刀刃的过程，不可忽快忽慢，切忌有停顿的现象。③切下的石蜡带（放在纸上的蜡带）要注意保存好，由于石蜡带很薄又很轻，极易受到外界微小力量的作用而被吹散，尤其是在进行连续切片时。④切下的石蜡带应及时进行展片，如不能展片，也应将其放在避风干燥的地方。注意蜡带存放时间越长，展片质量就越差。

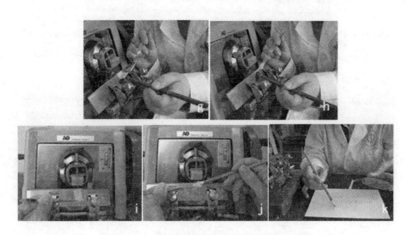

图 2-37　石蜡切片具体操作示意图（续）

g. 解剖刀替换毛笔；h. 毛笔轻轻托扫蜡带；i. 镊子夹住蜡带；j. 毛笔轻轻托扫蜡带；k. 蜡带轻轻放于纸上

（三）展片与烤片

1. 展片　切片过程中所切下来的石蜡带是不平整的，有一定的皱缩，为了得到一张平整的石蜡切片，就要对切下的石蜡切片进行展片，借助于一定热度的水温和水的张力，使得皱缩的石蜡切片舒展而平整，近似达到标本蜡块切面的大小。

石蜡切片展片标准：组织变白且周围石蜡透明，组织完整，无裂口或撕裂，无皱褶和气泡。

目前，实验室常用的展片手法有 3 种：水浴展片、温台展片和手工展片。

（1）水浴展片：利用水浴展片仪中水的温度进行石蜡切片展片的过程就是水浴展片。水浴展片所使用的工具可以是专用水浴展片仪（water bather），也可以是自制的水浴展片器（酒精灯加热）（图 2-38）。

展片用具：载玻片、蛋白甘油、解剖刀、解剖针、解剖镊子、铅笔或钻石笔、切片片盘。

具体操作：

①调整水浴池内水温在 37～40℃，并保持其恒定温度。

②取微量（1/3 米粒大小）蛋白甘油均匀涂抹在载玻片表面。

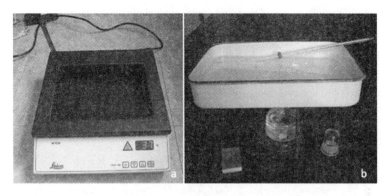

图 2 - 38　水浴专用（a）和自制（b）展片仪

③取 2～6 张石蜡切片，将石蜡带一端慢慢放在水面上（图 2 - 39a）。

④借助于水温和水的张力，切片慢慢舒展变长、变平整。

切片中得到的石蜡切片一般都不平整，有的则表现得更皱缩一些。遇到皱缩的石蜡切片，在展片时可用镊子或解剖针轻轻触动皱褶旁边的石蜡，或用解剖刀和解剖针轻轻拉拽蜡带（图 2 - 39b），均可使皱褶舒展平整。这种皱褶多数为"浮褶"，应在石蜡切片伸展时将其打开，否则当切片平整了再去抻拉，就不可能打开这个皱褶了。

⑤切片平展后，用小解剖剪刀或解剖镊子将石蜡切片一个个剪断或分开，分别裱在涂抹过蛋白甘油的载玻片上（图 2 - 39c）。

⑥控去载玻片的水分，摆放好切片位置（图 2 - 39d），即可放入烤箱内烤片。

在水浴展片操作过程中，应注意：水浴温度的设定和控制是非常重要的，一般水温低于所选用的石蜡熔点 15～20℃左右。若水温较高，甚至接近石蜡熔点（58～60℃），就会造成石蜡切片展片过快，且切片过度伸展，致使组织结构松散或破碎，并夹带着或多或少的皱褶，致使光镜下无法观察；若水温较低，组织切片伸展不够，切片不平整，组织切片表现为如同"夹生"样，有可能是在组织染色过程中出现了切片漂浮或脱落的现象。

（2）温台展片法：温台展片法类似于水浴展片法，只是所使用

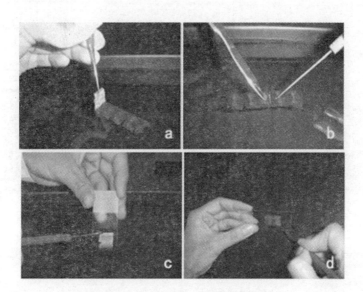

图 2-39　水浴展片步骤示意图

的用具是恒温的金属台。展片台（slier warmer）是带有金属表面板的一个平台，其内部为电加热丝，通过温控装置来调控金属表面板的温度。

展片用具：载玻片、蛋白甘油、解剖刀、解剖针、解剖镊子、铅笔或钻石笔、切片片盘及蒸馏水瓶。

具体操作：

①取微量（1/3 米粒大小）蛋白甘油均匀涂抹在载玻片表面。

②将涂抹过黏附剂的载玻片放在金属板表面（37～40℃），并滴加一些蒸馏水。

③取 2～6 张石蜡切片，轻轻放在载玻片水面上（图 2-40a），利用金属板表面的温度渐渐地使切片伸展变平整。

④若遇到石蜡切片上有皱褶，可在适当的时候用解剖针和解剖刀轻轻抻拉石蜡，使皱褶减小或消失（图 2-40b）。注意：在展片时随时滴加蒸馏水在载玻片上，以防止其水分的过度蒸发（图 2-40c）。

⑤控去载玻片的水分，摆放好切片位置，暂时放在金属板上烤片。

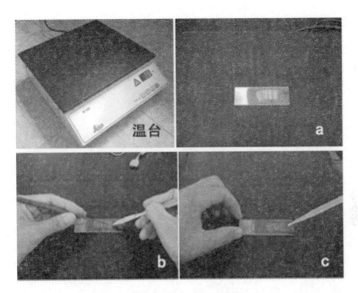

图 2-40　温台展片法具体操作示意图

（3）手工展片法：手工展片是一种徒手的展片过程，其不足之处是展片温度不能很好地控制，只能依靠实验者的经验来判断，尤其是对于一个初学者来说很容易出现展片时温度过高，致使组织结构出现松散，易造成标本结构的人为假象。

展片用具：载玻片、蛋白甘油、蒸馏水水瓶、酒精灯、解剖刀、解剖针、玻璃平皿、火柴、铅笔或钻石笔、切片片盘。

具体操作：

①取微量（1/3 米粒大小）的蛋白甘油，均匀地涂抹在载玻片表面，并加蒸馏水放在玻璃平皿上，用解剖刀切取 3～4 张石蜡切片放置于水面（图 2-41a）。

②将有石蜡切片的载玻片在酒精灯火焰的中内焰经过一下，然后前后晃动载玻片，使蒸馏水形成一条水纹，将热量均匀散布于整个载玻片，利用热量使石蜡切片逐渐舒展，如此往复直到切片平整为止（图 2-41b）。

③在展片中，如果石蜡切片上有皱褶，可以一手拿解剖刀，一手持解剖针，当加热后的石蜡带慢慢向外舒展时，借助解剖针和解剖刀抻拉标本四周的石蜡，使得皱褶平展（图 2-41c、图 2-41d）。

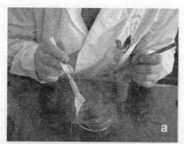

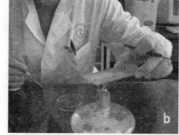
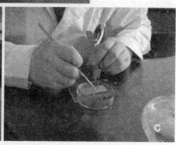

图 2‐41　手工展片步骤示意图

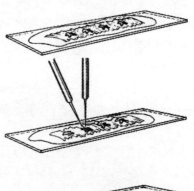

图 2‐41d　石蜡切片皱褶平展过程的模式图

　　展片操作中对温度的把握是关键。酒精灯火焰分为 3 层，外焰、中焰、内焰。外焰层的温度最高，一般用于液体的加热等情况，而中内焰层的温度相对低一些，展片的温度就是利用中内焰层火焰的温度。初学者要注意：①载玻片一定不要在酒精灯火焰的外焰加热；②载玻片在火焰层不应停留过久，以免造成载玻片局部热度过高，导致石蜡带局部熔化而无法展片；③载玻片底面不能蹭着酒精灯的灯芯，尤其是载玻片底面带有水的情况，会使火焰熄灭。

展片中实验者在抻拉皱褶时力度要控制适宜，即抻拉的力量不宜过大，避免标本分离或破碎。石蜡切片上的皱褶有些属于"浮褶"，只需将载玻片缓慢加热，并使其热量缓缓分散于整个载玻片，经多次往复操作后，石蜡切片上的皱褶即可消失。切忌在酒精灯外层火焰上频繁加热，会使"浮褶"变成"死褶"，同时也会在切片下面出现许多细小的气泡，会影响展片的质量。

总之，3种展片的方法各有其优缺点。恒温水浴展片和温台展片不但适用于普通石蜡切片的展片，也同样适用于免疫组织化学石蜡切片的展片，由于恒温展片仪器温度控制较为精确，因此越来越多地受到实验者的欢迎。

2. 裱片 手工展平切片后，有时载玻片上可能有四五张石蜡切片，依据实验的要求可能每张载玻片上裱一张石蜡切片，或两三张石蜡切片，此时就需要进行切片的重新裱片。

具体操作：

（1）用解剖刀切分平展的石蜡切片（图 2-42a），使其为一个个单张的切片（图 2-42b），并滴加蒸馏水待用。

（2）涂抹蛋白甘油的新载玻片需滴加蒸馏水（图 2-42c），然后与有石蜡切片的载玻片接触，注意：新载玻片尽量竖直接触原载玻片（图 2-42d）。

（3）用解剖针或解剖刀将组织切片慢慢拉到新载玻片上。

（4）分别控净载玻片上的水分，调整组织切片的位置。

3. 烤片 裱在载玻片上的石蜡切片控净水分，摆正切片的位置，置于切片片盘中或插入切片屉中放入到烤箱或温箱中进行烤片。

烤片的目的：①利用烤箱内的温度将石蜡切片上的少量水分蒸发掉；②烤箱温度的热量可使黏附剂（蛋白甘油）发生改变，将石蜡切片黏附在载玻片上。这种黏附的过程是需要一个重要的媒介即少量的水分才能完成的。依据实验要求一张载玻片上可分别裱一张

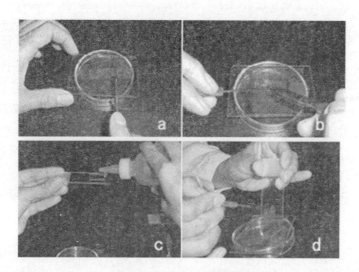

图 2-42　裱片步骤示意图

或几张石蜡切片，然后控净载玻片上的水分，摆放好切片位置，置于切片盘中或插入切片屉中放入到烤箱中进行烤片（图 2-43）。

烤片前一定要将载玻片上的水分控净，因为水分多可使石蜡切片漂移，同时也可产生气泡。相反，载玻片上没有水分也不行，石蜡切片会因无水而呈现标本变白的现象，极有可能造成染色中标本脱片的情况。

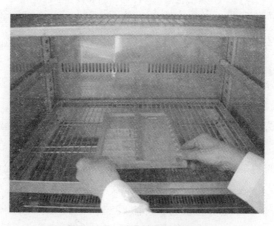

图 2-43　烤片操作示意图

普通石蜡切片的烤片温度在 $45\sim50℃$ 左右，烤片时间大于 6 小时或过夜。免疫石蜡切片的烤片温度 37℃，烤片时间 6 小时。现在有些实验室更推荐在 $58\sim60℃$ 恒温箱内烤片 2 小时，但不强调过夜，长时间的高温烤片对标本抗原活性有破坏，原因是在高温干燥条件下可加速标本中抗原的氧化。

（四）石蜡切片制作的注意事项

1. 切片时切片机的轮盘转动要匀速，尤其是在切片刀刀刃经过蜡块时，这样可以避免切片呈现横向的"波纹"。

2. 取下蜡带，一定要用毛笔笔尖沿着刀刃向上扫取蜡带，否则毛笔毛将会损坏刀刃，或黏附在刀刃处直接影响切片质量。

3. 放在纸上的蜡带，注意不要沾上水，不要被呼吸的气息或外界的气流吹跑，尤其是进行连续切片的时候。一般原则是切多少石蜡切片，就做好多少张切片，否则会造成石蜡带因受潮而黏附在纸上不能使用的现象。

4. 展片中尤其应注意的是蜡片下夹带有许多的大小不等的气泡，原因可能是载玻片加热过快或热度过高造成的，气泡多会影响染色及光镜下的观察。

5. 展平的石蜡切片要及时入烤箱内烤片，否则会因室温下较长时间的放置而水分挥发，致使切片变白而造成染色时的脱片。

6. 烤好的石蜡切片应及时收藏于切片盒内，防止灰尘等外源性物质落在切片上，或石蜡切片受到硬物的磨损。

（五）石蜡切片操作所遇到的常见问题（参见附录 7）

第 5 节　染色与染料

一、染色与生物染料

（一）染色技术发展的历史

据有关记载，生物学染色技术起源于 Leeuwen Heok（荷兰，1714 年）首先使用藏红花对牛的肌纤维切片进行染色，并首次在光镜下观察到染色后的肌组织结构。虽然当时的组织染色相对今天而言是很粗糙的，但其开创了生物学染色技术的历史，为 1770 年

Hill 开始使用染色剂进行微生物形态学研究奠定了基础。从 William Perkins 发现苯胺紫染料起，人类就进入到了人工合成染料的时代。随着工业科学技术的发展，人们又发现了煤焦油染料的种类，开发了各种各样的染料，为生物学染色开拓了一个广阔的领域。尽管染色技术的发展经历了数百年的岁月，但在当今的生物学染色技术中大量的生物学染料仍发挥着重要的作用。

（二）染色的目的

未经过染色的组织或细胞内的许多形态结构在自然状态下是无色的，或由于组织内含有一定量的红细胞成分而略呈现淡黄色，因此在光镜暗视野下对未经染色的组织只能粗略分辨出大致的结构轮廓，要想仔细辨别组织细胞的细微形态结构是很困难的，主要是由于所观察的对象与其周围的结构有着近似的折射率。

为了能更加清晰地显示所要观察的组织细胞结构，就需要对所观察的物质进行染色反应，通过生物染料的作用，使组织或细胞内不同的结构或成分对染料显示不同的颜色，通过光的作用增强它们之间折射率的差别，从而提高其分辨率，以使组织或细胞内的各部分结构显示得更加清楚，有利于光镜下的观察，这就是染色所要达到的目的。

（三）生物学染料

生物学染料从来源上可分为天然染料和人工合成染料，从化学组成上可分为无机染料和有机染料。就目前而言，在形态学染色中使用得最广泛的染料是有机染料，它的结构复杂，种类繁多，主要是含芳香环类和杂环类的有机化合物。

能成为生物学染料的有机化合物必须具备基本的两个条件：第一，这类化合物本身具有颜色；第二，能与被染色的组织细胞结构或有效成分有一定的亲和力。构成染料的这两个基本条件缺一不可。单有颜色而与被染物质间无亲和力的有机化合物不能称其为染料，只能是有色物质（色原，chromogen），有色物质是不能对组织细胞进行染色的，例如，三硝基苯本身具有黄色，但它与被染物质之间没有亲和力，当标本被浸在这种有色溶液内，由于物理的吸附和扩散作用而使标本染上黄色，但将溶液移去后，标本也随即逐渐失去其颜色而退色。因此，三硝基苯不能算是染料。染料的颜色和与被染物质的亲和力是由染料的分子结构决定的，主要由两种特殊的基团所产生，即能使染料产生颜色的"发色团"（chromophore）和能使染料颜色增强并与被染组织和细胞间产生亲和力的"助色团"（auxochrome）。

1. 发色基团　发色团能使有机化合物产生颜色，且含有不饱和键的原子基团，称为发色基团（发色团、生色团）。一般生物学染料中所含有的发色基团可以为一个或多个，所含有的发色基团越多，染料的颜色就越深。

常见的发色基团有：乙烯基、亚硝基、硝基、偶氮基、羰基、对醌基、邻醌基等。

2. 助色基团　能使有机化合物发生电离作用的辅助性原子基团，称为助色基团（助色团）。助色基团的主要作用是：①加深染料的色度；②增强染料分子的极性，使其易于离子化；③增大与被染物质分子间的亲和力。

常见的助色基团有：氨基、羟基、羧基、磺酸基、甲氨基、二甲氨基等。

（四）生物学染料分类

生物学染料的分类方法很多，可按其染料的来源来分，也可以依据化学反应来分，更可以根据染料的使用目的不同进行分类。然而，不论如何划分，多数染料均属于有机类的染色剂。

1. 根据染料来源分类

（1）天然染料：从动植物体内提取出来的染料称为天然染料，如：苏木精（hematoxylin）、胭脂红（carmine，卡红）、地衣红（orcein）、靛蓝（indigo）、番红花（saffron）等。目前，最常用的天然染料是苏木精和胭脂红。

（2）人工染料：人工染料又称为煤焦油染料或综合染料，是采用化学方法综合处理合成的染料。由于早期的这种综合染料是由苯胺衍生出来的，所以称为苯胺染料。现在确切的应称为煤焦油染料，因为大多数的染料是从煤焦油中提炼出的苯的衍生物，是由芳香类或具有芳香类性质的杂环化合物所构成的。

人工染料是常规染色和特殊染色最常用的染料，如：苦味酸、偶氮焰红（azophloxin）、橘黄 G（orange G）、苏丹Ⅲ（Sudan

Ⅲ）、苏丹Ⅳ（Sudan Ⅳ）、油红O（oil red O）、丽春红B（ponceau B）、中性红（neutral red）、甲苯胺蓝（toluidine blue）、亚甲蓝（methylene blue，美蓝）、天青石蓝（celestine blue）、硫堇（thionin）、尼罗蓝（Nile blue）、伊红（eosin）等。

（3）无机化合物：除了天然染料和人工合成染料之外，在生物学染色中还使用一些无机化合物，如硝酸银（silver nitrate）、氯化金（gold chloride）、碘（iodine）、四氧化锇（锇酸）等，可对组织和细胞进行浸染反应，使组织或细胞结构呈现不同的颜色。如硝酸银可以浸染网状纤维、神经细胞等，呈现棕色或黑色。

2. 根据染料化学反应分类

（1）酸性染料：含有酸性助色团可与碱（如钠、钾、钙）作用生成盐，其水溶液电离产生的有色离子为阴离子的染料，即为酸性染料，这种阴离子与组织细胞中带正电荷离子的物质结合而发生染色反应并使之着色。

酸性染料常作为细胞质染色剂，如：苦味酸、伊红、酸性品红（acid fuchsin）、刚果红（Congo red）、水溶性苯胺蓝（aniline blue water soluble）、甲基蓝（methyl blue）、橘黄G等。

（2）碱性染料：含有碱性助色团的色碱盐，能与酸（硫酸、盐酸）结合形成盐类，其电离后产生有色阳离子，可与组织结构或细胞内的带负电荷离子的物质结合而发生染色反应。

碱性染料多作为细胞核染色剂，常用的有：苏木精、中性红、亚甲蓝、甲基绿（methyl green）、沙黄（safranin O）、甲苯胺蓝等。

通常对于酸性染料和碱性染料的含义常常会引起误解，认为染料的酸碱性是依据染液中氢离子含量的多少而决定的，酸性染料其水溶液的pH值应小于7，因为其中的氢离子含量多，而碱性染料，其pH值一定大于7。实际上，酸碱性染料的区别是以染料结构中主要部分是否可以电离成为正负离子为依据的，如伊红Y为酸性染料，是与碱性金属钠离子结合形成的钠盐，这种钠盐在水解时，钠离子决定了溶液的pH值大于7，所以不能把酸碱性染料与其溶液的氢离子浓度的高低直接地联系起来。

（3）中性染料：中性染料是由酸性染料和碱性染料按照一定比

例混合而成的一种复合染料。由于这种染料包含了酸性染料和碱性染料的成分，因此也就具有两种染料的特性，对组织结构或细胞内各种不同的成分均可进行染色，使细胞核、细胞质以及细胞质内的某些特殊颗粒分别染上不同的颜色。

中性染料可溶于醇类或水，由于染料分子很大，其水溶解度较低，所以一般常用醇类作为染液溶剂，如甲醇。

血液学染色中常使用的染色剂多为中性染料，如 Wright 染料、Giemsa 染料。

3. 根据染色对象分类（参见附录 6）

二、染色作用的原理

生物学染料与被染物质（组织和细胞）结合而发生染色反应的过程是一个相当复杂的过程，因为染色反应不仅仅只是染料与被染物质之间的相互作用，可能还涉及染料和被染物质与媒染剂之间，以及染料和被染物质与溶剂之间等的相互作用和相互影响。但就染色反应总体而言，不外乎仍是在物理作用和化学作用的范畴内。虽然科学技术飞速发展到了今天，但多数生物学染料对组织细胞染色的染色反应机制仍不是很清楚。实际上染色反应中既存在物理作用，又存在化学作用，也就是二者的综合作用的结果呈现了光镜下所能观察到的各种结构的颜色。

（一）染色的物理作用

染色的物理作用包括毛细现象、吸附作用、吸收作用，通过这3 种作用的 1 种或全部，使得染料得以进入细胞和组织内部。

1. 毛细现象　毛细现象又称为毛细管作用。含有细小缝隙的物体与液体相互接触时，液体靠着其表面张力沿细小缝隙扩散的现象就是毛细现象。物体内的缝隙越细小，其毛细现象就越显著。由于组织内部因固定作用而出现了许多的"气孔"，当组织浸泡在染液内，染料就可借助于毛细作用通过这些"气孔"进入到组织内部。这是一种纯粹的物理作用。这只能算是染料渗透到组织内部，并不是染料与组织的结合，因此不能称为染色。但它是染色过程的第一步，也是不可缺少的步骤。

2. 吸附作用　吸附作用是固体物理的特性。一种物质从其周围将另一种物质的分子、原子、离子集中到相互接触的界面上的过程就叫吸附作用。换个角度说，吸附作用是指物质在相接触界面上的浓度自动发生变化的过程。吸附作用仅仅发生在两种物质相互接触的两相界面上。具有吸附作用的物质称为吸附剂，如被染色的组织或细胞；被吸附的物质即为吸附物，如生物学染料。染液中散在的各种色素离子进入被染色组织的结构间隙内，由于各种结构的蛋白质具有不同的吸附面，可以吸附不同的离子而呈现出不同的颜色。

3. 吸收作用　吸附物（染料成分）进入到吸附剂（组织或细胞）的内部并且均匀地分布在其中，这种现象就是吸收作用。

吸附作用和吸收作用可以统称为物质的吸着过程。

（二）染色的化学作用

生物体的细胞内物质，一般可粗略地分为两类：即酸性物质和碱性物质。酸性物质能与染液中的有色阳离子（碱性染料）结合，碱性物质能与染液中的有色阴离子（酸性染料）结合，如细胞核，特别是核内的染色质，一般认为是由酸性物质组成的，与碱性染料（电离后可产生有色阳离子）的亲和力较强，易于着色，所以细胞核被碱性染料（如苏木精）所染色。相反，细胞质内的成分多数为碱性物质组成，可被酸性染料（电离后可生产有色阴离子，如伊红）所染色。总之，碱性染料可使细胞核染色质、细胞质内的某些特殊颗粒（嗜碱性颗粒）以及软骨基质等染上颜色；而细胞质的某些颗粒（嗜酸性颗粒）以及胶原纤维、弹性纤维等均可被酸性染料着色。但需要注意的是嗜酸性或嗜碱性是相对的，细胞在碱性染料中停留过久，整个细胞质也可以被碱性染料染上颜色，这是由于过度染色所致。

三、染色方法

生物学染色的方法很多，由于染色的对象不同，最后观察结果的要求不同，所选用的染色方法也各不相同，粗略地可分为 5 种。

（一）整体染色

一般微小的生物体或较小的整体组织材料等均可采用此方法染色。新鲜的标本材料经过固定、水洗后，直接入染色溶液进行染色反应。染色的结果将直接在放大镜、体视显微镜或低倍光镜下观察。如胚胎的体节发生的标本染色，可以观察体节的外形和体节的节数；如运动终板整体染色后在低倍光镜下观察肋间肌运动终板的结构。

（二）标本块染色

标本材料经过固定水洗后，直接放入到染色溶液内染色，再经过常规石蜡切片方法制成石蜡切片，经脱蜡后直接封片，即可在光镜下进行观察，如心肌闰盘染色。有些实验室将标本整体的 HE 染色作为常规的染色手段。

（三）切片染色

标本被制成石蜡切片、火棉胶切片、冰冻切片或塑料切片后所进行的各种染色就是切片染色法。此方法在形态学研究中应用最多。

切片染色又可细分为单一染色、对比染色、多种染色。

1. 单一染色　选用一种染料对组织或细胞中的某一种结构或成分进行染色的方法称为单一染色。如：铁苏木精染色显示骨骼肌肌节结构；卡红（胭脂红）显示肝糖原颗粒；苏木精、甲基绿或核固红（nuclear fast red）可以单一地显示细胞核。

2. 对比染色　选用两种不同性质的染料进行染色的方法称为对比染色。在组织学和病理学常规染色中苏木精-伊红（HE）染色就是对比染色的典型实例，细胞核和细胞质分别染成蓝色和红色。

3. 多种染色　采用两种以上的染料对组织细胞中的多种结构和成分进行染色的方法称为多种染色。如 Masson 染色、Mallory 三色染色，均可用于显示肌肉、胶原纤维、软骨等。多种染色属于特殊染色，在一些实验室中，有将 Mallory 三色染色作为一种常规染色手段，用于区别都被染成红色的胶原纤维与肌组织。

（四）活体染色

观察生活状态下的有机体内细胞结构和功能活动情况的染色方法称为活体染色。通常选择无毒性的或毒性相对较小的染料，配制成低浓度的染液（<3%～5%），通过适当的给药途径：①静脉或肌肉注射；②拌入饲料中或直接灌胃；③把染液直接加入到培养液内，活体细胞因吸收而被染上颜色。活体染色（vital staining）又

分为活体体内染色（intravital staining）和超活染色（supravital staining）。

1. 活体体内染色　活体体内染色就是将活体染料通过注射或吞咽方式进入动物有机体内，经过一段时间的体内染色过程。活体染料对机体本身及其细胞均无毒害作用，活体体内染色的动物经过取材、固定等常规技术处理后，即可在光镜下观察被染色细胞的形态与功能状况。如大鼠活体皮下或腹腔注射 0.5%～1% 台盼蓝染色显示吞噬细胞功能状况，细胞内颗粒为大小不等的蓝色颗粒组成。

2. 超活染色　对已经离体的活细胞，给予适当的条件或置于适当的培养液中使其仍保持生活状态时的染色，如煌焦油蓝染色显示小鼠网织红细胞。

活体体内染色和超活染色的区别在于：超活染色的组织或细胞是离体之后的组织或细胞，存活期限是非常短暂的，组织或细胞终将是要死亡的。相反，活体体内染色是在生物体内进行的，随着机体的代谢活动，活体染料可以逐步地被排除到体外，生物体仍能继续生存。

活体染色常用于研究细胞生活状态时的活动情况，研究显示细胞器的分布，研究细胞膜对某些物质的吸收作用，观察细胞的吞噬活动，研究血细胞的发生等。

常用的活体染料有：中性红、台盼蓝、詹纳斯绿、煌焦油蓝、中国墨汁（China ink）等。

（五）金属浸染法

金属浸染法简称为镀金属法。所谓"金属浸染"就是用可溶性的重金属盐，配制成其稀释的溶液，使它与组织或细胞的某些结构或成分接触，或可直接呈现颜色，或通过还原剂（甲醛）的还原作用，使金属盐离子形成不溶性的金属或金属氯化物，沉积在组织结构或细胞成分的表面而显示其结构。

金属浸染法采用的金属盐多为硝酸银、氯化金、四氧化锇（锇酸）等，其中以硝酸银的银染法最为常用。

银染法可分亲银性（argentaffin）和嗜银性（argyrophilic）染色两种。

1. 亲银性染色　银离子可直接与组织或细胞中的某些结构或成分发生反应，并同时转变为金属银沉积在组织细胞结构上，这种反应即为亲银性反应。反应特点：银离子转化为金属银的过程无需借助还原剂的作用，典型方法是 Fontana-Masson 法（图 2 - 44a）。

2. 嗜银性染色　银离子与组织细胞内的某种结构或成分结合，通过外源性还原剂（甲醛）作用，使结合的银离子被还原为金属银而沉积在被染的组织细胞结构中，这类反应都属于嗜银性反应，代表方法为 Grimlieur 法（图 2 - 44b）。

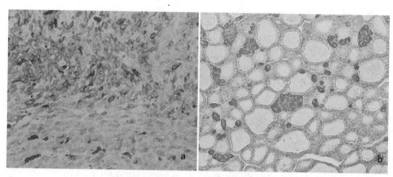

图 2 - 44　Fontana-Masson 法显示肠道内分泌细胞（a）；
Grimlieur 法显示甲状腺滤泡旁细胞（b）

四、媒染剂和促染剂

（一）媒染剂

当某些染料直接对组织细胞进行染色时，由于染料与组织细胞间的作用力很弱甚至没有，而导致组织细胞着色很浅或无色。为了解决这个问题，人们尝试着将含有某种金属离子的化合物与染料按照一定比例混合使用，以增加染料对组织细胞的着色性，这种含金属离子的化合物被称为媒染剂（mordants）。需要借助媒染剂的作用才能实施染色反应的生物学染料被称为媒染染料（mordant dyes）。

媒染染料多数属于天然染料，如苏木精，需要借助媒染剂来增强其染色能力。人工合成染料多数情况下无需添加媒染剂即可完成染色反应。

1. 媒染剂　在染色过程中，既可以是染料先与媒染剂结合形成色淀（lake），然后再与被染组织或细胞结合；也可以是媒染剂先与组织或细胞结合，再与染料结合，无论它们怎样地两两结合，最终都将形成"组织-媒染剂-染料"复合物，从而提高染料对组织细胞着色的能力。

2. 媒染剂作用机制　媒染剂在组织和染料之间就如同"桥梁"一样，将组织和染料连接在一起。媒染剂的作用机制实际上就是通过媒染剂与染料和媒染剂与组织之间的相互作用原理来体现的。

某些染料的分子结构特点是所含的助色团多数为羟基（—OH）。而羟基的电离度很弱，不能电离出足够的负电荷与被染物质结合，导致了染料与被染物质的染色反应很弱或无反应。借助于媒染剂的作用，通过媒染剂内金属离子，如 Al^{3+}、Fe^{3+}、Cr^{3+}、Mo^{6+}、W^{6+} 等，与染料结合形成了带有较强的正电荷的色淀离子，从而增大了对被染物质的亲和性，使被染物质染上颜色。如苏木精，就其本身而言，对细胞核的着色力非常弱，但是苏木精与硫酸铝钾（aluminium potassium sulfate）中的 Al^{3+} 结合所产生的苏木精- Al^{3+} 的色淀离子即对细胞核的亲和力大大增强，从而完成苏木精对细胞核的染色反应。

3. 常用媒染剂　生物学染色中常用的媒染剂多为二价或三价的金属离子盐，如铝盐、铁盐以及各种明矾盐类等（表 2-3）。

表 2-3　染色反应中常用的媒染剂

媒染剂	分子式	作用离子
三氯化铝	$AlCl_3$	Al^{3+}
硫酸铝	$Al_2(SO_4)_3$	Al^{3+}
三氯化铁	$FeCl_3$	Fe^{3+}
醋酸铁	$Fe(Ac)_3$	Fe^{3+}
硫酸铝钾（钾明矾）	$K_2SO_4 \cdot Al_2(SO_4)_3 \cdot 24H_2O$	Al^{3+}
硫酸铝铵（铵明矾）	$(NH_4)_2SO_4 \cdot Al_2(SO_4)_3 \cdot 24H_2O$	Al^{3+}
硫酸铁铵（铵铁矾）	$(NH_4)_2SO_4 \cdot Fe_2(SO_4)_3 \cdot 24H_2O$	Fe^{3+}
硫酸铬钾（铬明矾）	$K_2SO_4 \cdot Cr_2(SO_4)_3 \cdot 24H_2O$	Cr^{3+}
钼酸	H_2MoO_4	Mo^{6+}
钨酸	H_2WO_4	W^{6+}

4. 媒染剂应用方式　媒染剂在参与染色反应时的应用方式多种多样。可以是在染液对被染物质染色之前使用，起到"预染色"的作用；也可以在染色之后使用，起"分色"作用；更可以与染料按照一定比例混合配制成染液一起进行染色反应，起着增加染料的染色力作用。不论媒染剂以何种方式在染色中出现，最终的目的就是要达到增强染色的效果。如苏木精对细胞核染色时，硫酸铝钾与苏木精共同进行染色反应，而苏木精显示骨骼肌横纹（肌节）时；硫酸铁铵（ammonium ferric sulfate，铵铁矾）则起苏木精染色前的"预染色"和苏木精色后的"分色"作用。

（二）促染剂

促染剂（accentuators）是增强染料的染色能力而其本身不参与染色反应的一类化合物。如：硼砂卡红染色中的硼砂（borax）、亚甲蓝（美蓝）染液中的氢氧化钾（potassium hydroxide），均属于促染剂，作用是增强染料对被染物质的染色能力。

促染剂与媒染剂在染色反应中共同之处都是促进染料的染色反应，而两者的区别在于前者不参加染色反应，而后者参加染色反应。

五、染色形式

（一）渐进性染色

渐进性染色（progressive staining）是指将组织细胞染色到一定程度，使组织细胞颜色对所要观察的结构能分别显示出来，并能达到鉴别要求的染色。其特点为被染对象逐步地由浅而深地染上颜色，其他结构均不被着色。渐进性染色多用于特殊染色的细胞核染色，这种染色方式在操作上比较方便，但值得注意的是在染色时间的控制上非常重要，其过度染色会造成后续染色色调的偏差而直接影响染色结果的显示。

如核固红染料可用于台盼蓝注射显示肝库普弗细胞的细胞核染色，库普弗细胞颗粒为蓝色（台盼蓝），细胞核为红色（核固红），二者对比鲜明；又如 Mayer 苏木精染色细胞核，用于免疫细胞化学染色反应的 DAB 显色的细胞核复染，特异性阳性反应物质呈棕黄色（DAB 显色剂），细胞核为蓝色（Mayer 苏木精），由于细胞核的着色，使得组织结构的轮廓显现得非常清晰，同时也有利于特异性反应物质的定位观察。

（二）退行性染色

退行性染色（regressive staining）是指将组织细胞过度染色，即组织细胞全部被染上颜色，再经褪色（分色）方法处理，除去多余的组织细胞颜色，保留所需观察的结构颜色，并使其突出地显示出来的染色过程。此染色特点是多染多褪，分去不需要的颜色，使无需观察的结构近似无色，增大两者间的反差。常规的染色方法和特殊染色方法多属于此类，其关键点是分色程度的掌握，最大优点是便于控制染色的合适度，有利于多种染色的实施。

如地衣红染色显示弹性纤维，采用70％乙醇进行褪色（分色）处理，使得地衣红染料只染色弹性纤维和弹性蛋白，其他组织结构无色；如苏木精-伊红染色中，苏木精染色显示细胞核和细胞质内的嗜碱性颗粒，利用 0.5％～1％盐酸乙醇（70％乙醇）为分色剂分去所有细胞核及嗜碱性颗粒以外的颜色，其他的结构或成分无色，为伊红染色作准备。

第6节　苏木精-伊红染色

苏木精-伊红染色（hematoxylin-eosin staining），简称为 HE 染色，是生物学染色技术中应用最广泛的染色方法，也是形态学研究中最基本的染色技术手段。

一、苏木精

苏木精是一种天然染料，或许是现今生物学染色技术中最常用、最有价值的染料。苏木精在 1840 年前后被发现，是从南美洲的苏木（热带豆科植物）干树枝中经乙醚浸制提炼出来的一种色素。这种树木最早生长在墨西哥的 Campeche，但是现在主要种植在 WestIndies。

尽管苏木精归属于生物学染料类，但实际上在自然状态下它只是一种色素。在化学结构上，苏木精属于苯的衍生物，性质稳定。苏木精本身不具备作为染料的基本条件，只有在氧化剂的作用下，转化为氧化型苏木精，即为苏木红（hematein），真正具备了染料的基本能力，才成为一种真正意义上的生物学染料。因为苏木精分子结构式（$C_{16}H_{14}O_6=302$）内不具有双键的"醌式"结构，即不具有发色团；而苏木红（氧化型苏木精）分子结构式中较苏木精少了2个氢原子，经重新排列构成具有"醌式"结构的化合物（结构式为 $C_{16}H_{12}O_6=300$），所以其具备了作为染料的最基本条件。但习惯上仍将氧化型苏木精（苏木红）称为苏木精。

（一）苏木精氧化

苏木精只有转变为氧化型苏木精才能进行染色反应，其氧化的途径可通过两种方式来完成。

1. 自然氧化　将配制好的苏木精染液暴露在空气和日光下，使其自然氧化成熟为氧化型苏木精的过程，称为自然氧化。自然氧化是一个缓慢的氧化过程，需要 3～6 个月之久。尽管自然氧化的时间很长，但是这种成熟的结果能较长时间地保留苏木精的染色能力，配制时间愈久，染色力愈强是其具备的染色优点。Ehrlich 苏木精和 Delafield 苏木精等矾苏木精的配制方法均是自然成熟的实例。

2. 化学氧化　通过向苏木精染液内加入一定量的化学物质（即氧化剂），使苏木精的氧化过程在瞬间内完成，加入氧化剂的苏木精染液配制后即可使用。与自然氧化的苏木精相比，化学氧化的苏木精在使用期限上要缩短很多，可能是由于持续不断的氧化作用最终破坏了苏木精的染色力，使其转化为不具有染色力的化合物（有色沉淀物）的缘故。因此经化学氧化的苏木精，其染液不能较长时间存放，每次配制的染液量不要太多，应采取随时配制随时使用的方式，以保证苏木精染液的染色力处于最佳状态。

常用的氧化剂有氧化汞、高锰酸钾（potassium permanganate）、过氧化氢（hydrogen peroxide，H_2O_2）、碘酸钠（sodium iodate）等。不同的苏木精配制方法所选用的氧化剂也不同。

氧化型苏木精（苏木红）呈棕红色，为弱酸性，尽管苏木红是染料，但对组织细胞的亲和力很小（染色浅）。当加入适量的金属离子盐（媒染剂），可大大地增强苏木精对组织细胞的亲和性。多数苏木精使用的媒染剂为二价和三价金属盐（Al^{3+}、Fe^{3+}、Cr^{3+}、

Mo^{6+}、W^{6+}）。苏木精对组织细胞结构或成分染色的颜色选择依赖于所使用的媒染剂内金属离子的种类，如：苏木精与铝离子结合形成蓝紫色的色淀，而与铬离子结合产生黑色的色淀。依据所使用的媒染剂（金属离子）的不同，苏木精可以分为矾苏木精、铁苏木精、钨苏木精、钼苏木精、铅苏木精等类型。

（二）矾苏木精特点及配制方法

1. 矾苏木精　多数细胞核染色的苏木精均为矾苏木精（alum hematoxylins），都可产生较好的染色效果。矾苏木精使用的媒染剂通常是以"钾明矾"（potassium alum，硫酸铝钾）或"铵明矾"（ammonium alum，硫酸铝铵）的方式使用。配制的苏木精染液呈弱酸性（棕红色），对细胞核着色均呈现棕红颜色，经弱碱性溶液（稀释的氨水、自来水）的处理，细胞核颜色由棕红色转变成蓝色，这种由棕红色转变为蓝色的过程被称为"蓝化"。偶尔也可以使用碱性溶液，如饱和的碳酸锂水溶液或 Scott 溶液（碳酸氢钾 2g；硫酸镁 20g，蒸馏水 1000ml）进行"蓝化"，但不作为常规手段使用。

2. 矾苏木精的配制方法　目前，实验室内比较普遍使用的苏木精是 Ehrlich 苏木精、Mayer 苏木精、Harris 苏木精。

（1）Ehrlich 苏木精（Ehrlich，1886 年）：属于自然成熟的矾苏木精，一般成熟期为 3～6 个月。配制好的苏木精染液可放在一个日光充足、温暖的地方（如窗台上）成熟，若染液容器静置不动，成熟期时间可相对缩短一些，夏季成熟期较冬季短些。一旦苏木精染液达到令人满意的成熟阶段，应将其密封且避光储存，因为此时的染液还在继续进行氧化反应，有条件的实验室可以将成熟的染液储藏在密封的棕色瓶内保存。

Ehrlich 苏木精作为优良的细胞核染液，其染色力可保持 1～2 年以上（此处指自然成熟的苏木精）。它不但是细胞核的染色剂，同时也可使黏蛋白着色。Ehrlich 苏木精染色属于退行性染色形式，它是一种强苏木精染液，对细胞核及其细胞质内的嗜碱性物质的染色力极强，染色的颜色强烈且鲜明，染色后的褪色处理也较其他矾苏木精染色要缓慢一些。

Ehrlich 苏木精染色特别适用于某些经过酸处理的标本（如脱钙）染色，或更适用于长期储存在 10％福尔马林中的标本染色。

由于标本长期浸泡在此液内可随着固定剂的逐渐酸化而酸化，或者适用于含有酸成分的固定剂固定的标本染色，如 Susa 固定剂、Bouin 固定剂。Ehrlich 苏木精对于冰冻切片而言不是理想的细胞核染剂。

Ehrlich 苏木精配制方法：

苏木精 2g

纯乙醇（或 95％乙醇）100ml

钾明矾（硫酸铝钾）3g

蒸馏水 100ml

甘油 100ml

冰醋酸 10ml

用纯乙醇（或 95％乙醇）和蒸馏水分别溶解苏木精和钾明矾。钾明矾的溶解可稍加热以促进其充分溶解，待冷却后，将二者充分混合，再依次加入其他的化学成分。配制的染液要充分混合，放置在日光下自然成熟 3～6 个月。刚配制好的溶液呈现透明的棕红色，随着氧化时间的延长，染液颜色变深且呈不透明的棕红色，略带一点酸酸的香味。

在紧急情况下，加入碘酸钠可瞬间完成染液的氧化过程，每克苏木精可使用 50～100mg 的碘酸钠，通过这种方式成熟的 Ehrlich 苏木精使用期将极大地缩短。

（2）Mayer 苏木精（Mayer，1903 年）：Mayer 苏木精是属于通过加入氧化剂（碘酸钠）而使染液成熟的苏木精。不同于其他的苏木精染液，它可能是目前实验室最为常用的作为渐进性染色使用的苏木精，适用于石蜡切片和冰冻切片的细胞核染色。同样，Mayer 苏木精也特别适用于一些特殊染色方法、酶组织化学以及免疫组织化学染色反应等方面的细胞核复染，因为多数矾苏木精染色后所进行的盐酸乙醇分色都可以破坏或脱去已染上的颜色。Mayer 苏木精染色时间相对较短，通常 1～5 分钟，不用任何的分色处理而直接进行"蓝化"过程即可得到细胞核颜色。

Mayer 苏木精配制方法：

苏木精 1g

蒸馏水 1000ml

钾明矾或铵明矾 50g

枸橼酸 1g

水合氯醛 50g

碘酸钠 0.2g

用微热的蒸馏水溶解苏木精，加入碘酸钠，充分混合溶解。再加入钾明矾或铵明矾，稍晃动使矾盐溶解，溶液的颜色为蓝紫色。顺次加入枸橼酸（citric acid，柠檬酸）和水合氯醛，染液颜色变为紫红色，配制后即可使用。

Mayer 苏木精染色后，自来水蓝化至少为 10 分钟，也可以采用碱性溶液（稀释的氨水、饱和的碳酸锂水溶液）蓝化，1 分钟，再流水冲洗 3～5 分钟，洗去切片上多余的碱性成分，以免影响下一步的染色程序。

（3）Harris 苏木精（Harris，1900 年）：Harris 苏木精是采用氧化汞氧化苏木精成熟，其作为一般性苏木精染色使用，可以得到非常清晰的细胞核染色。由于上述的特点，它可与伊红匹配染色用于表皮脱落细胞的细胞学诊断。常规组织学所用的 Harris 苏木精染色是作为退行性染色使用的，但是作为脱落细胞学方面的染色则采用的是渐进性染色方式。

与大多数采用化学成熟方式的矾苏木精染液一样，配制后 1～2 个月染色质量开始退化，这种退化是由于染液内有色沉淀物的形成造成的，使用之前应进行过滤，同时染色时间也需要相对地加长。尽管这不是最经济的方式，但每次少量配制 Harris 苏木精染液，且每月更换一次新染液也是获取最佳的染色效果的一种手段。

Harris 苏木精对动植物组织染色均可使用，特别适用于小型材料的整体染色。染色的色彩良好，细胞核与细胞质分化比较清晰，更适合用于 Zenker 固定剂固定的细胞染色，或用含有福尔马林的固定剂固定的细胞染色。

Harris 苏木精配制方法：

苏木精 2.5g

纯乙醇 25ml

钾明矾（硫酸铝钾）50g

蒸馏水 500ml

氧化汞 1.25g

冰醋酸 20ml

钾明矾溶解于蒸馏水内，并加热至煮沸，以促进它彻底溶解，冷却后待用。纯乙醇溶解苏木精，然后加入已经彻底溶解的钾明矾水溶液内。分别加入氧化汞和冰醋酸，充分混合，完成染液的配制即可进行染色。冰醋酸的加入可以任意选择，它对细胞核的着色起更加突出的作用。

3. 矾苏木精染色特点　矾苏木精适宜的染色时间不能向其他染色方法那样给出一个大致的指导，这是因为染色时间的确定将依据下列的情况而变化。

（1）所使用的苏木精配制方法不同：苏木精配制方法的不同所需要的染色时间也是不同的，有的染色时间需要较长，有的只需几分钟，甚至是几十秒钟。

（2）染液的使用期限及染色力不同：染液处于最佳染色时期，其染色力最强，染色时间相对就短一些；相反，如果使用的苏木精较为"吃力"，表明苏木精将很快失去它的染色力，延长染色时间将是必要的。如何判断苏木精染液的使用期限和其染色力，可以通过配制苏木精的时间以及染色颜色的观察来确定，一般自然氧化的苏木精，其最佳染色力可维持1～2年，若配制时间再延长，其染色力就会有所降低，若光镜下观察到细胞核颜色比较陈旧或比较晦暗，或者细胞核颜色比较浅淡，即使延长了染色的时间也是如此，这些迹象均表明苏木精染色力的减低或丧失，应该重新更换新的染液了。

（3）染色形式不同：不论哪种苏木精配制方法，一般都可使用退行性染色和渐进性染色的方式进行标本染色。二者的区别不但有染色时间长短上的差别，同时也存在着颜色程度上的差异，主要体现在被染对象的最佳颜色的显示。

（4）染色对象的不同：对于渐进性染色而言，不同的组织或细胞，其染色时间的控制是不同的。但是对于退行性染色，不同的组织或细胞，染色时间的长短可以是相同的，而分色时段的把握则存在着差异。

（5）切片厚度的变化：切片厚度不同，染色时间的确定也不一样，切片越厚，染色时间就相对越长，或退行性染色的分色时段越长。

二、伊 红

（一）伊红种类

伊红又称为曙红，是钠盐类或溴盐类的化合物，为酸性染料，同时也是荧光染料。伊红的种类较多，有伊红 Y、伊红 B、乙基伊红、甲基伊红等。

1. 伊红 Y 伊红 Y（eosin yellow，eosin Y）又称为伊红黄，是四溴荧光素，分子式为 $C_{22}H_6Br_4Na_2O_5$，分子量为 691.91。其中常含一溴和二溴衍生物，溴离子数量的多少会影响到伊红的色调，所含的溴离子越多，伊红的颜色就越红。一般市场出售的伊红染料即为它们的混合物。

伊红 Y 染料为红中带蓝的微小结晶物或棕红色粉末，易溶于水（15℃，44%），微溶解于 2% 纯乙醇，不溶于二甲苯。高浓度的伊红 Y 水溶液为暗红色，浓度低的水溶液为红黄色，在日光或灯光下，伊红染液带有黄绿色荧光反应。伊红乙醇饱和液为红黄色，而其稀释液为红色，同样具有黄绿色荧光反应的特点。

伊红 Y 是一种很好的细胞质染料，常与苏木精配伍进行对比染色，应用极为广泛。伊红 Y 其特别的价值在于可准确地分辨出不同类型细胞的胞质，以及不同类型的结缔组织纤维，是通过光镜视野光亮度以及染色所呈现的不同程度的红色来表现的。

2. 伊红 B 伊红 B（eosin blue，eosin B），也就是伊红蓝，分子量 624.06，分子式 $C_{20}H_6Br_2N_2Na_2O_9$。在水中的溶解性为 10g，纯乙醇中溶解性为 5g，在二甲苯中不溶解。

3. 乙基伊红 乙基伊红（ethyl eosin），别名为乙基曙红，分子量 714.04，分子式为 $C_{22}H_{11}Br_4KO_5$。微溶于热水，微溶于乙醇，几乎不溶于二甲苯（溶解性 0.07g）。

4. 甲基伊红 甲基伊红（methyl eosin）在水中的溶解性为 10g，在纯乙醇中溶解性为 7.5g，在二甲苯中不溶解。

上述各种伊红染料中，乙基伊红和甲基伊红是很少使用的，从伊红的溶解性来看，除了乙基伊红微溶解于水之外，其他的伊红均能溶于水和乙醇，只是其溶解度不同而已。一般多使用水溶性伊红与苏木精配合染色，而乙醇性伊红只在特殊的情况下使用。

对于伊红染料的选择而言，不同的学科、不同的实验室各有不同的偏爱。伊红 Y 可以产生粉红色略带黄的颜色，伊红 B 将呈现一种较深的带点蓝的粉红色颜色。目前，多数实验室都会使用伊红 Y 染料，常规使用的浓度为 0.5％～1％。在伊红水溶液中加入几粒麝香草酚结晶，可以抑制染液中菌类的生长；加入几滴稀释的醋酸水溶液，即每 100ml 的伊红染液内加 0.1～0.5ml 稀释的醋酸（0.01％～0.05％），可以不同程度地增强伊红 Y 的染色强度。伊红 Y 最佳的染色 pH 范围在 4.6～5.0 之间，其染色力是随着染液配制时间的延长而增强的，主要是其染液酸化程度提高所致。

伊红这种酸性的人工染料可使组织结构或细胞质染上不同程度的红色，对于不同固定剂固定的标本染色也会产生色泽上的差异，如 Zenker 固定剂固定的标本很容易着色，且颜色明亮鲜艳，其原因是 Zenker 中所含的金属离子（如 Hg^{2+}）与染料的酸性基团结合，从而增强了染料的嗜酸性反应，而 10％福尔马林固定的标本则需要进行一个较长的染色时间，且标本颜色比较发暗。

有人尝试着使用其他细胞质染料来替代伊红进行染色，如焰红（phloxine）、Biebrich 猩红（Biebrich scarlet）、卡红等染料，尽管这些替代染料常常给组织细胞一个较为醒目的红色，但却很难像伊红染料那样对所染色的结果产生细微的差别，这也就是伊红对组织细胞染色不能被其他近似的染料所替代的主要原因。

（二）伊红染液配制方法

1. 0.5％～1％伊红水溶液

伊红 Y 5～10g

蒸馏水 1000ml

充分混合，即可使用，加几粒麝香草酚结晶用以防腐。若需要一个较深的颜色可以加入 0.5ml 稀释的醋酸（0.01％～0.05％）到 100ml 的伊红染液内。

染色时间为 15 秒～10 分钟，细胞质被染成一种鲜亮、清晰的粉红色。

2. 1％伊红乙醇溶液

伊红 Y 10g

蒸馏水 50ml

95％乙醇 940ml

蒸馏水彻底溶解伊红，直接加入 95％乙醇 940ml，混合均匀。伊红乙醇染液可作为储备液，使用时用等体积的 95％乙醇稀释，或直接使用 1％的伊红乙醇染液。

0.5％伊红乙醇染液染色 15 秒钟～2 分钟；1％伊红乙醇染液染色时间为几秒钟（也就是将组织切片在此染液中蘸一蘸）。细胞质染成一种鲜亮、清晰的粉红色。若此染液的染色力减弱时，加入一定量的储备液，又可以获得理想的染色效果。

三、石蜡切片苏木精-伊红染色

（一）HE 染色步骤

1. 二甲苯，5～10 分钟，2 次。

2. 100％乙醇，3～5 分钟，2 次。

3. 95％乙醇，2～3 分钟。

4. 90％乙醇，2～3 分钟。

5. 80％乙醇，2～3 分钟。

6. 70％乙醇，2～3 分钟。

7. 蒸馏水洗，3 分钟。

8. 苏木精（Ehrlich's）染液，10～15 分钟。自来水洗。

9. 分色：0.5％～1％的盐酸乙醇（70％乙醇），数秒～数十秒。自来水快洗。

10. 蓝化：0.5％～1％氨水，30 秒～1 分钟。自来水洗。光镜下镜检细胞核分色质量。

11. 流水冲洗，3 分钟。

12. 1％伊红水溶液，5～10 分钟。

13. 蒸馏水快洗。

14. 70％、80％、90％乙醇速洗，每次各数秒～数十秒。

15. 95％乙醇，30 秒～1 分钟，光镜下镜检细胞核与细胞质颜色对比情况。

16. 100％乙醇，2～3分钟，2次。

17. 二甲苯，3～5分钟，2次。

（二）HE染色中二甲苯、乙醇及水洗的作用

1. 二甲苯作用　通过对苏木精-伊红染色程序的学习，了解到开始阶段和结束过程都使用二甲苯，但两处二甲苯所起的作用却是不一样的。

开始阶段，二甲苯的作用是脱去石蜡切片中的石蜡，由于染液多数是水溶液或低浓度乙醇配制成的，又因为石蜡不溶于水或乙醇，它的存在将妨碍染液进入组织细胞内，所以二甲苯脱去石蜡有利于染料进入标本内完成染色反应。因此，二甲苯的作用可简称为"脱蜡"。

结束阶段，二甲苯则对标本切片起着透明的作用，主要是水和乙醇的折光率与标本折光率相差过大，达不到光镜下清晰观察标本形态结构的要求，因此需要借助二甲苯的透明作用，增强标本的折光率，达到清晰观察染色结果的目的。另外，二甲苯透明和树胶封固有利于标本切片长久地保存。所以，此步骤简称为"透明"。

2. 乙醇作用　在苏木精-伊红染色的前后，都经历了一个乙醇浓度渐变的过程，这两个过程是截然相反的过程。

染色前，乙醇渐变的过程是从高浓度（100％乙醇）逐步向低浓度（70％乙醇）下降的过程，这个过程称为"水合"（水化，hydration）。二甲苯属于非水性的有机溶剂，与水互不相溶，因此，需要借助乙醇这个"桥梁"，使标本切片从无水状态顺利地进入到染液（水溶性或低浓度乙醇性）中进行染色反应。"水合"作用是逐步去除切片上的二甲苯成分，使水能逐渐融入标本中，为染色作准备。

染色后，乙醇渐变的过程是由低浓度（70％乙醇）向高浓度（100％乙醇）逐渐梯度变化的过程，被称为"脱水"（dehydration），目的就是逐步脱去组织切片内的水分，为二甲苯的透明创造条件。标本切片脱水过程必须彻底，因为水与二甲苯不相溶，若切片透明程度达不到光镜的透光度要求，则标本结构在光镜下不能清晰地显示出来，而呈现出"薄雾"状。另外，脱水的过程也有利于标本切片的持久保存。

总之，标本切片的"水合"与"脱水"的过程是两个不同方向的乙醇渐变的过程，是各行其是的过程。

3. 水洗作用　在 HE 染色中涉及水洗多次,尽管都是水洗的操作,但洗涤的程度以及水洗的作用均不相同。

(1) 苏木精染色前的蒸馏水浸洗:标本切片经脱蜡、逐级乙醇"水合"下行至 70% 乙醇时,切片本身还带有较多的乙醇成分,因此染色前蒸馏水浸泡的目的就是去除切片上多余的乙醇,为染色作准备。特别注意的是绝对不能使用自来水替代蒸馏水,因为染色状态的苏木精本身为弱酸性,自来水为弱碱性,会使苏木精染液由弱酸性的棕色转变为弱碱性的蓝色,导致染液中出现"有色沉淀"物质,进而破坏了苏木精染液的质量,标本颜色呈现晦暗的黑蓝色,这就是许多初学者对于染色效果呈现不好,但又不知原因出自何处的缘故。

(2) 苏木精染色后的自来水洗:苏木精染色后的自来水洗是洗去没有与组织结合的染液,也就是俗称洗去"浮色"。此步骤只要将切片表面的浮色洗净即可。

(3) 分色后的自来水快洗:目的是迅速终止分色液 (即 0.5%~1% 盐酸乙醇) 对组织结构或细胞的分色作用。注意:切片不能通过在自来水中浸泡来去除分色液成分,因为切片中的盐酸乙醇在慢慢地被去除的过程中还在对染色标本实施分色作用,这将直接影响染色切片的分色质量。

(4) 蓝化后的自来水冲洗:目的是冲洗掉切片上多余的碱性物质 (淡氨水),为后面的染色程序提供适宜的染色环境,因为碱性物质的存在会给伊红染色带来一定的负面作用,如颜色不纯正。

(5) 伊红染色后的蒸馏水快洗:此步骤的目的与苏木精染色后的水洗一样,蒸馏水洗去标本切片表面的"浮色",以防止大量的伊红染液带入乙醇中,但是蒸馏水洗的速度要快,否则标本切片上的伊红染色就会退去,因为伊红染液是水溶性染液。

(三) HE 染色中的分色与蓝化作用

1. 分色作用　HE 方法中的苏木精染色多数属于退行性染色,由于标本切片在苏木精染液内过度染色,使得细胞核和细胞质中结合和吸附了过多的染料,为了能将细胞核或细胞质内的嗜碱性物质染色突出出来,就必须将细胞核或细胞质的嗜碱性颗粒以外多余的颜色去掉。使用分色液将多余的标本上的颜色脱去的过程被称做分色作用，目的是保证细胞核与细胞质染色对比分明。

分色液为 0.5%～1% 盐酸乙醇（70% 乙醇），分化时间数秒～数十秒。Ehrlich 苏木精、Harris 苏木精、Wright 苏木精等都需要染色后的分色作用。

2. 蓝化作用　苏木精染液为弱酸性溶液，呈棕红色，但在弱碱状态下其颜色可由棕红色变成蓝色，也就是细胞核在光镜下观察到的颜色。这种经过弱碱性条件处理的过程被称为蓝化作用。蓝化后的标本切片一定要在光镜下镜检分色程度，以保证苏木精染色的质量。

蓝化作用多数是采用在稀释的氨水（0.5%～1%）中浸泡 30秒～1 分钟或直接采用自来水冲洗 5～10 分钟，也有的实验室使用碳酸锂饱和液等碱性溶液瞬间蓝化。

Mayer 苏木精的染色是一种特殊情况，染色后不需分色，可直接进行蓝化作用，自来水冲洗 5～10 分钟，即可在光镜下镜检染色情况。

（四）切片染色前的预处理

1. 脱去福尔马林色素　福尔马林固定长久的标本，尤其是肝、脾、心、肺等脏器很容易产生黑色或棕黑色的色素，被称为福尔马林色素（图 2-45）。有人认为色素是由于脏器内大量的红细胞破损所释放出的血红蛋白与甲醛分子结合而衍生出来的有色沉淀物质。因此福尔马林固定的标本在染色前需要在光镜下检查标本切片，以确认标本切片是否需要进行脱色素步骤，否则会因福尔马林色素的存在而影响标本的光镜观察。

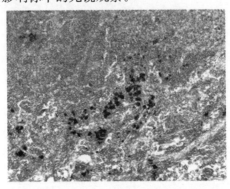

图 2-45　福尔马林固定标本中的色素颗粒

具体操作：

（1）石蜡切片二甲苯脱蜡，逐级乙醇水合下行至 80％乙醇。

（2）光镜镜检切片是否有色素以及色素的数量。若无色素则直接进入 70％乙醇；若有色素可放入 Verocay 染液以消除。

（3）放入 Verocay 液（1％氢氧化铵 1ml，80％乙醇 99ml），10～30 分钟。

（4）光镜检查切片上色素是否消除。自来水流水冲洗，5～10 分钟。

（5）蒸馏水浸洗，5～10 分钟。

（6）常规染色。

2. 脱去氯化汞颗粒　含有氯化汞成分的固定剂固定的标本，可在光镜下观察到标本内部散有棕黄色或棕黑色"雪花"样沉淀（汞颗粒）（图 2 - 46），大小不等，均匀分散在标本中，同样会影响光镜观察。

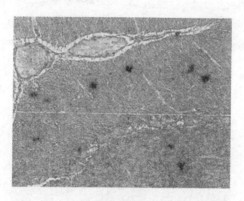

图 2 - 46　含汞固定液固定标本中的汞颗粒

具体操作：方法一

（1）石蜡切片二甲苯脱蜡，逐级乙醇水合下行到 80％乙醇。

（2）光镜检查标本内汞颗粒存在与否及数量的多少。

（3）70％碘乙醇，5～10 分钟。

（4）光镜镜检汞颗粒是否消失。

（5）70％乙醇洗去标本的碘色。

（6）蒸馏水浸洗，3～5分钟。

（7）常规染色。

具体操作：方法二

（1）石蜡切片二甲苯脱蜡，逐级乙醇水合下行到蒸馏水，光镜检查切片。

（2）Lugol 碘液，20 分钟（Lugol 碘液：碘 1g、碘化钾 2g、蒸馏水 100ml）。

（3）光镜检查汞颗粒是否消失，蒸馏水水洗 1 分钟。

（4）2.5％硫代硫酸钠 2～5 分钟。

（5）流水冲洗 3 分钟，蒸馏水浸洗 5～10 分钟。

（6）常规染色。

3. 脱去 Bouin 固定剂的黄色　Bouin 固定剂含有苦味酸成分，苦味酸为黄色，可使固定标本呈现黄色。除去苦味酸黄色有两种方法，第一种方法：Bouin 固定的标本在低浓度乙醇（70％）脱水中停留时间延长一些，可去除标本内大部分苦味酸黄色；第二种方法：石蜡切片脱蜡下行到 80％～70％乙醇中多浸泡一些时间（10～30 分钟），期间可更换新的乙醇溶液，直至标本无黄色，再进行常规染色。

4. 脱去黑色素颗粒　有些组织内含有一些黑色素颗粒，例如皮肤表皮、眼球的视网膜，有时会影响这些部位的组织结构或某些细胞的观察，这就需要在染色前去除黑色素。

具体操作：

（1）石蜡切片二甲苯脱蜡，逐级乙醇水合下行到蒸馏水。

（2）0.25％高锰酸钾水溶液，1～3 小时。

（3）蒸馏水洗，1 分钟。

（4）5％草酸水溶液，30 分钟。

（5）流水洗 2～3 分钟，蒸馏水浸洗 3 分钟。

（6）常规染色。

（五）影响 HE 染色质量的因素

1. 切片脱蜡　石蜡切片要进行染色就必须要经过二甲苯脱蜡这一步。脱蜡的好坏主要取决于脱蜡时的温度和时间，所指的脱蜡时间均是在室温（20～25℃）下使用新的二甲苯条件下进行的，通

常切片厚度为 $5\sim7\mu m$，脱蜡时间在 $5\sim10$ 分钟。若二甲苯使用过一段时间（即二甲苯是旧的），组织切片又比较厚（$>7\mu m$），或室温较低，应相应增加脱蜡的时间，切片脱蜡不彻底是影响染色质量的重要因素之一，可造成组织部分区域无色的情况。

如何确定切片脱蜡是否彻底，除了延长脱蜡的时间外，可以将脱蜡的组织切片在100％乙醇中洗涤并肉眼观察组织切片，若组织上的石蜡未脱净，会在组织表面呈现小的白色斑块，可再返回二甲苯中继续脱蜡直至切片上的石蜡脱净为止；若组织切片的颜色一致且表面平整，则表明组织切片彻底，可以进行下面的步骤。切片在100％乙醇中的检验是最直观、简单、方便的检查方法，也是最重要的一个程序。

2. 水合过程　脱蜡后的组织切片经逐级乙醇下行到蒸馏水的过程实际上是二甲苯逐渐稀释以至彻底消除的过程。如果实验操作过程过快，或者切片下行时所带入的上级液体太多，就会使进入蒸馏水的载玻片表面呈现乳白色的"薄膜"样景象，实质上是水中含有一定量的微小二甲苯液滴造成的，因为二甲苯不溶于水，这样会给染液带来污染而影响染色结果，另外还有可能造成组织切片的脱落，尤其是切片烘烤质量不好，同时组织内胶原纤维含量较多的情况。

3. 染色　前面已经提及苏木精染液是弱酸性的溶液，组织切片在进入苏木精染液前不能经弱碱性条件（自来水、淡氨水）的处理，否则会使染液的染色质量下降，同时染色暗淡且留有染色渣子等现象，这些都将影响着组织切片的质量。

4. 分化程度的把握　多数苏木精染色属于退行性染色，需要进行分色步骤以脱去组织细胞中无需着色的颜色，保留应显示的颜色。对于初学者，把握分化的原则是"少褪多次"，"少褪"就是每次脱去组织上的多余颜色的量要少一些，即组织切片在 $0.5\%\sim$ 1％盐酸乙醇中洗涤的时间要短，"多次"就是进行分色和蓝化的一个过程的循环次数要多一些，这样以保证分色不至于过头。切忌认为盐酸乙醇分色的组织切片在淡氨水中蓝化时间长一些可使组织染色颜色变深，或认为组织颜色的深浅是与淡氨水中浸洗的时间长短有关，这是非常错误的认识，实际上蓝化作用就是把分色后组织上仍留存的苏木精颜色（棕红色）显示成蓝色（图2-47）。

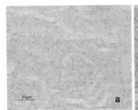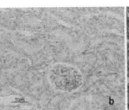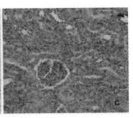

图 2‑47　苏木精染色分色程度示意图
a. 分色过度；b. 分色正常；c. 分色不够

　　伊红 Y 染色也属于退行性染色，其分色过程实际上是在 70%～95%乙醇中进行的，这是一个梯度的分色过程。由于伊红 Y 既溶于水又溶于乙醇，因此在低浓度乙醇中可脱去组织染色的大部分或全部的伊红颜色，所以在 70%～90%乙醇中的分色速度要快一些，有时甚至需要速洗，或是跨过（省略）一两个浓度的乙醇，否则伊红颜色就会减退许多，而随着乙醇浓度的提高对伊红的分色作用也有所降低，95%乙醇中可以停留 30 秒～1 分钟。

　　注意乙醇对伊红分色的同时兼具有脱水的作用，因此跨越乙醇浓度时，一定要将低浓度的乙醇液体尽量控净，过多的液体带入会降低乙醇浓度，将直接影响组织切片的分色和脱水质量。

　　5. 脱水　由于伊红分色与切片脱水是同时进行的，分色要求低浓度乙醇（70%～90%乙醇）不可停留过多，而只可速洗，这就给切片的脱水带来了一定的难度。可以通过尽量控净乙醇液体以及经常更新乙醇的办法来提高切片的脱水质量，而高浓度乙醇（95%～100%乙醇）停留的时间要相对延长，95%乙醇 30 秒～1 分钟，100%乙醇两次，每次 2～3 分钟，可保证组织切片脱水的彻底性，此时乙醇对伊红的分色作用几乎没有。

　　6. 透明　切片透明的前提就是组织切片为无水状态，因为二甲苯不溶于水。在夏季，因为空气中湿度较大，组织切片在脱水过程中，尤其是 100%乙醇脱水，很容易吸收空气中的水分，因此切片从 100%乙醇中出来进入二甲苯不能在空气中停留时间太长，否则会使二甲苯浑浊，呈现乳白色。在空气湿度大的季节，可以将两次的 100%乙醇的脱水增加到 3 次，或增加一次 100%乙醇与二甲苯（1∶1）混合液，都可以很好地控制切片的透明质量。

（六）HE 染色的注意事项

1. 严格遵守染液的使用方法。如果染液的配制要求在染色前过滤染液才可染色，或染液内出现了一些沉淀，要进行过滤后才可使用，主要是避免染色过程中染料的沉渣被吸附在组织切片上而影响光镜下的观察。

2. 防止染色过程或所使用的试剂的挥发。如二甲苯、乙醇，在不进行染色时，一定要及时将染色缸的盖子盖严。

3. 组织切片放入染色缸时，一定要使试剂或染液的液面超过切片上的组织。有些染液由于使用时间较长，或有些很容易挥发的染液，都可以导致染色缸内的染液量减少，会造成被染组织切片因染液量不够而只染色其中的一部分。

4. 一旦组织切片置于二甲苯内脱蜡，就不能使组织切片出现因试剂的挥发而"干涸"的现象，也就是切片上待染色的组织不能干了，因为二甲苯很容易挥发，组织就会失去液体，处于干燥的状态，组织的某些结构可能会与玻片分离而呈现"翘起和皱缩"的现象，导致切片上的组织破损而不能染色。若组织切片已经进入二甲苯内，但又不能立即进行染色，可将切片停留于较高浓度的乙醇（95%～80%）中一段时间。

5. 染色过程中的蒸馏水要经常更换新的，最好是每次染色后都更换新的蒸馏水，可以防止上一个溶液的液体带入染液内而影响染液的质量。

6. 在染色过程中，切片从一个染色缸出来进入下一个染色缸时，一定要将组织切片上的液体尽量去掉，尤其是在脱水、透明步骤上更为重要，脱水不彻底，就不可能很好地完成透明过程，更不可能使光镜下染色结果清晰地显现。

7. 染色后的颜色控制是需要在光镜下操作的，因此每次染色后的光镜检查都是非常重要的，任何人都不可能凭借肉眼的判断来推测组织颜色的程度。为了得到较高质量的染色结果，光镜的使用是必需的。

光镜检查组织切片染色时，第一，要分清被染色组织位于载玻片的哪一面，应该是组织面朝上放入光镜镜台上，否则镜检时组织有可能被镜台刮蹭，导致切片上的组织被破坏；第二，检查时间要短，否则会使组织表面的液体挥发而影响观察效果，尤其是乙醇性的溶液；第三，使用低倍物镜观察染色的细胞即可，否则会使组织上的液体接触高倍物镜而污染镜头，甚至会浸入镜头内部损坏镜头。

第7节 封 固

一、封固的目的

组织切片经过染色、脱水、透明等一系列步骤后就可以进行最后的封固程序了。封固（mounting）的目的在于染色切片能长期保存，更重要的是在光镜下组织细胞的细微结构能清晰地被观察到。

二、封固剂种类

很少有染色切片不用封固而直接在光镜下观察的，通常使用一种介质将盖玻片盖在染色组织的表面，这种起黏附功效的介质被称为封固剂。常用的封固剂大致分为两类，一类为水性封固剂，一类为干性封固剂。封固剂的选用主要依据染色反应的要求。

（一）水性封固剂

水性封固剂又可称为水溶性封固剂，染色后的组织切片直接就可以进行封片，而无需要进行常规的脱水透明程序。水溶性封固剂有两种类型。

1. 液体封固剂 液体封固剂其本身呈液体状，即使封固后的切片也具有一定的流动性，不会被空气所蒸发。封固后的切片保存有一定的要求，最好将盖玻片四周用树胶或石蜡液或橡皮泥密封，防止盖玻片移动而损伤组织。若短时保存，则无需将盖玻片四周密封，只需将染色切片平放在干净处即可。

（1）甘油：甘油（glycerin）作为封固剂多用于运动终板、脂肪、类脂质等标本的封片，既可以采用稀释的甘油封片，也可以使用纯甘油封片。纯甘油除了可对标本封片外，同时还具有对标本的防腐作用，因为甘油本身具有吸水性。由于甘油的折光率（1.473）低于组织标本的折光率（1.53～1.54），所以封固后的组织细胞在光镜下观察时，其清晰度不是很好。因此，甘油封片的组织切片通常是在低倍光镜下观察的。

（2）液状石蜡：液状石蜡（liquid paraffin，石蜡油 paraffin oil）是石油化工的一个产品，其内杂质含量较少，折光率为 1.471，多数情况下使用在整体标本的封固方面。另外，由于液状石蜡很少引起非特异性荧光反应，因此也用于免疫荧光法切片的封固。

（3）新型水溶性封固剂：一种人工合成的新型封固剂，其最大的特点是：封固时不需要盖玻片，封固剂为水溶性的液体，但封固后则在标本表面凝固为透明薄膜，如 Clearmount™。适用于石蜡切片、冰冻切片以及不能进行乙醇脱水的组织染色。

2. 固体封固剂　甘油-明胶（glycerin-jelly）为固体封固剂，现在已不常使用了，某些实验室会在脂肪染色、组织化学的某些酶类染色以及部分免疫组化染色后使用。甘油-明胶的折光率较纯甘油的折光率要高一些，因此光镜下标本结构的清晰度也有所提高。与其他水溶性封固剂不同的是其封固后具有一定的凝固性，这是由于明胶的熔点（约 65～70℃）要高于室温的缘故。

（二）干性封固剂

1. 天然树胶　天然树胶，如加拿大树胶（Canada balsam）、阿拉伯树胶（gum arabic）、达玛树胶（Damar gum）等，作为标本封固剂使用已经很长时间了。天然树胶是固体状，可以使用苯、二甲苯、氯仿、松节油等作为其溶解剂，树胶的黏稠度取决于溶解剂量的多少。由于不能与天然树胶均匀地混合，故目前已经不再使用松节油作为溶解剂；氯仿作为溶解剂可损害某些苯胺类染料的染色反应，使染色变成棕色而破坏染色效果；苯为一种易挥发的有机溶剂，苯溶解的天然树胶进行切片封固能使盖玻片很快地与载玻片牢固地黏着，不用放置较长时间地风干切片，但是封固操作时易产生较多的气泡而影响封片质量，同时，对实验者而言苯的毒害性较大，现在已经摒弃使用。

目前，最常用的天然树胶溶解剂为二甲苯。二甲苯为挥发性的有机溶剂，折光率为 1.497，很接近组织标本的折光率。二甲苯的挥发性不如苯，且毒害性也相对要小很多，封片时产生气泡的概率也小，只是封固切片的凝结时间要相对延长，一般需要 3～6 个月，但凝结后的切片坚硬牢固，不怕磨损。随着时间的推移，切片内树胶氧化（日光、灯光照射）逐渐变成黄色，同时也伴随组织颜色的减退。

2. 人工合成树脂　人工合成树脂有不同的名称，如中性树胶（neutral balsam）、光学树胶（optical resin）、合成树胶（DPX）等，其成分大同小异。此类树脂的溶解剂也常选用二甲苯，人工合成树脂的折光率范围在 1.51～1.55，与组织标本的折光率（1.53～1.54）相似。

人工合成树脂取代天然树胶的使用是由于其本身的许多优点决定的，首先切片封固后凝结较快，较天然树胶凝固的时间要短很多；第二，由于树脂呈中性，因此树脂不会随时间推移而逐渐变黄，组织染色褪色现象也很缓慢；第三，树脂的价格要比天然树胶便宜很多。

3. 干性封固剂所存在的问题　天然树胶由于其内在的酸性性质，可以造成染色后的组织在保存一段时间后发生褪色现象，主要原因是树胶的酸性与染料的碱性中和，使切片上被碱性染料着色的组织细胞褪色，因此将天然树胶制成中性性质的树胶是弥补其缺陷的最好的方法。最简单的方法是：在树胶瓶内加入几粒洁净的大理石，由于大理石属于微碱性的物质，可以抵消树胶内在的酸性。除了天然树胶所固有的酸性性质可以造成染色组织或细胞褪色外，封固剂还应避免阳光的直接照射，因为光照和受热都可使树胶氧化而发生酸化作用，有条件的实验室可以使用棕色瓶储存树胶液。

人工合成树胶本是属于中性树胶，其存在的酸化问题不在树胶的本身，而是在于溶解树胶的有机溶剂（二甲苯），它产生的酸化问题同样也应该引起足够的重视。不论是天然树胶，还是人工合成树胶多数采用二甲苯作为溶解剂，封固剂中的二甲苯受到光照或受热也会逐渐氧化产生苯甲酸和邻苯二甲酸，使封固剂渐渐变为弱酸性和颜色加深，酸化的封固剂同样可以导致组织标本褪色。

三、封固剂的折光率

封固剂的折光率也是组织切片封固的一个重要的问题。理想的封固剂的折光率最好与组织的折光率相似，因为折光率与清晰度成正比，与未染色组织的识别成反比。封固剂的折光率高于组织的折光率，清晰程度好，识别力稍差；若封固剂折光率低于组织的折光率，则清晰程度不佳，但未染色组织的识别性要清楚一些。组织标本平均折光率范围在 1.53～1.54 间，天然树胶和人工合成树脂平均折光率在 1.51～1.55 之间（表 2-4）。

如果封固剂折光率越近似于组织标本的折光率，则显现组织细胞结构就越清晰，若要观察未染色的切片组织，应选用折光率略低于组织标本折光率的封固剂，否则无法进行辨认。Lillie 和 Fuller 认为当标本与封固剂的折光率一样时，要辨认褪色的组织细胞形态结构是一件很困难的事情。

表 2-4　不同种物质的折光率

	折光率		折光率
甲醇	1.323	纯乙醇	1.367
50%甘油	1.397	液状石蜡	1.471
松节油	0.473	香柏油	1.520
二甲苯树胶	1.524	丁香油	1.533
加拿大树胶	1.535	石炭酸	1.549
二甲苯	1.497	纯甘油	1.473
苯胺	1.580		

四、常规石蜡切片封固方法

（一）盖玻片

盖玻片俗称为盖片。盖玻片应用最多的是保存已染色的组织，并使组织在不同放大倍数的光镜下均可得到较好的观察结果。对于盖玻片的选择完全取决于实验者的喜好，盖玻片的厚度在 150～200μm，而它的长宽之比却变化多样，有 18mm×18mm、18mm×24mm、18mm×36mm、24mm×24mm、24mm×32mm、24mm×50mm 等样式，可依据实际需要选择适宜的盖玻片进行封固，注意随着盖玻片厚度的增加，组织切片的透明度将减低。

盖玻片有圆形、正方形和长方形 3 种形状，圆形盖玻片常常用于细胞涂片封固，正方形和长方形盖玻片适用于组织切片封固。盖玻片大小应与标本大小相适宜，一般标本四周留有 2mm 的空间，相反，标本边缘与盖玻片边缘平齐则很容易导致标本边缘颜色减退。

（二）封固树胶

作为石蜡切片的封固树胶应具有以下特点：

1. 能与透明溶剂（二甲苯）相融合，同时对所使用的染料无影响（如扩散、褪色等）。

2. 封固剂的折光率应与盖玻片的折光率相似。

3. 具有一定的黏性且能黏住盖玻片。

封固时使用的封固树胶的黏稠性对封片也很重要，二甲苯加入量的多少，决定着封固树胶的黏稠性，较稀或较稠的封固剂很容易造成漏胶或气泡的出现。另外，封固剂黏稠性还要根据切片厚度来确定，若厚度大于 $10\mu m$ 以上，则应选择黏稠性较大的封固剂，滴加的量也要多一些，相反较薄的切片，封固树胶要稀一些，以玻璃棒从树胶中提出能流畅地滴下 1～2 滴为宜。树胶中的二甲苯易挥发而致使其黏稠性增大，可加入适量二甲苯调试其黏稠性，若树胶过稀，可加入黏稠度大的树胶加以混合。不使用树胶时应将其盖严，以防二甲苯过度挥发，也防止潮湿季节树胶（淡淡的透明黄色）因吸水而变浑浊（半透明的乳白黄色）。

为了防止树胶氧化和酸化，主要是二甲苯氧化而导致的酸化，可以加入几粒洁净的大理石颗粒以使其近似于中性，同时避免日光照射或受热等情况。

（三）封固技术

1. 封固技术的种类

（1）盖玻片封固法：盖玻片封固法是目前实验室常用的方法。盖玻片封固法有两种方式，可以依据个人习惯进行选择，一种方式为在染色组织上滴入适量（1～2 滴）树胶，再盖上大小适宜的盖玻片（图 2-48）；另一种方式是在盖玻片上滴入适量（1 至数滴）树胶，翻转盖玻片，封盖在染色的组织上（图 2-49）。

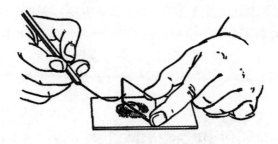

图 2 - 48　盖玻片封固法示意图

（图片源于：A Manual for Histologic Technicians. 3th ed.
Boston：Little，Brown and Company）

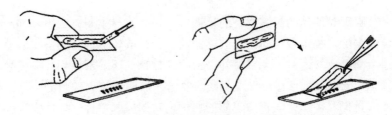

图 2 - 49　盖玻片旋转封固法示意图

（图片源于：A Manual for Histologic Technicians. 3th ed.
Boston：Little，Brown and Company）

（2）载玻片封固法：此方法与盖玻片封固方法相反。将树胶滴加到载玻片上，并将其翻转过来，使树胶面向下，盖在选择好的盖玻片上（图 2 - 50a），或将树胶滴加在盖玻片上，把载玻片的标本对准盖玻片上的树胶盖下去（图 2 - 50b）。

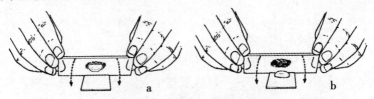

图 2 - 50　载玻片封固法示意图

（图片源于：A Manual for Histologic Technicians. 3th ed.
Boston：Little，Brown and Company）

其中第二种封固操作方法目前已经较少被人使用了，操作起来难度较大，对于初学者可能不但在封固时会产生许多的气泡，而且还很容易将标本刮蹭，影响组织切片的质量。

2. 盖玻片封固法的具体步骤

（1）将透明好的组织切片从二甲苯内取出，组织面朝上放置在白纸（吸水性较强的纸）上（图 2-51a），用另一个白纸条将组织两边多余的二甲苯吸干（图 2-51b）。注意组织中的二甲苯不能挥发干。

（2）将适量的树胶（1～2 滴）滴入组织上（图 2-51c），用小解剖镊子夹取大小适宜的盖玻片一边，将盖玻片从组织一侧慢慢放下（图 2-51d），边放下盖玻片边抽取镊子，直到盖玻片缓慢全部覆盖在组织上。

（3）调整盖玻片与组织的位置（图 2-51e）。若组织中出现气泡，可用镊子轻轻地移动盖玻片，将气泡慢慢赶出组织，若出现的气泡较多，可将封固切片重新放回二甲苯内浸润并脱去盖玻片，再重新进行组织封固。

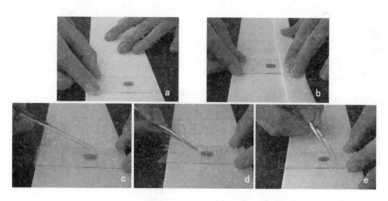

图 2-51　盖玻片封固法的具体步骤示意图

117

3. 封固的注意事项

（1）若组织切片染色后的逐步脱水过程不完全，可造成切片在光镜下观察如同蒙上了一层薄雾，影响标本细微结构的观察，原因是标本内含有少量水分，水又不与二甲苯相溶所致。纠正方法：将切片浸于二甲苯中并脱去盖玻片，将切片逐步退回到 95％乙醇中再重新进行新一轮的乙醇脱水、二甲苯透明及树胶封固。

（2）二甲苯是很容易挥发的有机溶剂，因此封固时标本表面的二甲苯不能挥发干，否则光镜下见到的组织中，尤其是在细胞核上，有类似于色素样的黑色斑点，原因是标本间隙中存有空气所致。纠正方法同上。

（3）封固时，每张标本滴入树胶的量要合适，滴加过多的树胶，可造成树胶外溢在盖玻片四周，影响标本的外观；滴入树胶量过少，可造成盖玻片内的树胶回缩，暴露组织，这种现象称为漏胶，同样会影响光镜下的观察效果。另外，每次滴加树胶时最好不要用玻璃棒搅动树胶，否则会在其内产生气泡，而气泡会随着封固呈现在组织内，影响组织切片观察。

（4）所选用的盖玻片大小要适宜，过小的盖玻片盖不住标本，可使暴露于盖玻片外或边缘的组织出现褪色的现象。盖玻片以覆盖标本且四周留有 2mm 空白边为宜。

第 3 章 特殊染色技术

特殊染色是用于显示标本中一些特殊的组织结构（成分）或细胞的染色，其目的是帮助在光镜下与其他组织或细胞区分，以更好地了解观察对象的分布特点、数量变化从而达到鉴别和研究的作用。

特殊染色，既可以使用一种染料对多种组织结构（成分）或细胞进行染色，如：醛品红可显示弹性纤维，也可以显示肥大细胞颗粒，还可以显示胰岛 B 细胞颗粒（图 3-1）、神经核团等；也可以用不同的染料对组织的一种结构（成分）或一种细胞进行染色，例如：醛品红、硫堇、中性红、甲苯胺蓝等染料可分别显示肥大细胞颗粒（图 3-2）。因此，特殊染色的应用使得组织或细胞结构显示呈现出丰富多彩的景象，极大地丰富了人们对组织或细胞结构的认识。

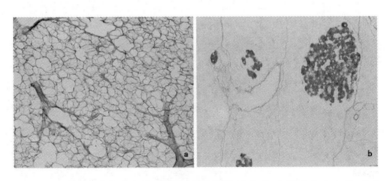

图 3-1 醛品红染色显示大鼠肺内弹性纤维（a）和大鼠胰岛 B 细胞（b）

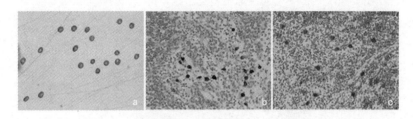

图 3-2　醛品红（a）、甲苯胺蓝（b）、硫堇（c）
染色显示大鼠组织内肥大细胞

　　特殊染色相对于苏木精-伊红染色而言，其染色条件要求更加严格，如对标本固定剂选择的要求有其特定性；对切片厚度的要求根据显示组织结构还是显示细胞而不同；对染料生产厂家、染料批次以及配制染液的 pH 值、染色温度、染色时间的确定等有要求。这些要求及条件均会或多或少地影响特殊染色的最终结果。另外，特殊染色中的人为因素会对特殊染色的特异性产生影响，因此，实验者对特殊染色所引起的非特异性染色问题应给予重视，通过设置实验对照或实验对比等来控制其染色质量。

　　特殊染色在形态学技术中应用的范围比较广泛，又可将其粗略地分为单一特殊染色和复合特殊染色两大类。

　　1. 单一特殊染色　单一特殊染色是指利用一种染料对组织中某一种结构（成分）或某一类细胞进行的染色。特点为专一性强，重点突出，但染色结果有一定的局限性，对标本整体结构显示不完整。

　　2. 复合特殊染色　复合特殊染色是利用多种染料对两种以上的组织结构（成分）或细胞进行染色的过程。除了可以显示组织中的多种结构（成分）或细胞形态外，标本整体结构显示非常清晰，应用性很强，此类染色对染色技术操作的要求相对比较高。

　　以下介绍几种组织或细胞的特殊染色。

第 1 节　胶原纤维染色

一、形态结构与特点

胶原纤维是机体结缔组织中的三种纤维之一，分布最广泛，数量最多。新鲜状态的胶原纤维因呈白色、有光泽，故又称为白纤维，如肉眼所见的肌腱和腱膜，主要是由大量的胶原纤维组成。光镜下，胶原纤维呈波浪状，方向不定，粗细不一，长短不等，常分支相互交织成网。胶原纤维直径 $1\sim20\mu m$，是由许多直径为 $20\sim200nm$ 的胶原原纤维借少量黏合质集合而成的，黏合质为蛋白多糖和糖蛋白。

胶原纤维的韧性大，抗拉力强，但是弹性较差。由于胶原纤维由胶原蛋白构成，易被胃蛋白酶消化，水煮也可使其溶解。胶原纤维的酸碱耐受性不及弹性纤维和网状纤维，所以易溶于稀碱溶液（低浓度的氢氧化钾溶液）或较强的酸溶液（高浓度的冰醋酸）。

二、胶原纤维染色

HE 染色中，胶原纤维为红色，粗细不一，难以与其他纤维和肌组织区分，只有经过适当的特殊染色才能正确地加以区分和鉴别。通常选用三色染色（trichrome stains）来显示胶原纤维。由于胶原纤维中含碱性氨基酸成分，对酸性染料有较强的亲和力，而呈嗜酸性染色。因此，胶原纤维可被 van Gieson 染色中的酸性复红（acid fuchsin）染成红色，Mallory 染色中的苯胺蓝染成蓝色，Masson 染色的苯胺蓝或亮绿（light green）染成蓝色或绿色。另外，胶原纤维呈 PAS 反应阳性是与黏合质和胶原蛋白分子上的糖分子有关。在偏正光显微镜下，胶原纤维具有正的单轴双折光性，经苦味酸-天狼星红（picric acid and sirius red）染色，纤维呈亮红色，细长的染料分子平行排列，与胶原纤维结合使双折光性增强，可鉴别不同的胶原纤维类型（Ⅰ型和Ⅱ型），且染色强度与胶原浓度之间呈量的线性关系，可以分析标本内纤维的类型、分布及数量的变化。

（一）van Gieson 苦味酸-酸性复红染色

1899 年 van Gieson 提出了一种显示胶原纤维的染色方法，即 van Gieson 染色。一百多年来，此染色经历了许多实验者反复摸索以及各自对染色的理解与需求，而呈现出多种改良的方法，使其在保证染色结果正确的前提下，又得到了染色技术的进一步优化。至今 van Gieson 染色仍是胶原纤维染色的经典方法。

van Gieson 染色能很好地区分胶原纤维与肌纤维，且染色结果较为鲜艳，染色方法简便。另外，还可以作为其他染色的复染色（counterstain），衬托标本的整体结构。不足之处就是易于褪色，切片染色后不能长久保存。

【组织固定】任何固定剂均可，没有严格的要求。

【组织切片】石蜡切片 5～7μm。

【染液配制】

1. Weigert 铁苏木精

A 液：苏木精 10g，95％乙醇 100ml。

B 液：三氯化铁（ferric chloride）染液（29％）4ml，蒸馏水 95ml，盐酸［hydrochloric (chlorohydric) acid］1ml。

工作液：混合等体积的 A、B 液即可。现配现用可获得最佳的染色结果。

2. van Gieson 染液　苦味酸饱和水溶液 95ml、1％酸性复红水溶液 5ml 混合均匀即可使用。

【染色步骤】

1. 石蜡切片脱蜡下行到蒸馏水。若用含有氯化汞成分的固定剂固定的标本，注意切片下行过程中要脱去标本内汞的沉淀颗粒。

2. Weigert 铁苏木精染液，10～20 分钟。

3. 流水冲洗，10 分钟。

4. van Gieson 染液，5 分钟。

5. 用滤纸吸压组织上的染液，95％乙醇分色，或切片直接95％乙醇分色。光镜下控制分色程度。

6. 100％乙醇脱水 2 次，每次 2～3 分钟。

7. 二甲苯透明 2 次，每次 3～5 分钟。树胶封固。

【染色结果】胶原纤维呈亮红色，肌纤维及其他细胞质呈黄色，细胞核呈黑色。

【注意事项】

1. 在早期，此染色采用的是天青石蓝染细胞核，现在则多采用 Weigert 铁苏木精，后者染色应用范围更广泛。天青石蓝或 Weigert 铁苏木精染细胞核要比矾苏木精具有更强的抵抗染液的酸化性（pH＜3）对细胞核的分色作用，染液酸化性是由于加入苦味酸饱和溶液（偏酸性）引起的。

2. Weigert 铁苏木精一般强调现配现用，染色时间上也应是过度染色，因为苦味酸饱和液为染液提供的酸性环境将对铁苏木精细胞核染色有一定的分色作用。

3. van Gieson 染液配制后最好放置成熟几周，这样可以得到理想的染色效果。Lillie 提出在染液中加入 0.25ml 浓盐酸能够加深肌纤维和胶原纤维在颜色上的区分，增强染色效果的质量。

4. van Gieson 染色后应避免蒸馏水洗，主要是防止标本色彩平衡被破坏而不能区分和鉴别其中的胶原纤维。

5. 若胶原纤维与肌纤维不能很好地区分时，则应对苦味酸饱和溶液浓度进行核查或更换，因为酸性复红显示胶原纤维的染色需要偏酸性的染色条件，苦味酸饱和液恰好为其提供了染色的必要环境。

（二）Masson 三色染色

Masson 三色染色也是显示胶原纤维的经典染色方法。此染色方法的论文于 1929 年正式发表在 Bulletin of the International Association of Medicine 上。同样，Masson 三色染色也经历过许多次的改良与优化，与 van Gieson 染色相比，则更易被实验者所接受与应用，尤其是在胶原纤维与肌纤维颜色的对比上更具优势。对于标本染色后的褪色问题上，Masson 三色染色与 van Gieson 染色相比，由于前者的染料对被染成分的亲和力更强，因此，标本褪色效应相对不是很强。

【组织固定】Zenker、Bouin 固定剂是最佳的选择，也可应用 10％中性福尔马林缓冲液。

【组织切片】石蜡切片 5～7μm。

【染液配制】

1. Weigert 铁苏木精（详见 van Gieson 染色法）。

2. Biebrich 猩红-酸性复红染液　1‰ Biebrich 猩红水溶液 90ml，1‰酸性复红水溶液 10ml，冰醋酸 1ml，溶液充分混合，使用前过滤可防止红色沉淀物对染色的影响。

3. 磷钼酸-磷钨酸水溶液　磷钼酸（phosphomolybdic acid）2.5g，磷钨酸（phosphotungstic acid）2.5g，蒸馏水 100ml。

4. 苯胺蓝染液　苯胺蓝 2.5g，冰醋酸 2ml，蒸馏水 100ml。

5. 1‰醋酸水溶液　冰醋酸 1ml，蒸馏水 99ml。

【染色步骤】

1. 石蜡切片脱蜡下行至蒸馏水。若用含有氯化汞成分的固定剂固定的标本，注意切片下行过程中要脱去组织内汞的沉淀颗粒。

2. Weigert 铁苏木精染色，10～20 分钟。

3. 流水冲洗，10 分钟，光镜下镜检。也可采用 1‰盐酸乙醇（70％乙醇）分色，光镜下控制细胞核染色。流水冲洗，5 分钟，蒸馏水浸洗。

4. Biebrich 猩红-酸性复红染液，15 分钟。蒸馏水洗。

5. 磷钼酸-磷钨酸水溶液分色，10～15 分钟，或直到胶原纤维无红色。光镜下镜检分色程度。

6. 苯胺蓝染液，10～20 分钟。蒸馏水洗。

7. 1‰醋酸水溶液分色，3～5 分钟。光镜下镜检分色程度。

8. 95％乙醇脱水上行，二甲苯透明，树胶封固。

【染色结果】胶原纤维、黏液为蓝色，软骨基质为淡蓝色，细胞质、肌纤维、角质素等为红色，细胞核为黑色。

【注意事项】

1. 若组织标本为 10％福尔马林固定，组织切片染色前需进行 Bouin 固定剂再固定，即 Bouin 固定剂，56℃，固定 1 小时，或室温，固定过夜。

2. Biebrich 猩红-酸性复红染液可以被替换为 Masson 酸性复红染液，两者的染色效果相近。Masson 酸性复红染液配制：酸性复红 1g，冰醋酸 1ml，蒸馏水 99ml。

3. 亮绿染料可以替代苯胺蓝染料，胶原纤维呈现浅绿色。可将染色步骤中第 5、6 步分别改变为：5％磷钨酸 10～15 分钟；2％

亮绿 5 分钟。其他步骤照常。亮绿染液配制：亮绿 2g，冰醋酸 1ml，蒸馏水 99ml。当胶原纤维含量较多时，选用亮绿可很好地显示胶原纤维，若是胶原纤维含量很少时，苯胺蓝染色要比亮绿染色更具有颜色对比上的优势。

4. 标本中红色含量减少通常提示：Biebrich 猩红-酸性复红染液（Masson 酸性复红染液）使用的时间过长，即其染液的染色力下降，应该更换新的染液，否则苯胺蓝染料的蓝色将可能覆盖红色的位置，造成染色结果的偏差。相反，若标本内蓝色浅，可能是由于在 1％醋酸溶液中停留时间过长的缘故，也就是醋酸分色作用过度所致，应通过减少分色时间加以纠正。

（三）Mallory 三色染色

Mallory 三色染色法简称为 Mallory 染色，是 Mallory（1900年）本人创立的一种三色染色方法，至今仍在使用，也是一种经典的特殊染色。

Mallory 染色所涉及 3 种颜色的染料为酸性复红、苯胺蓝和橘黄 G，此染色是比较特异的一种显示胶原纤维的染色方法，但不能区分被染胶原纤维的类型，尽管此纤维已经具有 6 种类型。

Mallory 染色应用有一百多年的历史，期间也经历了许多实验者对其进行的改进，产生了不少的改良染色法。改良方法出现的主要原因：第一，便于染色操作和节省染色时间；第二，不仅局限于显示胶原纤维，因为除了用于结缔组织染色外，还可以对腺垂体的 3 种类型的细胞进行鉴别性染色，对于胰岛细胞的鉴别染色也得到令人满意的染色结果。尽管 Mallory 改良法有很多种，但其最基本的染色原则并未改变，就是胶原纤维呈现蓝色，肌纤维和细胞核呈红色，红细胞呈橘黄色。

Mallory 染色法比较稳定，其优点是可将胶原纤维与其他纤维和肌纤维区分开，因此，很多实验室都将其染色当作常规染色（HE 染色）来使用。

125

【组织固定】Zenker、Helly 固定剂是最佳固定剂，10％中性福尔马林也可以。

【组织切片】石蜡切片 5～7μm。

【染液配制】

1. Mallory Ⅰ液　0.5％酸性复红水溶液。

2. Mallory Ⅱ液　苯胺蓝 0.5g，橘黄 G 1.5g，磷钼酸（磷钨酸）1g，蒸馏水 100ml。蒸馏水溶解磷钼酸（磷钨酸）后平均分成两份，再分别充分溶解苯胺蓝和橘黄 G。将两种染液混合后即可使用。

【染色步骤】

1. 石蜡切片脱蜡下行至蒸馏水。若用含有氯化汞成分的固定剂固定的标本，注意切片下行过程中要脱去组织内汞的沉淀颗粒。

2. MalloryⅠ液染色，1～5 分钟。

3. MalloryⅡ液染色，5～10 分钟。

4. 用滤纸吸压组织表面的染液，95％乙醇分色，数秒～数十秒；也可以直接进行 95％乙醇分色。光镜下镜检分色程度。

5. 100％乙醇脱水 2 次，每次 2～3 分钟。

6. 二甲苯透明 2 次，每次 3～5 分钟。树胶封固。

【染色结果】胶原纤维呈蓝色，肌纤维和细胞核呈红色，软骨基质呈淡蓝色，红细胞呈黄色。

【注意事项】

1. Mallory Ⅱ液配制有一定的特殊要求，不像一般的染液配制那样，将染料依次放入蒸馏水中混合即可，因为苯胺蓝和橘黄 G 只有单独在磷钼酸（磷钨酸）水溶液中才能充分将其彻底溶解，否则会在染液中沉淀大量的未被溶解的染料，将直接影响染色效果，甚至得不到应有的染色结果。

2. 在 95％乙醇分色之前，组织切片从染液中取出后，要用滤纸吸干组织上的染液，注意吸干后的切片应立即进行乙醇分色，否则组织干涸会影响分色的效果。若分色时，组织颜色（红色和蓝色）分色不清时，也可采取切片直接从染液出来进行 95％乙醇快速分色，以达到组织结构颜色区分清晰的目的。

3. 不同的固定剂固定的标本，对于 Mallory 染色结果会产生一定的差异。与此染色相匹配的固定剂为 Zenker、Helly 固定剂，若使用其他固定剂固定的组织，切片可以在染色之前进行 Zenker 或 Helly 固定剂的再固定（又称为 2 次固定），一般 30～60 分钟，流水冲洗，再蒸馏水浸洗 3 分钟，即可进行染色，其目的是增强其染色效果。

三、磷钼酸和（或）磷钨酸在染色中的作用

磷钼酸和磷钨酸属于无机盐，在特殊染色中经常会单独使用或同时与染料一起使用。通常认为磷钼酸和（或）磷钨酸在染色中所发挥的作用是媒染剂作用，也就是它们与相应的染料结合形成有色色淀，再与被染成分结合，使组织标本中的某种结构或某类细胞染上颜色，或它们与标本中的某种结构或某类细胞结合，再与相应的染料结合，而呈现出相应的染色结果。不管磷钼酸和（或）磷钨酸采取何种方式发挥作用，最终都将形成"被染成分＋钼离子（Mo^{6+}）和（或）钨离子（W^{6+}）＋染料"的有色复合物，目的在于增强染料对标本的着色能力。

尽管在许多的技术书籍或文献中没有对磷钼酸和（或）磷钨酸在染色中的作用具体地给予详述，但它们在染色中所具有的特性和在实际中所起的作用是一致的。另外，到目前为止，还没有找到可取代这类无机盐在染色中起媒染剂作用的其他盐类化合物。

四、影响结缔组织三色染色的因素

许多的染色都可以选择性地或特异性地显示结缔组织，其中有一些染色因显示 3 种颜色而被统一归属于"三色染色"。三色染色是指使用 3 种染料分别选择性地显示胶原纤维、肌纤维、纤维素和红细胞，其中一种染料可以是只显示细胞核的染色。最初的一些三色染色只是用于区分胶原纤维和肌纤维，其中有些染色结果获得了满意效果，以至于一直沿用到今天。三色染色可以显示多种形态结构，给形态学研究带来了许多便利，但由于其染色条件的严格性，使得染色结果的稳定性相对降低。

1. 标本固定和染料分子的大小与染色的关系 有人认为染色过程中染料对组织结构的选择性与标本内部因固定所形成的"气孔"大小及疏密性有关，尽管这种推测未被公认，但有些信息的获得是来自于不同分子大小的染料与组织结构的染色。

标本置于固定剂中，也就是标本中的蛋白质成分被暴露于固定剂时，蛋白质结构链与固定剂之间内在的相互作用就发生了，反应

的性质和最终的结果都将依据蛋白质确切的组成和所使用的固定剂。标本内的蛋白质"网络"结构可因固定剂的固定作用而形成，不同的蛋白质形成具有不同特征的"网络"结构，这种特征表现在"网络"所带有的气孔大小与气孔数量上的变化。如：血红蛋白可形成一种较致密的"网络"结构，其中有许多的"气孔"；肌纤维则形成带有较大"气孔"的一种开放性的蛋白质"网络"结构，而胶原纤维形成的是最为致密的"网络"，其表面有非常多的"气孔"。

染色与蛋白质"网络"结构及"气孔"的疏密性有关，同时也与染料分子的大小有关。小的染料分子能浸透于 3 种类型的"网络"结构，中等大小的染料分子可置换浸透于胶原纤维和肌组织内的较小染料分子，而大分子的染料对胶原纤维的染色，与纤维因固定作用而产生密集的"气孔"样"网络"结构有关，可置换所有小于该染料的其他染料分子。对于染料分子大小的判断可以通过其分子量大小来估算，并且具有一定的参考价值。如 van Gieson 染色中，苦味酸与酸性复红在染色中的联合使用，苦味酸可使肌纤维着色，酸性复红可使胶原纤维着色。这是因为前者的分子较酸性复红要小很多，苦味酸分子量为 229，酸性复红为 586。又如 Masson染色中，苯胺蓝或亮绿与酸性复红的匹配染色，由于苯胺蓝分子（分子量 800）或亮绿分子（793）较酸性复红分子（586）要大，因此前者可使胶原纤维着色（蓝色或绿色），后者可使肌纤维和红细胞着色（红色）。上述两种染色的比较也印证了人们的推测：固定标本内在的结构变化与不同分子量的染料分子对胶原纤维的三色染色有着更重要的作用。

2. 染色的温度　研究表明加热可以增加染色的速度，同样也能影响分子量较大的染料对被染标本的浸透性。通常提高染色温度可设置在 37～56℃，但多为 37℃。

3. 染液的 pH　为了获取理想的三色染色结果，所使用的染液pH 应为最佳状态，为 1.5～3.0 之间。超过适宜 pH 的范围，即pH 或高或低，有可能呈现某一种颜色的变浅，或被其他颜色所覆盖或消失的结果，将直接影响光镜下结果的判定。

附：苦味酸-天狼猩红染色显示胶原纤维

【组织固定】10％中性福尔马林。

【组织切片】石蜡切片 5～7μm。

【染液配制】

1. 苦味酸-天狼猩红染液　0.5％天狼猩红 10ml，苦味酸饱和水溶液 90ml。

2. 天青石蓝染液　天青石蓝 B 1.25g，铵铁矾 1.25g，蒸馏水 250ml。溶解煮沸，冷却过滤，加入甘油 30ml，加入盐酸 0.5ml。

【染色方法】

1. 石蜡切片脱蜡下行至蒸馏水。

2. 天青石蓝染液染 5～10 分钟。蒸馏水洗 3 次。

3. 苦味酸-天狼猩红染液染 15～30 分钟。

4. 无水乙醇直接分色与脱水，光镜下观察。

5. 二甲苯透明，树胶封固。

【染色结果】胶原纤维呈亮红色，细胞核呈绿色，其他结构呈黄色。

【注意事项】

1. 细胞核的天青石蓝染色可以换成 Harris 苏木精淡染，效果是同样的。

2. 封固后的切片须及时在偏振光光镜下观察与照相，以免切片褪色。

3. 偏振光光镜下可以观察到 4 种类型的胶原纤维：

Ⅰ型胶原纤维：紧密排列，显示很强的双折光性，呈黄色或红色的纤维。

Ⅱ型胶原纤维：显示弱的双折光，呈多种色彩的疏松网状分布。

Ⅲ型胶原纤维：显示弱的双折光，呈绿色的细纤维。

Ⅳ型胶原纤维：显示弱的双折光的基膜，呈淡黄色。

129

第2节 弹性纤维染色

一、形态结构与特点

疏松结缔组织中的弹性纤维数量要比胶原纤维少，但分布却很广泛。新鲜状态的弹性纤维呈黄色，俗称为黄纤维，具有弹性，可延伸达原长的一倍半。弹性纤维直径 $1\sim10\mu m$，相对胶原纤维要细很多，有分支，光镜暗视野下可见其折光性很强，但不具有双折光性的特点。弹性纤维能抵抗沸水、弱酸以及弱碱的溶解性，能抵抗大多数蛋白水解酶的水解，但容易被胰腺和多形核白细胞分泌的弹性蛋白酶所消化。

弹性纤维具有特殊的染色性质，HE染色标本中弹性纤维着色很浅，为粉红色，不易与胶原纤维和肌组织鉴别。由于弹性纤维的主要成分富含二硫键糖蛋白，所以其嗜酸性染色强，易与染料中的碱性基团结合，借助特殊的染色可以显示它的存在与数量上的变化。

常用的显示弹性纤维的染色有：地衣红染色、Gomori醛品红染色、Weigert染色、Verhoeff-van Gieson染色等。

二、弹性纤维染色

（一）地衣红染色

地衣红染色是经典的弹性纤维染色方法之一，其染色所涉及的染料是地衣红。最早使用的地衣红为天然地衣红，是从被称为地衣的植物中获取的。随着染料制作技术的发展，人工合成的地衣红染料逐步取代了天然地衣红的使用。

地衣红染色在组织学染色技术中比较常用，由于地衣红具有较好地显示弹性纤维的细微结构和弹性蛋白的特性，因此在皮肤学研究方法中常用于显示皮肤内细微的弹性纤维。另外，地衣红也被认为是检测幼年机体组织中纤细的弹性结构的有效试剂。

【组织固定】此染色对固定剂选择并不是很严格。

【组织切片】石蜡切片 $5\sim7\mu m$。

【染液配制】地衣红染液：地衣红 0.1g，70％乙醇 100ml，硝酸 2ml。

【染色步骤】

1. 石蜡切片脱蜡下行至 70％乙醇。若用含氯化汞成分的固定剂固定的标本，注意切片下行过程中要脱去组织内汞的沉淀颗粒。

2. 地衣红染液，室温，12 小时或过夜（约 17 小时），或 37℃，15～30 分钟。

3. 70％乙醇分色，光镜下观察。必要时可采用 0.5％～1％盐酸乙醇分色，以去除胶原纤维颜色。

4. 常规乙醇脱水，二甲苯透明，树胶封固。

【染色结果】弹性纤维为棕红色，背景为淡棕色（图 3-3）。

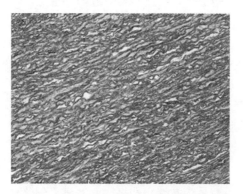

图 3-3　地衣红染色显示人大动脉弹性纤维

【注意事项】

1. 常规染色中通常所强调的染色原则　室温下，选取低浓度的染液，较长时间的染色，使得染料与组织结构（成分）充分而又牢固地结合，可在光镜下获得理想的染色效果。地衣红染液的配制有两种（表 3-1）。地衣红浓度的不同，其染色时间也不同。浓度高者，染色时间要相对地缩短。另外，染色温度的高低也会影响染色时间的确定，同一浓度的染液，室温染色 12 小时或过夜（17 小时以上），而 37℃时，则可缩短为 30 分钟。不论选择何种地衣红染液的配制方法，染色温度是室温还是 37℃，都应在实施正式染色之前进行预染色（预实验），以确定染色条件，从而保证标本的染色质量。

表 3-1 地衣红染液的两种配制方法

地衣红配制方法一	地衣红配制方法二
地衣红 1g	地衣红 0.1g
70％乙醇 100ml	70％乙醇 100ml
盐酸（浓）1ml	硝酸（浓）2ml

2. 地衣红染液配制后可以反复使用，一般染色期限为半年左右，染色结果为棕红色。随着染液使用次数的增加，染色的色泽就会变得晦暗，呈暗棕色，因此被染对象的颜色可以作为衡量染液质量的一个尺度。另外，不同厂家产生的地衣红染料的质量略有不同，反映在光镜下的染色颜色上也就存在一定的差别。

3. 若需要进行细胞核复染，可在上述染色过程的第 3 步后进行蒸馏水浸洗 3 分钟，入 Mayer 苏木精染色，30 秒～1 分钟，流水冲洗 10 分钟，蓝化。常规乙醇脱水，二甲苯透明，树胶封固。染色结果：细胞核为蓝色，弹性纤维及弹性蛋白为棕红色。

（二）Gomori 醛品红染色

1950 年 Gomori 首先将醛品红弹性纤维染色介绍到组织学。组织切片经过恰当的氧化处理，如过碘酸、过氧乙酸、高锰酸钾等氧化剂处理，粗大的和纤细的弹性纤维均被着色，而且颜色强度很高，可能是将弹性纤维中处于交联状态的弹性蛋白之间的二硫键打开，使之转变为带正电荷的硫酸衍生物，后者能特异性地与醛品红结合而呈现颜色。另外，其他组织或细胞也可同样地被染上颜色，包括胰岛 B 细胞颗粒、肥大细胞颗粒、神经内分泌核团及某些黏蛋白等。

醛品红中的碱性品红（basic fuchsin）是一种混合的碱性染料，内含有副品红碱（三氨基三苯甲烷氯化物）、品红碱（一甲基品红、二甲基品红）等多种成分，其中对弹性纤维起染色作用的是副品红碱。副醛又称三聚乙醛（paraldehyde），是乙醛（acetaldehyde）的三聚体，在酸性条件下，三聚乙醛与碱性品红（副品红碱）结合形成多聚品红碱（醛品红）。它对弹性纤维有很强的亲和力，这种高亲和力有赖于弹性纤维内硫酸化基团的存在。带有硫酸化基团的醛品红结合物（即醛品红＋硫酸基团）构成了一个有色反应过程，将弹性纤维染色成龙胆紫色。时至今日，尽管醛品红与弹性纤维这种高亲和性结合的机制仍然不是太清楚，但 Abul-Haj 和 Rinehart（1952）提出一种推测其染色机制的可能性，这是一个较为公认的看法，即此染色应归属于类似 PAS 反应的范畴。

Gomori 醛品红染色法对固定剂选择的要求：避免使用含重铬酸钾成分的固定剂；福尔马林和 Bouin 固定剂可以给染色带来背景无色的优点；含有氯化汞成分的固定剂要比福尔马林、Bouin 固定剂稍逊色一些，有淡淡的紫色背景呈现，尽管染色结果与背景颜色的反差较大。选择不适当的固定剂或染色时间不充分，对于染色结果是一样的，都可呈现较浅的或无色的染色结果。

【组织固定】10％福尔马林、Bouin 固定剂。

【组织切片】石蜡切片 5～7μm。

【染液配制】

1. 醛品红

碱性品红 0.5g

70％乙醇 100ml

三聚乙醛 1ml

盐酸 1ml

70％乙醇充分溶解碱性品红，分别加入三聚乙醛和盐酸，每次加入试剂后要充分混合，此时染液颜色为玫瑰红色。将染液置于室温条件下，成熟 1 周左右，成熟后的染液颜色变为龙胆紫色。在 4℃冰箱内保存，一般 3～6 个月。最佳染色时间为成熟后的 10～14 天。

2. 0.125％酸性高锰酸钾溶液

0.25％高锰酸钾水溶液 50ml

0.25％硫酸（sulphuric acid）水溶液 50ml

3. 5％草酸（oxalic acid）水溶液

【染色步骤】

1. 石蜡切片脱蜡下行至 70％乙醇。若用有氯化汞成分的固定剂固定的标本，注意切片下行过程中要脱去组织内汞的沉淀颗粒。

2. 0.125％酸性高锰酸钾溶液染色3～5分钟。蒸馏水速洗。

3. 5％草酸水溶液漂白，直至组织颜色变为白色，或1～2分钟。

4. 流水冲洗，3分钟，蒸馏水浸洗，3分钟。

5. 70％乙醇浸洗，3分钟。

6. 入醛品红染液染色10～30分钟。

7. 95％乙醇分色，光镜下观察。

8. 100％乙醇脱水2次，每次2～3分钟。

9. 二甲苯透明2次，每次3～5分钟。树胶封固。

【染色结果】弹性纤维为龙胆紫色，背景无色（图3-4）。

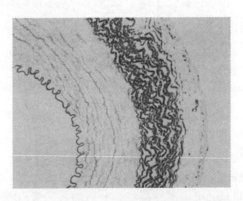

图3-4　醛品红染色显示犬中动脉弹性纤维

【注意事项】

1. 染液配制时应注意：① 所使用的三聚乙醛要新鲜，不能使用放置过久的三聚乙醛，因为它将直接影响醛品红的质量。另外，三聚乙醛和盐酸加入的顺序也有其严格的要求，先加入三聚乙醛，后加入盐酸，顺序的颠倒会导致醛品红成熟（变色）过程的失败。② 新配制的醛品红为玫瑰红色，需要在室温（25℃左右）下进行1周左右的成熟过程而转变为龙胆紫色，才能用于弹性纤维的染色。检验醛品红成熟与否的标准就是通过对弹性纤维进行染色来确认，而不能通过肉眼对染液颜色的观察来确定其成熟程度，否则会造成弹性纤维染色颜色浅的后果。若要使醛品红快速成熟，可将新配制染液放置37℃温箱内24小时，即可快速完成其成熟过程。经验提示：容器内应尽量减少空余的空间。③成熟的醛品红放置于4℃冰箱内贮存，目的是减慢其进一步成熟的进程，因为染液成熟是一个不可逆的反应过程，过度成熟对染色结果同样也会呈现着色浅或不着色的情况。染液的最佳染色时间是有限度的，因此延长染液成熟的时段范围，可以相对延长染液使用期限。

2. Gomori 醛品红染色原方法的氧化形式是采用 Lugol 碘液氧化，在以后的改良方法中多采用酸性高锰酸钾溶液的氧化形式，其氧化效果较前者更显著，主要表现在染色结果的显示上。

Lugol 碘液的配制：碘（iodine）1g，碘化钾（potassium iodide）2g，蒸馏水100ml。切片在 Lugol 碘液中氧化10分钟，蒸馏水洗，2.5%硫代硫酸钠（sodium thiosulfate，海波 Hypo）去色，2分钟。对于不同固定剂固定的标本，其氧化的实施也不同。如Bouin、10%福尔马林固定的标本，采用氧化后的醛品红染色，会很好地显示弹性纤维的结构，相反，直接进行醛品红的染色，弹性纤维颜色会很浅或无色。而 Susa 固定的标本，则可以省略氧化步骤，直接进行醛品红染色，其染色效果相似于氧化后的染色效果，可能是 Susa 固定剂中的氧化汞成分对醛品红染色起到增强的作用。

3. 染色后的切片分色可以采用不同浓度（70%～95%）的乙醇，使用的原则：若单纯的弹性纤维或某类细胞染色，可直接95%乙醇分色；若染色后还要进行其他染色，可70%乙醇分色，光镜下镜检，蒸馏水浸洗3分钟，即可进行后续的染色。

4. 醛品红可以反复使用，由于染液含乙醇成分且黏稠性较大，因此应注意其密闭性保存，可使用封口膜（paraffin film）封严瓶口，4℃冰箱贮存。染色前，提前复温（室温）后使用。

（三）Verhoeff 弹性纤维染色

【组织固定】任何固定剂均可。

【组织切片】石蜡切片5～7μm。

【染液配制】

1. Verhoeff 染液

A液：苏木精 1g，纯乙醇 20ml。

B液：10％氯化铁水溶液。

C液：Lugol 碘液：碘 1g，碘化钾 2g，蒸馏水 100ml。

工作液：A液 20ml、B液 8ml、C液 8ml，按顺序加入，混合均匀，即可使用。原则上现配现用。

2. 2％氯化铁水溶液

【染色步骤】

1. 石蜡切片脱蜡下行至蒸馏水。若用含有氯化汞成分的固定剂固定的标本，注意切片下行过程中要脱去组织内汞的沉淀颗粒。

2. Verhoeff 染液染色 15～30 分钟。蒸馏水洗。

3. 2％氯化铁水溶液分色。光镜下观察：弹性纤维和细胞核呈黑色。

4. 流水冲洗，10 分钟，蒸馏水浸洗。

5. 95％乙醇洗涤，以去除标本内多余碘色。

6. 蒸馏水浸洗 5 分钟。

7. van Gieson 复染，3～5 分钟。

8. 滤纸吸去组织上过多的染液，95％乙醇分色。光镜下观察。

9. 纯乙醇脱水 2 次，每次 2～3 分钟。

10. 二甲苯透明 2 次，每次 3～5 分钟。树胶封固。

【染色结果】弹性纤维、细胞核为黑色，其他组织颜色依据 van Gieson 复染而定。

【注意事项】

1. Verhoeff 染液不能长久保存，应坚持现配现用的原则。

2. 分色步骤是 Verhoeff 染色的关键点，弹性纤维、细胞核呈现黑色，背景（胶原纤维和肌纤维）颜色为灰色或无色。甚至对有此染色经验的实验者而言，也有可能在不知情的情况下过度分色操作而使较细的弹性纤维颜色脱去。因此，分色过程必须在光镜下严格控制。若分色过度，可重新进行 Verhoeff 染色。

3. 当 Verhoeff 染色与 van Gieson 染色联合使用时，可以说是显示大血管壁上的粗大弹性纤维最佳的染色法，但 van Gieson 复染的时间不能过长，否则也会使弹性纤维染色色浅或无色。除了 van Gieson 染色外，伊红染色也可以起到突出弹性纤维颜色和衬托整体结构的复染效果。

4. 染色前的处理，即1％高锰酸钾水溶液5分钟，1％草酸水溶液漂白，可以增强 Verhoeff 染液对弹性纤维的敏感性和染色强度。

（四）Weigert 间苯二酚-复红染色

【组织固定】Zenker、Helly 或 10％福尔马林固定剂。

【组织切片】石蜡切片 5～7μm。

【染液配制】

Weigert 染液：

蒸馏水 100ml

碱性品红 1g

间苯二酚（resorcin）2g

29％三氯化铁（FeCl$_3$）12.5ml

盐酸 2ml

将碱性品红和间苯二酚溶解于蒸馏水并煮沸，加入 29％三氯化铁 12.5ml，搅拌，继续煮沸 5 分钟。冷却过滤，丢弃滤液，将滤纸及过滤物一起放入温箱或烤箱内烘干。烘干的过滤物及滤纸加入 95％乙醇 100ml，水浴加温直至染料溶解，弃去滤纸，冷却过滤，补加因加热而丢失的乙醇量到 100ml。最后加盐酸 2ml，混合均匀即可使用。染液 4℃冰箱可密封保存数月。

【染色步骤】

1. 石蜡切片脱蜡下行至 95％乙醇。若用含有氯化汞成分的固定剂固定的标本，注意切片下行过程中要脱去组织内汞的沉淀颗粒。

2. Weigert 染液染色，室温，1～3 小时，或 56℃，30 分钟～1 小时。

3. 流水冲洗，3 分钟；蒸馏水浸洗，3 分钟。

4. van Gieson 复染，3 分钟。

5. 95％乙醇分色，光镜下观察。

6. 纯乙醇脱水 2 次，每次 2～3 分钟。

7. 二甲苯透明 2 次，每次 3～5 分钟。树胶封固。

【染色结果】弹性纤维呈蓝黑色，其他组织颜色依据 van

Gieson复染而定。

【注意事项】

1. 若 Weigert 染色过度，可采用 0.5%～1%盐酸乙醇分色，直至弹性纤维颜色清晰为止。

2. 染色前，经 0.5%～1%高锰酸钾水溶液 5 分钟，1%草酸水溶液漂白处理，同样可以增强 Weigert 染液对弹性纤维的敏感性和染色强度。

3. Weigert 染色后的组织复染，除了 van Gieson 染色外，还可以选择伊红染色、中性红染色、苏木精-伊红染色等方法。

第 3 节 网状纤维染色

一、形态结构与特点

网状纤维是结缔组织内的一种纤维，主要由Ⅲ型胶原蛋白构成，并常伴有其他类型的胶原、蛋白多糖和糖蛋白。疏松结缔组织内的网状纤维数量较少，而网状组织内的网状纤维却非常丰富，脂肪细胞表面也常见。网状纤维还存在于实质器官内，如肝、肾和内分泌腺等，以及构成脾、淋巴结和骨髓的支架。与胶原纤维相比，网状纤维十分纤细，直径为 0.2～1μm，可被银盐浸染而呈现黑色，故又称为嗜银纤维（argentaffin fibers）。在理化性状上，胶原纤维抗拉力强但缺乏弹性，网状纤维则具有一定弹性，水煮不成胶，在稀酸中不膨胀，能抵抗胃液的消化和酸性物质的侵蚀。

由于网状纤维是由直径约 35nm 的原纤维组成，而原纤维之间又是由蛋白多糖和糖蛋白构成的"桥"状结构相连接的，因此，网状纤维的嗜银性与 PAS 阳性反应可能是由于其内含有蛋白多糖和糖蛋白的缘故。研究表明，使用染料显示网状纤维是不可靠的，因为一般的染料不能很好地区分胶原纤维与网状纤维，且二者对 PAS 反应均为阳性，但是采用铵银技术却能区分二者，甚至能显示出最细的网状纤维。

二、网状纤维铵银技术的基本步骤与作用

铵银技术的基本原理：组织结构内的蛋白质与银化合物结合，经过还原剂的作用而成为金属银，并沉淀于组织结构内或其表面，因而使得组织结构清晰显现。

显示网状纤维的常用铵银方法：Foot 法、Wilder 法、Gordon & Sweet 法、Gomori 法等。尽管各种方法有所不同，但其基本的步骤是相同的，主要包括氧化、浸银、还原、调色、固定 5 个步骤。

1. 氧化　氧化是指通过氧化剂的作用而实现的组织被氧化的过程，目的是提高银离子对网状纤维的结合率。不同的方法所使用的氧化剂也不一样，如 Wilder 法中使用磷钼酸为氧化剂，六价的钼离子很容易被还原为低价的钼离子，Foot 法则采用高锰酸钾作为氧化剂。尽管氧化剂不同，但其氧化作用是相同的，都是为了增强网状纤维的染色效果。氧化后的漂洗或漂白是为了去除组织上氧化剂的颜色和多余的金属离子成分。

注意：标本切片氧化后流水的彻底冲洗十分必要，目的是减少对铵银溶液的污染。

2. 浸银　不同的网状纤维铵银方法，其铵银溶液的配制上也存在着差异。如 Wilder 方法是用硝酸银与氢氧化铵（ammonia，氨水）进行配制；Snook 方法则先将硝酸银与氢氧化钠反应，再加入氢氧化铵完成配制；Foot 铵银法的铵银溶液是硝酸银与碳酸锂（lithium carbonate）和氢氧化铵的结合。无论采用何种方法配制的铵银溶液，最终与网状纤维相结合的有效成分均为银铵络离子 $[Ag(NH_3)_2^+]$。以 Foot 方法为例，介绍银铵络离子的形成过程。

10% 硝酸银（约 pH 5）与碳酸锂饱和水溶液（强碱）等体积混合，产生淡黄色沉淀溶液（约 pH 9.5），在有色沉淀物中逐滴地加入氢氧化铵（28%）直至沉淀颗粒几乎完全溶解，形成可溶性的铵银络合物，其银铵络离子 $[Ag(NH_3)_2^+]$ 带正电荷。此时铵银溶液的 pH 为 11~12，所形成的银铵络离子 $[Ag(NH_3)_2^+]$ 的数量最多，游离状态的银离子浓度最低，是显示网状纤维结构的最佳状态。

$$AgNO_3 + Li_2CO_3 \rightarrow Ag_2CO_3 \downarrow \text{（淡黄色）}$$

$$Ag_2CO_3 \downarrow + NH_4OH \text{（浓）} \rightarrow Ag(NH_3)_2^+ \text{（银铵络离子）}$$

不同的铵银方法，其银染时间也各不相同，但银染后最终所呈现的网状纤维颜色却相差并不大，均为棕黑色或黑色。

3. 还原　还原剂大多数采用 10%～20% 福尔马林溶液。还原反应中，与网状纤维结合的银铵络离子被甲醛还原成金属银而沉积在网状纤维上，呈现出棕黑色或黑色；甲醛则被氧化为甲酸。网状纤维颜色上的差异取决于所沉积银的数量，而银的沉积数量则依据银离子还原率而定。

$$Ag(NH_3)_2^+ + HCHO \rightarrow Ag \downarrow + HCOOH + H_2O + NH_3$$

影响银离子还原率的因素：

（1）银铵络离子的浓度对网状纤维亲和力的影响：银铵络离子浓度越高，对组织的吸附作用就越强，经还原作用，银离子还原率也相应增加，银沉积量增多。在同一浓度的铵银溶液中，不同的纤维与银铵络离子所产生的吸附强度不同，如网状纤维的吸附性最强，而胶原纤维则相对弱许多，又因纤维本身的性质不同，所体现的着色程度也不同，网状纤维呈现棕黑色或黑色，胶原纤维则显示为深棕色或深棕红色。

（2）银离子与甲醛的吸附作用：组织浸入铵银溶液则被银铵络离子所吸附，在还原液中组织对甲醛的吸附作用也很大，所以组织上的银铵络离子经甲醛的还原作用产生六次甲基胺和金属银，后者则沉积在纤维上。

有些方法则使用对苯二酚（hydroquinone）或没食子酸（gallic acid）来替代甲醛作为还原剂，其对组织的吸附效果相近于甲醛。

4. 调色　调色（tone）是指绘画上色调的变化过程。在铵银方法所使用的调色概念是指增强沉积在网状纤维上的银的效果，削弱背景颜色，更加突出染色结果的显示。金属银经过氯化金（$AuCl_2$ 或 $HAuCl_4$）的调色而使背景呈现的棕黄色变为浅灰色，网状纤维与背景的反差色增大（图 3-5、图 3-6）。从化学性质上比较，金属金比金属银的稳定性更强。

$$2Ag + AuCl_2 \rightarrow Au + 2AgCl$$

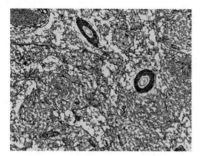
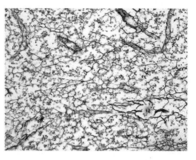

图 3-5　未经氯化金调色的　　　图 3-6　经过氯化金调色的
　　　　银染标本　　　　　　　　　　　银染淋巴结组织

5. 固定（定影）　硫代硫酸钠（$Na_2S_2O_3$，海波 Hypo）在显微摄影技术中具有定影的作用。同理在铵银方法中也同样具有定影的功效，只是在此被称为固定。$S_2O_3^{2-}$ 与组织上未反应的银离子结合形成可溶性的银复合物 [$Na_3Ag(S_2O_3)_2$] 而游离在溶液中，目的是去除未还原的银离子，以免因光的作用使组织中存在的大量游离银离子被还原成金属银而沉积在组织内，增强背景着色（非特异性的银染反应）；同时，硫代硫酸钠也可以去除组织中残留的氯化金成分。

$$Ag^+ + 2Na_2S_2O_3 \rightarrow Na^+ + Na_3Ag(S_2O_3)_2$$

另外，也有人为了提高网状纤维的染色效果，尝试着在氧化与浸银之间添加一步，即增敏作用（sensitization）。组织切片在金属盐溶液中浸润时，被认为形成了带有增敏效应的金属离子结构的复合物，这种复合物内的致敏金属离子随后被铵银溶液中的银离子所置换。增敏所使用的金属离子盐包括：硝酸铀（uranium nitrate）、硝酸银、硫酸铁铵、磷钼酸等。但也有人提出不同的观点：增敏作用所使用的金属盐可以归属为媒染剂，增敏作用可以被看做是媒染作用。由于有些方法中使用增敏作用，其最终在染色结果上并无显著效果，因此有些铵银方法（如 Foot 法）已省略了此步骤。

141

三、常用的铵银方法

（一）Foot 铵银法

【组织固定】10％福尔马林以及其他固定剂均可，Zenker 固定剂固定效果最佳。

【组织切片】石蜡切片 5～7μm。

【溶液配制】

1. 0.25％高锰酸钾水溶液。

2. 5％草酸水溶液。

3. 20％福尔马林。

4. 0.2％氯化金水溶液。

5. 5％硫代硫酸钠水溶液。

6. 碳酸铵银液　10％硝酸银水溶液 10ml，碳酸锂饱和水溶液（＞1.25％）10ml，将两液混合即产生浅黄色沉淀物，静置片刻，倾去上清液，用蒸馏水洗涤有色沉淀物 3～6 次，然后加蒸馏水至 25ml，逐滴加入氢氧化铵（28％），边加边搅拌，直到沉淀物颗粒几乎完全溶解，再加蒸馏水到 100ml，过滤后即可使用。一般现配现用。

【染色步骤】

1. 石蜡切片脱蜡下行到蒸馏水。若用含有氯化汞成分的固定剂固定的标本，注意切片下行过程中要脱去组织内汞的沉淀颗粒。

2. 0.25％高锰酸钾水溶液，2～5 分钟。蒸馏水洗。

3. 5％草酸水溶液，1～2 分钟，或组织颜色变白即可。

4. 流水冲洗，3 分钟；蒸馏水浸洗，3 分钟。

5. 入预热（56℃）的碳酸铵银溶液染色，56℃温箱，15～30 分钟。

6. 蒸馏水速洗。

7. 20％福尔马林，5 分钟。

8. 蒸馏水充分洗。

9. 0.2％氯化金水溶液，5 分钟。

10. 蒸馏水充分洗。

11. 5％硫代硫酸钠水溶液，1 分钟。

12. 流水冲洗，3 分钟。

13. 常规乙醇脱水，二甲苯透明，树胶封固。

【染色结果】网状纤维呈黑色，胶原纤维呈棕红色，细胞核呈浅灰色，背景无色。

（二）Wilder 铵银法

【组织固定】10％中性福尔马林缓冲液，Zenker、Helly、Orth 固定剂。

【组织切片】石蜡切片 5～7μm。

【溶液配制】

1. 10％磷钼酸水溶液。

2. 1％硝酸铀水溶液。

3. 铵银溶液　量取 10.2％硝酸银水溶液 5ml，逐滴加入氢氧化铵（28％），直到有色沉淀物的颗粒几乎溶解，加入 5ml 的 3.1％氢氧化钠即产生有色沉淀物，再逐滴加入氢氧化铵（28％）直至沉淀物颗粒几乎溶解，加蒸馏水到 50ml，过滤后即可使用。一般现配现用。

4. 还原液　蒸馏水 100ml，福尔马林（37％～40％）1ml，1％硝酸铀水溶液 3ml。

5. 0.2％氯化金水溶液。

6. 5％硫代硫酸钠水溶液。

【染色步骤】

1. 石蜡切片脱蜡下行到蒸馏水。若用含有氯化汞成分的固定剂固定的组织，注意切片下行过程中要脱去组织内汞的沉淀颗粒。

2. 1％磷钼酸液，1分钟。

3. 流水冲洗，3～5分钟；蒸馏水洗，3分钟。

4. 1％硝酸铀液，1分钟；蒸馏水速洗，10秒。

5. 铵银溶液，1～2分钟，中间更换一次新的铵银溶液。

6. 95％乙醇速洗。

7. 还原液，1分钟，中间更换一次新的还原液。蒸馏水充分洗。

8. 0.2％氯化金水溶液，1分钟。蒸馏水洗。

9. 5％硫代硫酸钠水溶液，1分钟。流水洗 3～5分钟。

10. 乙醇脱水上行，二甲苯透明，树胶封固。

【染色结果】网状纤维呈黑色，细胞核呈灰色，胶原纤维呈棕红色，背景无色。

（三）Gordon & Sweet 铵银法

【组织固定】10％中性福尔马林缓冲液。

【组织切片】石蜡切片 5～7μm。

【溶液配制】

1. 1％高锰酸钾水溶液。

2. 1％草酸水溶液。

3. 铵银溶液　量取 10％硝酸银 5ml，逐滴加入氢氧化铵（28％），边加边搅拌。硝酸银与氢氧化铵结合即产生有色沉淀，当沉淀颗粒被继续加入的氢氧化铵几乎完全溶解时，加入 3％氢氧化钠水溶液 5ml，将再次产生有色沉淀，此时再滴加氢氧化铵，直至沉淀颗粒几乎完全溶解，加入蒸馏水 50ml，然后过滤，储存于洁净的棕色瓶中备用。

4. 2.5％硫酸铁铵水溶液。

5. 10％福尔马林。

6. 0.2％氯化金水溶液。

7. 5％硫代硫酸钠水溶液。

【染色步骤】

1. 石蜡切片脱蜡下行到蒸馏水。若用含有氯化汞成分的固定剂固定的组织，注意切片下行过程中要脱去组织内汞的沉淀颗粒。

2. 1％高锰酸钾水溶液，5 分钟。蒸馏水洗。

3. 1％草酸水溶液，1～2 分钟，或直至组织变为白色。

4. 流水冲洗，5 分钟。蒸馏水洗。

5. 2.5％硫酸铁铵水溶液（增敏），至少 15 分钟。

6. 蒸馏水洗。

7. 铵银溶液，2 分钟。

8. 蒸馏水洗。

9. 10％福尔马林，2 分钟。流水冲洗，5 分钟。

10. 蒸馏水洗几次。

11. 0.2％氯化金水溶液，3 分钟。蒸馏水洗。

12. 5％硫代硫酸钠水溶液，3 分钟。流水冲洗 2 分钟。

13. 常规乙醇脱水上行，二甲苯透明，树胶封固。

【染色结果】网状纤维呈黑色，细胞核呈浅灰色，胶原纤维呈棕红色，背景无色。

（四）Gomori 铵银法

【组织固定】10％中性福尔马林缓冲液最好。

【组织切片】石蜡切片 5～7μm。

【染液配制】

1. 1％高锰酸钾水溶液。

2. 2％偏重亚硫酸钾（potassium metabisulphite）水溶液。

3. 铵银溶液　量取 10％硝酸银水溶液 40ml，加入 10％氢氧化钾 10ml，静置沉淀物后，倾去上清液，用蒸馏水洗沉淀物几次。逐滴加入氢氧化铵（28％），边滴加边搅拌，致使沉淀物颗粒几乎溶解，再加入 10％硝酸银直至沉淀物几乎溶解，最后加入蒸馏水到 100ml，过滤，储存于棕色瓶内备用。

4. 2％硫酸铁铵水溶液。

5. 10％福尔马林。

6. 0.2％氯化金水溶液。

7. 2.5％硫代硫酸钠水溶液。

【染色步骤】

1. 石蜡切片脱蜡下行至蒸馏水。若用含有氯化汞成分的固定剂固定的组织，注意切片下行过程中要脱去组织内汞的沉淀颗粒。

2. 1％高锰酸钾水溶液，2 分钟。蒸馏水洗。

3. 2％偏亚硫酸氢钾溶液，1 分钟。

4. 流水冲洗 2 分钟，蒸馏水洗。

5. 2％硫酸铁铵水溶液（增敏），1 分钟。

6. 流水冲洗，2 分钟；蒸馏水浸洗，2～3 分钟。

7. 入铵银溶液，1 分钟。

8. 蒸馏水速洗，约 20 秒。

9. 10％福尔马林，3 分钟。

10. 流水冲洗，3 分钟；蒸馏水浸洗，2～3 分钟。

11. 0.2％氯化金水溶液调色，10 分钟。蒸馏水洗。

12. 2.5％硫代硫酸钠水溶液，1 分钟。流水冲洗，2 分钟。

13. 常规乙醇脱水上行，二甲苯透明，树胶封固。

【染色结果】网状纤维呈黑色，细胞核呈浅灰色，胶原纤维呈棕红色，背景无色。

在上述介绍的 4 种方法中，Wilder 法、Gordon & Sweet 法、Gomori 法的浸银时间相对于 Foot 法缩短很多，1~2 分钟即可完成，而实验操作也相对比较简便。Foot 法则显得相对费时、费事，每次必须配制新鲜的铵银溶液，不能隔夜使用，浸银时需加热（56℃），但是其最大的优点就是结果稳定。只要铵银溶液没有被污染，可以进行 2~3 次的连续使用，因此可以大量制作。

四、网状纤维铵银方法的基本要求

1. 切片要求 除了通常的技术书籍或文献中使用的是石蜡切片外，在实际工作中冰冻切片和火棉胶切片也可用在网状纤维的显示上，只是其效果不如石蜡切片好。

组织标本固定的范围很宽，既可以使用 10％中性福尔马林、Zenker、Helly 等固定剂，也可以使用含氯化汞或四氧化锇等成分的固定剂，只是偶尔会产生组织的非特异性背景颜色，即金属银的沉淀存在。

对于铵银方法，配制的最佳铵银溶液是碱性的溶液，pH 为 11~12，在这种碱性较强的溶液中浸泡常常会造成组织切片与载玻片的分离，也就是常说的（组织）脱片现象。因此，若使用蛋白甘油作为黏附剂，则一定要进行充分烤片，也可以使用免疫组织化学的防脱载玻片（APES 片），可以降低脱片的几率。注意涂抹过多的黏附剂会在铵银方法中或多或少地产生非特异性反应，而影响网状纤维与背景的反差。

2. 铵银液的配制与使用要求 各种铵银溶液配制的方法，绝大多数都遵循大致相同的配制方式，即硝酸银中加入适量的碱性物质产生有色的沉淀物，再通过逐滴加入的氢氧化铵将其重新溶解，沉淀物溶解程度的把握要求很高，即沉淀几乎溶解。初学者由于不容易掌握这个尺度，会使氢氧化铵滴加的量增加，导致银溶液内铵银络离子含量的降低而影响浸银的质量。经验提示可保留极微量的有色颗粒存在，也就是宁可少加一滴或半滴的氢氧化铵，也不要将沉淀颗粒完全溶解，以避免因氢氧化铵的过量导致铵银络离子数量降低。

硝酸银的配制应使用双蒸水作为溶剂，以防止配制的溶液呈现絮状或不溶解的银盐沉淀。铵银溶液过滤后使用是防止沉淀物沉积在组织上的最简便方法。另外，实验操作中使用的镊子最好不要接触铵银溶液或氯化金溶液，也不要将其他试剂带入铵银溶液内，因为此溶液受到污染会导致银液变色，影响浸银的效果以及网状纤维的最终显示。

3. 对玻璃器皿的要求　铵银方法对实验使用的玻璃器皿洁净度要求很高，玻璃器皿应清洁、无油渍，这是保证银染的基本条件。玻璃器皿，包括配制银液的容器、染色缸等，均要经过清洁性的处理，即清洗液的浸泡，流水冲洗，蒸馏水浸泡，烤箱内烤干。使用时，手指不得直接触摸容器的内部，以免手上的油渍造成 2 次污染。

总之，高清洁度容器的使用，不但是网状纤维的银染技术，而且也是其他银染方法的基本要求。

第 4 节　肥大细胞染色

一、形态结构与特点

肥大细胞由 Ehrilich（1879）首先报道，它是疏松结缔组织内一种常见的细胞。Enerback（1966）提出大鼠肥大细胞可分为结缔组织肥大细胞（CTMC）和黏膜肥大细胞（MMC）两类。CTMC主要分布在疏松结缔组织、小血管周围、浆膜和腹腔液内以及舌、肺、皮肤和系膜的结缔组织与器官的被膜内，其体积较大，平均直径 $19.6\pm2.7\mu m$，细胞形态较一致，颗粒较多且大小一致，颗粒主要成分为肝素。MMC 主要分布在消化道黏膜内，细胞较小，平均直径 $9.7\pm2.2\mu m$，细胞形态各异，颗粒较少且大小不一。CT-MC 对福尔马林固定不够敏感，而 MMC 较敏感，故应使用低浓度福尔马林或碱性醋酸铅溶液固定 MMC 为宜。肥大细胞 HE 染色，其内的颗粒不易显示，但当标本经特定固定剂固定后，某些碱性染料可显示其颗粒。

肥大细胞的数量可随动物种属和所在器官的不同而异。豚鼠、家兔的疏松结缔组织内肥大细胞数量较少，而在犬、猫、猴等动物的结缔组织内较多，大鼠、小鼠则更多。

二、肥大细胞染色

显示肥大细胞的染色方法很多（表 3-2），但是为了获得显示肥大细胞颗粒的最佳效果，快速固定标本是染色成功的关键，因为随着时间的延续，细胞内颗粒的降解效应迅速增大。

表 3-2　部分染料所显示的肥大细胞颗粒颜色

染料	产生的颜色
甲苯胺蓝	紫色
天青 A	红色
硫堇	紫蓝色
阿利新蓝-沙红	紫色和红色
醛品红	紫色
中性红	红色
俾斯麦棕	黄棕色
酸性复红	深红色

肥大细胞染色结果是通过其细胞质内的颗粒着色而显示的，颗粒可被某些具有异染性的碱性染料所着色，如：甲苯胺蓝、硫堇、天青 A、结晶紫（crystal violet）等，另外，颗粒还具有嗜碱性染色的特征，可以被 Giemsa 染料染色呈现深蓝色。

本文介绍 3 种常用的肥大细胞染色方法，其染色结果稳定，染色重复性强，尤其对初学者更易于染色操作。

（一）Csaba 阿利新蓝-沙红染色

【组织固定】10％中性福尔马林及其他固定剂均可。

【组织切片】石蜡切片 5～7μm，冰冻切片、火棉胶切片均可。

【染液配制】

阿利新蓝-沙红染液：阿利新蓝（Alcian blue）0.9g，沙红 0.45g，硫酸铁铵 1.2g，醋酸缓冲液（pH 1.42）250ml。

【染色步骤】

1. 石蜡切片脱蜡下行至蒸馏水。

2. 阿利新蓝-沙红染液染色 15 分钟。

3. 流水快洗。

4. 叔丁醇快速分色与脱水，光镜下观察。

5. 二甲苯透明，树胶封固。

【染色结果】幼稚型肥大细胞颗粒（生物素为主）呈现蓝色。成熟型肥大细胞颗粒（肝素为主）呈红色。

【注意事项】

1. 染液最好现配现用，对醋酸缓冲液的 pH 一定要保持准确，否则会影响染色的结果。

2. 若肥大细胞颗粒染色浅，可返回到染液中重新进行染色。

（二）甲苯胺蓝染色显示肥大细胞

【组织固定】Carnoy 液、100％乙醇、10％中性福尔马林。

【组织切片】石蜡切片 $5\sim7\mu m$。冰冻切片最佳。

【染液配制】

甲苯胺蓝染液：甲苯胺蓝 0.2g，60％乙醇 100ml，充分混合均匀，即可使用。染液可反复使用。

【染色步骤】

1. 石蜡切片脱蜡下行至蒸馏水。

2. 0.2％甲苯胺蓝乙醇染液染色，室温，10～30 分钟。

3. 蒸馏水洗。

4. 丙酮脱水两次，每次 2 分钟。

5. 二甲苯透明，树胶封固。

【染色结果】肥大细胞颗粒呈紫色，细胞核呈浅蓝色，组织背景无色（图 3 - 2b）。

【注意事项】

1. 丙酮脱水要迅速，同时要防止切片干涸，也可使用 100％乙醇替代丙酮脱水。蒸馏水洗后应尽量使切片表面的水分减少，否则纯乙醇脱水不彻底会影响光镜下染色结果的观察。

2. 可选用 0.1％核固红进行细胞核复染色，可在第 3 步蒸馏水洗后进行，染色时间 30 秒～1 分钟，蒸馏水洗，光镜下观察细胞核为红色。

3. 甲苯胺蓝染液的配制有多种方法，有的是用低浓度乙醇（<60％乙醇）配制的，有的是用蒸馏水配制的，还有的配制要求染液具有一定的 pH。不论使用何种染液配制方法，染色结果都不能使用低浓度乙醇脱水，否则会导致肥大细胞颗粒颜色的消失。

（三）硫堇染色显示肥大细胞

【组织固定】10％中性福尔马林最适合，其他固定剂均可。

【组织切片】石蜡切片 5～7μm。

【染液配制】

1. 硫堇染液　硫堇储备液：0.6％硫堇水溶液。室温保存。硫堇染液：约 40ml 的自来水中加 0.5ml 硫堇储备液，混合均匀即可染色。注意染液仅为一次性使用。

2. 0.2％醋酸水溶液。

【染色步骤】

1. 石蜡切片脱蜡下行至蒸馏水。若用含有氯化汞成分的固定剂固定的标本，注意切片下行过程中要脱去组织内汞的沉淀颗粒。

2. 硫堇染液，30 分钟。

3. 0.2％醋酸分色，光镜下观察。

4. 蒸馏水洗。

5. 纯乙醇脱水，二甲苯透明，树胶封固。

【染色结果】肥大细胞颗粒为红色或棕红色，细胞核为蓝色，组织背景无色（图 3-2c）。

【注意事项】

1. 硫堇染液为其储备液的稀释液，其 pH 偏碱性。因此，最好使用自来水稀释染液。

2. 染色后的分色程度必须在光镜下控制。

3. 肥大细胞颗粒颜色易褪色，染色切片不能长久保存是此染色的不足之处。

三、异染性

异染性本意为因光而产生的异色现象，在生物学染色技术上被译为异染性（metachromasia）。对于大多数染料来说，其染液所呈现的颜色与其所染色的对象呈现的颜色是相同的，这种染色被称为原色性染色（orthochromatic staining，简称为原染性），这些染料被称为原染性染料（orthochromatic dye）。但是，有些碱性染料，在一定的条件下，其染液呈现的颜色与被染色对象所呈现的颜色不同，则此类染色属于异染性染色（metachromatic staining），这类碱性染料称为异染性染料（metachromatic dye），如肥大细胞的甲苯胺蓝染色，甲苯胺蓝染液的颜色为蓝色，肥大细胞颗粒呈现龙胆紫色或紫红色，细胞核则为浅蓝色。较为常用的异染性染料有：亚甲蓝（美蓝）、硫堇、甲苯胺蓝、甲基紫（甲紫）、天青A、俾斯麦棕（Bismark brown）、天青石蓝、沙黄、结晶紫等。具有异染性的碱性染料，其共同的特点就是染色结果与染料固有的染色不同，但它们本身同时也具有原染性的性质。注意：并不是任何碱性染料都具有异染性，多数染料只具备原色性染色。

异染性的染色原理尚未了解清楚。有人提出：当组织结构中的某些酸性基团彼此间隔距离小于 0.5nm 时，染料阳离子与其结合，引起染料分子发生不同程度的聚合，也就是染料分子由单聚体（原色）转变为双聚体或三聚体或多聚体（异色），使得吸收光谱的光波范围发生了改变，不同于原色的吸收光谱带，从而产生了异染的现象。

硫酸化和（或）羧酸化糖蛋白均可呈现异染性，但其表现出的强度有所不同，以硫酸基最强，其次是羧基和磷酸基。不同的 pH 染色环境，异染性的表现也有所差异，如 pH5.6 时，硫酸基、羧基、磷酸基均有异染性，但当 pH 降到 4.2 以下时，羧基的异染性消失，若 pH 为 1.0，则只有硫酸基有异染性了。

第5节　胰岛细胞染色

一、胰岛细胞形态特点

胰岛分散在胰腺腺泡之间，是大小不等、染色较浅的细胞团。在胰腺的体部和尾部分布的胰岛数量最多，胰岛体积也较大。胰腺的内分泌细胞大多聚集在胰岛内，少数细胞可散在分布于胰腺的外分泌部中。胰岛的内分泌细胞有 6 种：A 细胞、B 细胞、D 细胞、PP 细胞、H 细胞、C 细胞。不同的细胞其分布、数量、形态各不相同。

B 细胞，又称为 β 细胞、乙细胞，是胰岛的主要细胞，数量最多，位于胰岛的中央部，主要分泌胰岛素（insulin），因此又称为胰岛素细胞。

A 细胞，又称为 α 细胞、甲细胞，约占胰岛细胞数的 20%，多位于胰岛的周边部，细胞体积较大，主要分泌胰高血糖素（glucagon）。

D 细胞，又称为 δ 细胞、丁细胞，其数量较少，约占胰岛细胞数的 5%，散在于胰岛周边部的 A、B 细胞之间，免疫组织（细胞）化学证实此细胞分泌生长抑素。

PP 细胞，数量很少，细胞的体积较小，分泌胰多肽，人胰岛内 PP 细胞主要存在于周边部，少数位于导管细胞或腺泡细胞间。有些动物的胰岛内几乎无 PP 细胞，光镜下只能用免疫组织（细胞）化学染色来分辨细胞的位置及形态。

HE 染色中胰岛着色较浅，很容易辨认，但却很难分辨出胰岛内的各种内分泌细胞的形态、数量及分布。因此，需要借助特殊染色方法或免疫组织（细胞）化学方法加以辨别。尽管显示胰岛细胞的染色方法有很多，但能同时显示胰岛各种细胞的理想染色方法却很少。特殊染色方法主要显示胰岛 A 细胞、B 细胞和 D 细胞，而免疫组织（细胞）化学方法则是利用抗原-抗体反应和组织化学技术显示多种胰岛的内分泌细胞，其结果的准确性很高。

二、胰岛细胞染色

（一）醛品红-橘黄 G-亮绿染色

【组织固定】以 Bouin 固定标本为最佳，10% 福尔马林、Susa 等均可。

【组织切片】石蜡切片 4～6μm。

【染液配制】

1. 0.125% 酸性高锰酸钾水溶液：0.25% 硫酸水溶液与 0.25% 高锰酸钾水溶液等体积混合。注意现用现配。

2. 5％草酸水溶液。

3. 醛品红（详见 Gomori 弹性纤维染色方法）。

4. 橘黄 G-亮绿染液：亮绿 0.5g，橘黄 G 1g，磷钨（钼）酸 0.5g，蒸馏水 100ml，冰醋酸 1ml。首先配制 0.5％磷钨（钼）酸水溶液并分成两等份，分别溶解橘黄 G 和亮绿，然后将两染液混合后，最后加入冰醋酸，即可使用。

【染色步骤】

1. 石蜡切片脱蜡下行到蒸馏水。若用含有氯化汞成分的固定剂固定的标本，注意切片下行过程中要脱去组织内汞的沉淀颗粒。

2. 0.125％高锰酸钾硫酸溶液，1～3 分钟。蒸馏水洗。

3. 5％草酸水溶液，1～2 分钟，或组织漂白为止。

4. 流水冲洗 3 分钟。蒸馏水浸洗，70％乙醇浸泡 1～2 分钟。

5. 醛品红染液染色 15～30 分钟。

6. 70％乙醇分色，光镜下观察至组织背景无色。

7. 蒸馏水浸洗，3 分钟。

8. 橘黄 G-亮绿染液染色 5～10 分钟。

9. 95％乙醇分色，光镜下观察。

10. 100％乙醇脱水，二甲苯透明，树胶封固。

【染色结果】胰岛 A 细胞呈橘黄色，B 细胞呈龙胆紫色，D 细胞呈绿色。弹性纤维呈龙胆紫色，结缔组织（胶原纤维）为绿色，红细胞呈黄色（图 3-7）。

【注意事项】

1. 醛品红应提前从 4℃冰箱内取出，复温后方可染色，否则应延长染色时间。另外染液可反复使用，储存时最好使用封口膜封住瓶口，以免染液挥发。

2. 切片从橘黄 G-亮绿染液中取出后，可直接 95％乙醇分色，若 A 细胞黄色较浅，可将切片从染液中取出，用滤纸吸压组织，再进行 95％乙醇分色。注意滤纸吸压组织时，滤纸不要在组织上移动，否则有可能刮蹭组织。另外，橘黄 G-亮绿染液的使用期限较短，若长时间存放可使亮绿染色强度增强，主要是染液逐渐酸化所致。

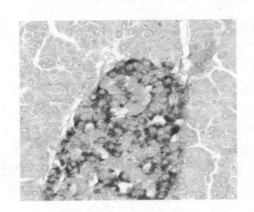

图 3-7　醛品红-橘黄 G-亮绿染色显示大鼠胰岛细胞

3. 由于 D 细胞的数量很少，有时几个胰岛内也不一定能见到一个 D 细胞，因此，若要专门显示 D 细胞，则应采用免疫组织（细胞）化学显色。

（二）Mallory-Heidanhain-Azane 染色

【组织固定】Helly、Bouin 固定剂。

【组织切片】石蜡切片 4～6μm。

【染液配制】

1. 偶氮卡红染液　偶氮卡红 G（azo-carmine G）0.1g，蒸馏水 100ml，冰醋酸 1ml。偶氮卡红 G 溶解在蒸馏水中煮沸约 5 分钟，冷却过滤，加冰醋酸。

2. 1%苯胺乙醇溶液　苯胺 1ml，95%乙醇 99ml。

3. 3%～5%磷钨（钼）酸水溶液　磷钨（钼）酸 3～5g，蒸馏水 100ml。

4. 苯胺蓝-橘黄 G 染液　苯胺蓝 0.5g，橘黄 G 2g，蒸馏水 100ml，冰醋酸 8ml。苯胺蓝和橘黄 G 溶于蒸馏水中煮沸，冷却过滤，加冰醋酸。

154

【染色步骤】

1. 石蜡切片脱蜡下行到蒸馏水。若用含有氯化汞成分的固定剂固定的标本，注意切片下行过程中要脱去组织内汞的沉淀颗粒。

2. 偶氮卡红 G 染液染色，56～60℃，1 小时。

3. 蒸馏水洗。

4. 1％苯胺乙醇溶液分色，1～2 分钟，光镜下镜检分色程度。

5. 95％乙醇洗，下行入蒸馏水。

6. 3％～5％磷钨（钼）酸水溶液，1～3 小时。

7. 蒸馏水速洗。

8. 苯胺蓝-橘黄 G 染液染色，室温，1～3 小时或过夜（大于 12 小时以上）。

9. 95％乙醇分色，光镜下镜检分色程度。

10. 100％乙醇脱水，二甲苯透明，树胶封固。

【染色结果】胰岛 A 细胞为橘黄色，B 细胞为红色，D 细胞为淡蓝色，腺泡细胞内的酶原颗粒为橘黄色，细胞核为红色。

【注意事项】

1. 若标本是其他固定剂固定，如 10％福尔马林，可在染色前进行 Bouin 或 Helly 固定剂再固定（2 次固定）30 分钟，蒸馏水充分洗涤后染色，其最终染色效果较单纯 10％福尔马林固定要好。

2. 偶氮卡红染料分不同的类型，其中偶氮卡红 G 适合于此染色，若采用偶氮卡红的其他类型，如偶氮卡红 B，应酌情增加染料的用量（0.25～1g）。偶氮卡红 G 染液需提前预热至 56～60℃，注意染色温度，温度过高，可致过度染色且不易分色，影响胰岛 B 细胞染色效果，同时会产生较强的非特异性染色。

3. 3％～5％磷钨（钼）酸水溶液在染色中起媒染剂的作用，也可以用 2％硫酸铁铵水溶液替代，媒染的效果是一样的。

4. 苯胺蓝-橘黄 G 染液中的苯胺蓝亦可用亮绿或坚牢绿（fast green）替代，胰岛 D 细胞则呈现淡绿色。也有人使用此染液的稀释液进行结缔组织染色，效果也不错，相似于 Mallory 染色。

（三）Gomori 铬矾苏木精-焰红染色

【组织固定】Bouin、Helly 固定最佳。

【组织切片】石蜡切片 4～6μm。

【染液配制】

1. 0.15％酸性高锰酸钾溶液　0.3％高锰酸钾与 0.3％硫酸水溶液等体积混合。

2. 5％亚硫酸氢钠（sodium bisulfite）水溶液。

3. 铬矾苏木精　苏木精 500mg，铬矾（chromium alum）

155

1.50g，5％重铬酸钾 2ml，0.25mol/L 硫酸 2ml，蒸馏水 100ml。混合均匀，成熟 48 小时，当染液表面形成有金属光泽的薄膜时，染液即可使用。这种染液可以持续 4～8 周，过滤后使用。

4. 1％盐酸乙醇（70％乙醇）。

5. 0.5％焰红 B 水溶液。

6. 5％磷钼酸水溶液。

【染色步骤】

1. 石蜡切片脱蜡下行至蒸馏水。若用含有氯化汞成分的固定剂固定的标本，注意切片下行过程中要脱去组织内汞的沉淀颗粒。

2. 0.3％酸性高锰酸钾溶液，1 分钟。

3. 5％亚硫酸氢钠，至组织漂白为止。

4. 流水充分冲洗 3 分钟，蒸馏水浸洗 3 分钟。

5. 铬矾苏木精染色 10～15 分钟。光镜下观察组织是否全部着色。

6. 蒸馏水洗。

7. 1％盐酸乙醇分色，1 分钟。流水冲洗，光镜下观察直至 B 细胞清晰，组织背景近乎无色。自来水冲洗，2 分钟，蒸馏水浸洗。

8. 0.5％焰红 B 溶液染色，5 分钟。蒸馏水洗。

9. 5％磷钼酸溶液，1 分钟。流水冲洗 5 分钟。

10. 95％乙醇分色，光镜下观察各种细胞颜色清晰。

11. 100％乙醇脱水 2 次，每次 3 分钟。

12. 二甲苯透明 2 次，每次 3～5 分钟。树胶封固。

【染色结果】胰岛 A 细胞为红色，B 细胞为深蓝色，D 细胞为粉红色。

【注意事项】

1. 10％福尔马林固定的标本，染色前需要进行 Bouin 或 Helly 固定剂的再固定（2 次固定）30 分钟，蒸馏水充分洗涤后再进行染色，其最终染色效果较单纯 10％福尔马林固定要好。

2. 铬矾苏木精染液的表面应形成一层金属膜，则表明染液的质量是可靠的，若没有这层金属膜，则应考虑更换新的铬矾苏木精染液。每次使用之前最好过滤，以避免染液中存有的沉渣黏附于组织。

3. 铬矾苏木精染色后的光镜下镜检，此时不但 B 细胞被染上颜色，组织背景也染上了灰蓝色。1％盐酸乙醇分色后，主要是将背景颜色褪去使其为近乎无色或亮灰色，使得 B 细胞的颜色更加突出。

4. 若95％乙醇分色后组织颜色还是很红，可在 80％乙醇中快洗 10～20 秒钟以区分 A 细胞与 D 细胞的颜色。

（四）免疫组织（细胞）化学显色显示胰岛细胞

参见免疫组织（细胞）化学技术。

第6节　糖原染色

糖原是正常动物或人体体内碳水化合物的储存形式，以肝、心肌、骨骼肌内含量最多，并且细胞内糖原含量往往会随着生理性的变化而改变。

糖原是以葡萄糖残基为基本单位形成的纯多糖，在活细胞中呈胶体状，经固定剂固定后沉淀成颗粒状。糖原能溶于水，在酶的作用下很容易分解为葡萄糖，而后者极易溶于水。根据糖原的这种特性，及时地进行标本取材是非常必要的，同时选用特定固定剂，如 Carnoy 固定剂、100％乙醇、AAF 固定剂等，才能将细胞中的糖原保存下来。

目前，显示糖原最常用的染色方法为 PAS 反应和 Best 卡红染色，前者为组织化学方法，后者属于形态学特殊染色方法的范畴，两种染色均是证明糖原存在的方法。

一、显示糖原的高碘酸-雪夫（PAS）反应

长久以来，显示糖类的组织化学方法主要是采用 PAS 反应（periodic acid-Schiff reaction）。现在，很多改良的染色方法，不论是组织化学方面，还是形态学特殊染色方面，都加入了 PAS 反应的元素。通过实验证明，PAS 反应是经典的、可靠的显示糖原的染色方法（表3-3）。

表 3-3　PAS 反应可以显示组织内的多糖、黏多糖、黏蛋白等

PAS反应阳性物质	反应强度
多糖	强
糖蛋白：垂体嗜碱性细胞、甲状腺滤泡胶质、胶原纤维、网状纤维	强
黏蛋白：基膜、结肠和支气管上皮的杯状细胞	强
黏液和类黏液：胃黏液、小肠黏液、潘氏细胞颗粒、下颌下腺黏液	强
中性黏多糖：胃黏膜表面上皮、十二指肠腺、下颌下腺和前列腺上皮、结肠的杯状细胞	强
软骨、色素：软骨、脂褐素	强
弱硫酸化上皮性黏液物质：下颌下腺，结肠及气管、支气管的杯状细胞	中
非硫酸化含唾液酸黏液物质：气管及支气管、肠道的杯状细胞，唾液腺的细胞	中
淀粉样物质	弱

PAS 反应原理：PAS 反应又称为高碘酸-雪夫反应。高碘酸又称过碘酸，是一种强氧化剂，能打开各种结构的 C—C 键，如 1，2-乙二醇基（CHOH—CHOH）。另外，与乙二醇基相当的氨基或烷基氨基衍生物或其氧化产物也可被氧化变为醛基。因此，高碘酸可将多糖残基含有的乙二醇基（CHOH—CHOH）氧化为二醛基（CHO—CHO）。高碘酸比高锰酸钾、过氧化氢等氧化剂具有更显著的特点，就是不会对已氧化生产的醛基再作进一步的氧化。

Schiff 试剂中的碱性品红染料是一种混合物，其主要成分为副品红碱。品红的显色主要是因其内含有醌基（发色团），其经亚硫酸和二氧化硫的作用，醌基的双键被打开，品红被还原为无色的品红-亚硫酸化合物，即为 Schiff 试剂。Schiff 试剂是显示醛基的特异性试剂，经高碘酸氧化后新生成的二醛基与 Schiff 试剂（无色品红）结合生成一种紫红色物质（醛染料产物），它是一种新的、同样带有醌基结构的化合物，而不是重新氧化而成的原来的副品红碱了。

【组织固定】Carnoy 固定剂，无水乙醇。

【组织切片】石蜡切片 5～7μm。冰冻切片对于糖原的显示最好。

【染液配制】

1. 0.5％高碘酸水溶液，最好是新配制的。

2. Schiff 试剂 碱性品红 1g，蒸馏水 200ml，1mol/L 盐酸 20ml，亚硫酸氢钠 2g（偏重亚硫酸钠 1～1.5g），活性炭 2g。将蒸馏水煮沸离火，缓慢加入碱性品红并不断晃动，使其完全溶解，冷却放置到 50℃左右时过滤入锥形瓶内，加入 1mol/L 盐酸，待到溶液温度降至室温时，加入亚硫酸氢钠（偏重亚硫酸钠）溶解，同时密封瓶口置于室温下暗处（或用黑色塑料包裹）。次日加入活性炭（activated charcoal）摇荡 1 分钟左右，迅速过滤于棕色瓶内，试剂应为无色，若滤液为浅黄色，可再行活性炭吸附直至滤液无色。Schiff 试剂于 4℃冰箱内保存备用。

3. 亚硫酸氢钠溶液 10％亚硫酸氢钠 5ml，1mol/L 盐酸 5ml，蒸馏水 90ml。现用现配。

4. 1mol/L 盐酸 盐酸（36％）85.6ml，蒸馏水 914.4ml。

【染色步骤】

1. 石蜡切片二甲苯脱蜡，逐级乙醇水合到蒸馏水。

2. 0.5％高碘酸水溶液，2～5 分钟。

3. 蒸馏水充分洗涤。

4. Schiff 试剂，10～20 分钟（暗处）。

5. 新配制的亚硫酸氢钠溶液，换洗 3 次，每次 2 分钟。

6. 流水冲洗，5～10 分钟。蒸馏水浸洗，3 分钟。

7. Mayer 苏木精复染 30 秒～1 分钟。

8. 自来水蓝化，5～10 分钟。

9. 常规脱水上行，二甲苯透明，树胶封固。

【染色结果】糖原及其他 PAS 反应阳性物质为红色或粉红色，细胞核为蓝色（图 3-8、图 3-9）。

【对照实验】

1. 组织切片脱蜡下行到蒸馏水，0.1％～1％唾液淀粉酶，37℃，消化 30 分钟～1 小时，或室温下用 1％醋酸点蘸舌尖以促进口腔唾液的分泌，收集并过滤使用，37℃，消化 20～30 分钟。再进行上述染色程序，PAS 反应则呈现阴性结果。

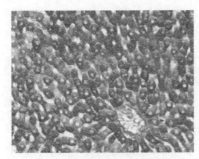 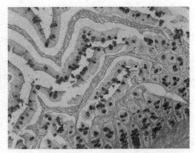

图 3-8　PAS 反应显示大鼠 　　　　图 3-9　PAS 反应显示大鼠
肝细胞糖原　　　　　　　　　　小肠杯状细胞黏多糖

2. 切片不经高碘酸氧化直接入 Schiff 试剂，若反应呈现阳性结果，则说明为假阳性，可能是组织中内源性的醛基、酮基等所致，必要时可使用硼氰化钠在高碘酸氧化前封闭组织中自由的醛酮基。

【注意事项】

1. 为保存标本的糖原，多种固定剂均可使用，Bouin、Carnoy、80％乙醇、10％中性福尔马林、福尔马林乙醇等。不同固定剂固定的标本，其固定的糖原颗粒大小将有所差异，如 10％ 福尔马林固定的标本，糖原颗粒较细，而含乙醇和苦味酸的固定剂固定的标本，则糖原颗粒较粗大。糖原标本的取材与固定一定要及时，因为血液停止后的糖原很快会被分解。同时，取材的标本块应为小块，以免因固定不均匀而使细胞内糖原呈现扩散或移位（糖原趋于一端）的现象，即糖原移位假象（streaming artifact）。另外，实验经验表明，标本固定最好在 4℃ 进行。

2. Schiff 试剂使用的偏重亚硫酸钠或亚硫酸氢钠质量要优良（优级纯或分析纯）。染色前应提前将 Schiff 试剂从 4℃ 冰箱内取出，复温（室温）后进行染色，以获得有效的染色效果。Schiff 试剂在储存过程中会因密闭的缘故而导致 SO_2 的丢失，试剂 pH 也会改变，将会影响染色的深度和结果。

3. 高碘酸的浓度、pH 和作用时间以及温度等因素对 PAS 反应结果的强度均有影响，甚至可呈现出非特异性的反应。因此，温室条件下高碘酸浓度不宜超过 1％，pH 在 3～5 之间为宜，氧化时间以 5～10 分钟为好。

4. 一定要做实验对照。组织 PAS 阳性反应，除了含有二醇基的一些物质外，还可能因多种原因导致 PAS 反应阳性，如不饱和脂肪酸经氧化后可呈现阳性结果，如组织本身存在的 α-氨基醛和酮及其他的一些基团均可氧化后导致阳性结果。因此，设置 PAS 对照实验的目的就是排除假阳性结果的可能性。

5. Schiff 试剂配制方法有多种。通过长时间的实验摸索与经验积累，到目前为止，Schiff 试剂配制方法主要有 4 种：

（1）传统配制法：又称为 Stowell 传统法，见上述 Schiff 试剂的配制。

（2）Lillie 冷配法：碱性品红 1g，偏重亚硫酸钠 1.9g，溶于 0.15mol/L 盐酸 100ml 中，振荡（或不时摇荡）2 小时，直至溶液清明呈黄色，加入优质活性炭 500mg，再振荡 1～2 分钟，过滤到量筒中，加少量蒸馏水冲洗滤纸上的活性炭，使滤液到 100ml，且液体无色清明，装入棕色瓶中，避光保存于 4℃冰箱内备用。

（3）冷配法：碱性品红 0.5g，溶于 1mol/L 盐酸 15ml 中，摇荡溶解后再加入 0.6% 偏重亚硫酸钠 85ml 盖紧瓶盖，室温下避光放置 24 小时，溶液为浅黄色，加入优质活性炭 300mg，振荡 1 分钟，过滤后溶液无色，装入棕色瓶中，避光保存于 4℃冰箱内备用。

（4）Garvin 快速配法：量取蒸馏水 96ml，加入盐酸 4ml，亚硫酸钠 2.5g，碱性品红 2g，充分混合，振荡 2～4 小时，加入优质活性炭 0.25g，再振荡，过滤后即可使用。装入棕色瓶中冰箱（4℃）内保存。

为了保证 Schiff 试剂的稳定性，应将其装入洁净的、密封性好的有色瓶中，最好用黑纸或黑塑料布包裹，放置于 4℃冰箱内保存，其有效期限可在半年到一年之久。注意：瓶中留有的空间应尽量小，以防 SO_2 过度逸出。Schiff 试剂一旦由无色变红色则失去其原有的特异性的染色作用，可再加入少量的偏重亚硫酸钠或亚硫酸氢钠，使试剂变为无色后再使用。Schiff 试剂的 pH 在 3.0～4.3 间，对 Feulgen 反应效果好，而其 pH2.4 时则适用于 PAS 反应。

6. Schiff 试剂质量的鉴别（Luna 法）　将放置 10ml 甲醛溶液（37%～40%）的烧杯或锥形瓶中加入几滴 Schiff 试剂，若瓶中的溶液立刻变成红紫色，则表明 Schiff 试剂的质量很好，若这种变色的反应较为延迟，且颜色呈现出蓝紫色，则表明试剂已失效了，应该重新配制 Schiff 试剂。

二、Best 卡红染色显示肝糖原

Best 卡红染色是传统显示糖原的经典方法，由于显示的糖原颗粒清晰、鲜艳不易褪色，故一直沿用至今。染色的机理可能是糖原内的羟基（—OH）与卡红染料中的氢原子之间生成氢键，形成染料的色淀而使得被染物质着色。

【组织固定】100％乙醇：冰醋酸＝4：1，依据标本的大小固定1～4 小时。固定后直接入 100％乙醇脱水。

【组织切片】石蜡切片 5～7μm。冰冻切片、火棉胶切片均可。

【染液配制】

1. Best 卡红染液

Best 原液：卡红 2g，碳酸钾 1g，氯化钾 5g，蒸馏水 60ml。将上述药品加入锥形瓶内并缓慢加热煮沸 3～5 分钟，注意该溶液煮沸时应呈现强烈的泡沫，否则提示药品不纯。此时液体呈暗红色，颜色越深越好。冷却后加入新鲜的氢氧化铵（氨水）20ml，此溶液为 Best 原液，储存于有色瓶中，4℃冰箱内保存备用，保质期 2～3 个月。

Best 染色液：Best 原液：浓氨水：甲醇＝2：3：3。现配现用，过滤使用。

2. 分化液　甲醇 20ml，100％乙醇 40ml，蒸馏水 50ml。

【染色步骤】

1. 石蜡切片脱蜡下行至蒸馏水。

2. Ehrlich 苏木精染液染细胞核，10～15 分钟。分色和蓝化，光镜下镜检分色程度。

3. Best 卡红染液染色 10～30 分钟。

4. 分化液分色 30 秒～5 分钟，光镜下镜检分色程度。

5. 100％乙醇脱水 2 次，每次 3 分钟。

6. 二甲苯透明 2 次，每次 3～5 分钟。树胶封固。

【染色结果】糖原颗粒呈红色，细胞核呈蓝色，中性糖共轭物及胶原蛋白浅红色。

【注意事项】

1. 苏木精对细胞核染色最好进行盐酸乙醇（0.5%～1%）分色，可使细胞核清晰，组织背景近乎无色，以衬托糖原染色的鲜艳。

2. 糖原颗粒染色的分色程度应在光镜下把握。分化液也可替换为纯甲醇溶液对染色组织进行分色，其染色效果相同。

3. 糖原颗粒呈现的颜色质量与卡红染料质量和氨水浓度有关。染色时间应随 Best 卡红储存液配制时间的长短进行适当调整。染色切片可长久保存而不褪色。

第 7 节　细胞内 DNA 和 RNA 染色

细胞内的核酸主要有脱氧核糖核酸（DNA）和核糖核酸（RNA），核酸和蛋白质一样都是细胞中极为重要的物质。脱氧核糖核酸主要位于细胞核内，是构成染色体的主要成分，核糖核酸主要存在于核仁和细胞质内。显示核酸的方法较为常用的有 Feulgen 染色和甲绿-派若宁染色。

一、Feulgen 反应显示 DNA

1924 年，Feulgen 等人首先在染色体上使用 Schiff 试剂进行染色，鉴定了染色体上 DNA 的存在，故建立了 DNA-Feulgen 染色，即 Feulgen 反应。至今 Feulgen 反应在鉴别 DNA 的存在时仍具有其精准性和特异性，并广泛应用于细胞核及染色体的研究中。

Feulgen 反应原理：Schiff 试剂中，碱性品红的紫红色核心是醌基结构，在亚硫酸和二氧化硫作用下，醌基结构两端的双键被打开，从而形成无色的品红-亚硫酸化合物，即为 Schiff 试剂。标本通过稀盐酸水解作用后，其内 DNA 分子中的嘌呤碱与脱氧核糖之间的糖苷键被打开，使脱氧核糖一端（C1）暴露，并形成醛基。醛基与 Schiff 试剂中的无色品红-亚硫酸化合物即可发生反应，形成含有醌基结构的紫红色化合物（醛染料产物）而使 DNA 着色。也就是说，DNA 经稀盐酸水解后产生的醛基具有还原作用，可与无色品红化合物结合形成紫红色化合物，从而显示 DNA 的分布。

163

【组织固定】以 Carnoy 液固定最佳。

【组织切片】石蜡切片 5～7μm。冰冻切片、火棉胶切片均可。

【染液配制】

1. Schiff 试剂（详见糖原 PAS 反应）。

2. 1mol/L 盐酸水溶液　浓盐酸 8.5ml，蒸馏水 91.5ml。混合均匀。

3. 偏重亚硫酸盐溶液　10％偏重亚硫酸钠（钾）5ml，1mol/L 盐酸 5ml，蒸馏水 90ml。

【染色步骤】

1. 石蜡切片二甲苯脱蜡下行至蒸馏水。

2. 1mol/L 盐酸水溶液，室温浸洗片刻。

3. 1mol/L 盐酸水溶液（预先加热到 60℃），60℃，水解 5～10 分钟。

4. 1mol/L 盐酸水溶液，室温，浸洗 1～2 分钟。

5. 蒸馏水洗，1～2 分钟。

6. Schiff 试剂，室温避光（暗处）60 分钟。

7. 偏重亚硫酸钠水溶液换洗，3 次×2 分钟。

8. 蒸馏水充分浸洗，5 分钟。

9. 逐级乙醇脱水上行，二甲苯透明，树胶封固。

【染色结果】细胞核（DNA）为紫红色，组织背景无色（图 3－10）。

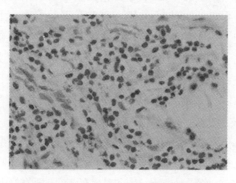

图 3－10　Feulgen 反应显示细胞核

【对照实验】Feulgen 反应被认为是 DNA 的特异性染色，但除了 DNA 外，组织中的醛、醇、酮基等也可经酸水解与 Schiff 试剂呈阳性反应。因此，为了消除非特异性染色的存在，在进行染色时需同时进行对照实验，以便验证反应结果。

对照实验的组织切片可不经稀盐酸水解而直接入 Schiff 试剂内进行染色，其染色为阴性结果。注意组织切片在 Schiff 试剂中最多不要超过 1 小时，否则 Schiff 试剂本身的酸性也会对组织中的 DNA 水解，而呈现假阳性结果。另外，还可以使用 DNA 酶对组织内的 DNA 进行特异性消化，使得 Feulgen 反应呈现阴性结果，但 DNA 酶价格昂贵，一般不宜普遍使用。

【注意事项】

1. 固定剂的选择　一般认为选用的固定剂应不含有醛基或氧化剂成分，但实践证明，含有醛基或氧化剂的固定剂对 Feulgen 反应的专一性并没有影响，也就是说，一切好的标本固定剂都适用于此反应，其中 Carnoy 和四氧化锇（1%或 0.5%）是 Feulgen 反应较为理想的固定剂，由于四氧化锇的价格较贵，因此多选用 Carnoy 固定剂。

注意：标本在 Carnoy 中的固定时间不宜过长，否则标本中的核酸易被提取（消化），同时标本也容易变脆。Bouin 固定剂不能用于 Feulgen 反应的标本固定，因为固定剂中的苦味酸对 DNA 有水解作用。

2. Feulgen 反应成功与否的一个关键因素就是 Schiff 试剂的质量。不论是染料品质，还是化学试剂等级，以及容器清洁性、配制过程中的一些细节等，都会影响染色结果的质量。Schiff 试剂还可用新品红（new fuchsin）或副品红（parafuchsin）替代碱性品红。除了碱性品红或品红类的碱性染料外，其他的某些碱性染料也可以配制成类似于 Schiff 试剂的染液，尽管各种染料最后所显示的反应颜色不同，如酸性品红为红色、结晶紫为蓝紫色、中性红为黄棕色、藏红 O 为红色或红紫色、甲苯胺蓝为蓝色、亚甲蓝为蓝色或蓝绿色等。

3. 水解时间的控制　Feulgen 反应通常用稀盐酸进行水解，但水解反应时间的掌控一定要适宜，水解反应时间不足，Feulgen 反应就会变弱，水解反应时间过长或水解过于剧烈，则会将 DNA 也水解掉，而导致 Feulgen 反应的阴性结果。水解反应时间的确定与使用的固定剂有关，不同的固定剂，水解反应时间不同（表 3-4）。一般水解时间为 8～12 分钟。另外，水解反应长短还依据标本类型、切片厚度以及酸的浓度而定。

表 3-4　盐酸水解反应与固定剂的关系

固定剂	1mol/L 盐酸 60℃所需水解反应时间
Carnoy	8 分钟
Zenker	5 分钟
Helly	8 分钟
10%福尔马林	8～10 分钟
无水乙醇	5 分钟
Susa	18 分钟
甲醛-氯化汞	8 分钟

二、甲绿-派若宁染色显示 DNA 和 RNA

Bracher 于 20 世纪 40 年代建立了甲绿-派若宁染色以来，一直是对比显示 DNA 和 RNA 分布的经典染色，广泛应用于教学、科研和临床诊断。

染色原理：甲绿（methyl green，甲基绿）和派若宁（pyronin）属于碱性染料且在水中电离后均为带正电荷的染料，甲绿带有两个正电荷，派若宁则带有一个正电荷。DNA 和 RNA 都有磷酸基和碱基，为两性电解质，有一定的等电点。染色中两种染料通过竞争性作用分别与相应的核酸成分结合，碱性较强的甲绿与 DNA 反应（pH3.8～4.2）使两个正电荷间的距离与 DNA-磷酸基间的距离相当，这就是两者结合的基础，而碱性较弱的派若宁与 RNA 结合（pH4.6～5.2）也正好符合 RNA 的聚合度范围。也有人提出：甲绿-派若宁染色与 DNA 和 RNA 的聚合程度有关。甲绿对聚合程度高的 DNA 有较强的亲和力，而派若宁对聚合程度低的 RNA 有亲和力。

【组织固定】以 Zenker 固定剂固定、Carnoy 固定剂冷固定（4℃）为佳。

【组织切片】石蜡切片 5μm。

【染液配制】

1. 2％甲绿水溶液　甲绿提纯法：将 2％甲绿水溶液放入分液漏斗内，加入等量的纯氯仿。手持分液漏斗充分振荡数分钟，静置待液体分层，放掉下层紫色氯仿液体。如此往复更换氯仿，直至加入的氯仿无色为止，一般需重复操作 5 次左右。提纯后的甲绿收集于洁净瓶中，注明配制日期，4℃冰箱内保存。也可以将提纯的甲绿与等量氯仿混合存放于 4℃冰箱备用。

2. 2％派若宁水溶液。

3. 0.2mol/L 醋酸缓冲液（pH4.8）　0.2mol/L 醋酸钠 59ml，0.2mol/L 醋酸 41ml，混合均匀。

4. 甲绿-派若宁染液　2％甲绿 7.5ml，2％派若宁 12.5ml，0.2mol/L 醋酸缓冲液（pH4.8）30ml。

【染色步骤】

1. 石蜡切片脱蜡下行到蒸馏水。若用含有氯化汞成分的固定剂固定的标本，注意切片下行过程中要脱去组织内汞的沉淀颗粒。

2. 甲绿-派若宁染液染色 5～10 分钟。

3. 滤纸快速吸干，纯丙酮速洗分色。

4. 丙酮二甲苯混合液（1∶1）速洗 2 次。

5. 二甲苯透明，树胶封固。

【染色结果】DNA 呈蓝绿色，RNA 呈红色。

【对照实验】由于染色过程中存在较多的非特异性染色的隐患，因此设置对照实验是必要的，以保证染色结果的准确性。对照实验可采用提取核酸方法或酶消化核酸方法，核酸提取方法可通过不同种类的酸（盐酸、过氯酸、硝酸、硫酸、TCA 等）对标本内 DNA 和 RNA 进行水解而提取，可以提取 DNA，也可以提取 RNA，或 DNA 和 RNA 共同提取，故染色结果呈现阴性。酶消化核酸方法是通过 DNA 酶或 RNA 酶对 DNA 或 RNA 特异性消化作用而去除标本内 DNA 或 RNA 成分，由于核酸酶价格较贵，纯度要求也要高，故不作为常规方法使用。

【注意事项】

1. 应避免使用含酸的固定剂固定标本，因为酸可对 DNA 产生水解作用。Carnoy 固定时间也不宜过长，否则易导致部分 DNA 水解和标本变脆。

2. 染液的 pH 约 4.8 左右，pH 偏高或偏低均对染色效果有一定的影响。

3. 丙酮分色时间不宜过长，应严格控制，注意切片不能干涸。

4. 甲绿对 DNA 的染色专一性强，而派若宁对 RNA 的特异性不是很强，它除了染色 RNA 外，还对含某些酸性黏多糖成分的黏液细胞有着色。

第 8 节　肌组织染色

一、Heidenhain 铁苏木精染色

【组织固定】10％福尔马林、Bouin、Zenker、Susa 固定剂等。

【组织切片】石蜡切片 5μm。

【染液配制】

1. 5％硫酸铁铵水溶液。

2. Heidenhain 苏木精　苏木精 10g，100％乙醇 90ml。苏木精充分溶于乙醇内，自然成熟 2～3 周。也可加氧化剂（高锰酸钾、过氧化氢、氧化汞等）加速成熟。取成熟苏木精染液 10ml，蒸馏水 90ml，混合均匀即可用于染色。此时染液为棕红色。有人采用下列方法配制 Heidenhain 苏木精，取得的效果是相同的，苏木精 1g，100％乙醇 20ml，蒸馏水 180ml，苏木精溶于乙醇内，再加蒸馏水，并稍加热使苏木精溶解。自然成熟 3～4 周，使用前过滤。

3. 1％硫酸铁铵水溶液。

【染色步骤】

1. 石蜡切片脱蜡下行到蒸馏水。若用含有氯化汞成分的固定剂固定的标本，注意切片下行过程中要脱去组织内汞的沉淀颗粒。

2. 5％硫酸铁铵水溶液，室温，3 小时～过夜。

3. 蒸馏水快洗。

4．Heidenhain 苏木精染液染色，室温 1～6 小时，或 45℃，45 分钟。

5．流水冲洗，2～5 分钟。

6．1％硫酸铁铵水溶液分色，光镜下镜检分色程度。

7．流水冲洗，10 分钟。

8．逐级乙醇脱水上行，二甲苯透明，树胶封固。

【染色结果】横纹肌、细胞核呈深蓝色；红细胞、线粒体、有丝分裂像等呈蓝黑色或黑色，组织背景无色（图 3－11）。

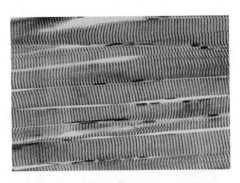

图 3－11 铁苏木精染色显示骨骼肌

【注意事项】

1．横纹肌所显现的颜色主要依据苏木精成熟的程度，新配制的苏木精染液，横纹肌颜色为深蓝色，陈旧性的苏木精染液，则横纹肌被染成蓝黑色或黑色。

2．一般原则 苏木精染色时间应与硫酸铁铵媒染时间相近，因为媒染时间决定着苏木精着色程度。另外，媒染时间和苏木精染色时间还与标本固定剂的使用有关，10％福尔马林、Susa、Bouin、Carnoy 固定剂固定的标本，其媒染和苏木精染色的时间相对于 Helly、Zenker 固定剂要短一些。

3．分色液浓度可选择在 1％～5％范围，可加快分色进程，但一定要在光镜下把握分色的程度，以免组织颜色过浅。Culling（1974 年）推荐的苦味酸乙醇溶液同样可以达到分色的目的。

4．Heidenhain 铁苏木精也可以用于其他结构的显示，染色后的所有的成分呈现黑色或深灰黑色，通过铁矾液不同的分色进程来控制被染对象的苏木精颜色，如线粒体、横纹肌、核染色质以及髓鞘等。

二、Mallory 磷钨酸-苏木精（PTAH）染色

【组织固定】Zenker 固定剂最佳，10％中性福尔马林也可以。

【组织切片】石蜡切片 5μm。

【染液配制】

1. 0.5％高锰酸钾水溶液。

2. 5％草酸水溶液。

3. Mallory 磷钨酸-苏木精　苏木精 0.1g，磷钨酸 1g，蒸馏水 100ml，苏木精溶于 20ml 蒸馏水内，磷钨酸溶于 80ml 蒸馏水，再将两者混合。自然成熟数周后方可使用，并可长期使用与保存。也可加入 0.625g 高锰酸钾，使染液获得瞬间成熟，染液寿命不超过 24 小时，以现用现配为好。

【染色步骤】

1. 石蜡切片脱蜡下行到蒸馏水。若用含有氯化汞成分的固定剂固定的标本，注意切片下行过程中要脱去组织内汞的沉淀颗粒。

2. 0.5％高锰酸钾水溶液，5 分钟。蒸馏水洗。

3. 5％草酸水溶液，5 分钟，或直至组织变白。

4. 流水冲洗，3 分钟，蒸馏水浸洗，3 分钟。

5. Mallory 磷钨酸-苏木精染液染色，室温，过夜（约 17 小时）。

6. 95％乙醇分色，光镜下镜检分色程度。

7. 100％乙醇脱水 2 次，每次 2～3 分钟。

8. 二甲苯透明 2 次，每次 3～5 分钟。树胶封固。

【染色结果】横纹肌呈蓝色，细胞核呈深蓝色，胶原纤维呈淡红色，弹性纤维呈红色。

【注意事项】室温下自然成熟的苏木精染液，其染色效果要优于化学成熟的染液。自然成熟的染液要通过预染色来鉴定其成熟程度，否则会影响染色结果。另外，染液可在冰箱内保存多年后，仍保持其较强的染色力。

第9节　神经元（细胞）尼氏体染色

Franna Nissl 1892 年创立 Nissl 染色法，并以发现 Nissl 小体和 Nissl 变性而闻名。尼氏体（Nissl body）又被称为嗜色小体或"虎斑"，主要为 RNA 和蛋白质成分。尼氏体分布于神经元（细胞）的细胞质内，不同类型的神经元，尼氏体的形状、大小、数量与分布都不相同。尼氏体在神经元内的存在、缺少或消失，可以提示神经元的正常状态、异常状态或病理状态，具有病理或临床诊断的参考价值。

尼氏体染色是神经组织染色中常用的染色，可通过尼氏体染色结果来判断神经元的状态。由于尼氏体含 RNA，易使某些碱性染料所着色，如中性红、甲基蓝、天青 A、派若宁、硫堇、甲苯胺蓝、焦油紫（cresyl violet，cresyl fast violet，克紫）等。这些碱性染料均可用于尼氏体的染色，染液的改变，如 pH、染液浓度，以及染液配制时段的不同等，多数都不会影响染色结果的获得。该染色既可以显示尼氏体，也可以显示细胞核和神经胶质细胞。

染色对固定剂的要求不是很高，多数固定剂均可使用。相对而言，经乙醇固定的标本染色结果较好，尤其是对硫堇染料，而对甲苯胺蓝或焦油紫而言，10％福尔马林固定的标本即可获得优质的染色结果。

一、焦油紫染色

【组织固定】10％福尔马林及其他固定剂均可。

【组织切片】石蜡切片 7～10μm。

【染液配制】

1. 0.5％焦油紫　焦油紫 0.5g，蒸馏水 100ml。为了获得最佳的染色效果，染液配制后最好静置 48 小时，以促使其"成熟"，使用前过滤。室温下染液的稳定性可保持一年之久。

2. 0.25％冰醋酸乙醇溶液（95％乙醇）。

【染色步骤】

1. 石蜡切片脱蜡下行到蒸馏水。若用含有氯化汞成分的固定剂固定的标本，注意切片下行过程中要脱去组织内汞的沉淀颗粒。

2. 0.5％焦油紫，10～20分钟。

3. 蒸馏水快洗。

4. 0.25％冰醋酸乙醇溶液分色，4～8秒，光镜下镜检分色程度。

5. 100％乙醇快速脱水2次，每次2～3分钟。

6. 二甲苯透明2次，每次3～5分钟。树胶封固。

【染色结果】尼氏体、神经元的细胞核呈龙胆紫色，组织背景无色或浅蓝色（图3-12）。

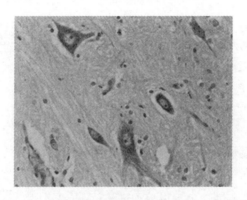

图3-12　焦油紫染色显示大鼠脊髓神经元尼氏体

【注意事项】

1. 显示尼氏体的切片，可以是石蜡切片，也可以选用冰冻切片、火棉胶切片。由于神经元的细胞体较大，所以切片厚度可在7～10μm，甚至25μm以上。

2. 焦油紫显示尼氏体的染色方法，各个实验室所使用的染液配制方法可能会有所出入，如焦油紫浓度可在0.1％～0.5％范围，如有使用蒸馏水配制的，也有使用95％乙醇配制的，还有的加入少量冰醋酸成分等。对于实验者而言，无论选用哪种染液配制法都需通过预染色来筛选适合本实验的染色方法。

3. 染色方法中的分色液，有的实验室使用95％乙醇，同样可获得良好的染色结果。分色液的使用要依据固定剂选择而定，如

Susa 固定剂固定的标本，染色后可直接行 95％乙醇分色，而 10％福尔马林固定的标本，染色后 0.125％～0.25％醋酸分色。注意在光镜下观察，控制切片的分色程度。

二、甲苯胺蓝染色

【组织固定】10％福尔马林及各种固定剂均可。

【组织切片】石蜡切片 7～10μm，或 15～25μm。

【染液配制】0.1％～1％甲苯胺蓝水溶液。

【染色步骤】

1. 石蜡切片脱蜡下行到蒸馏水。若用含有氯化汞成分的固定剂固定的标本，注意切片下行过程中要脱去组织内汞的沉淀颗粒。

2. 预热 0.1％～1％甲苯胺蓝水溶液至 56℃，染色 10～20分钟。

3. 蒸馏水洗。

4. 90％～95％乙醇分色，光镜下镜检分色程度。

5. 100％乙醇迅速脱水 2 次，每次 2～3 分钟。

6. 二甲苯透明 2 次，每次 3～5 分钟。树胶封固。

【染色结果】尼氏体呈深蓝色，细胞核呈浅蓝色，背景无色（图 3-13）。

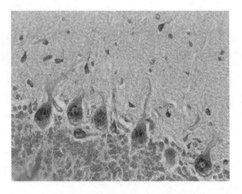

图 3-13 甲苯胺蓝染色显示小脑浦肯野细胞

三、硫堇染色

【组织固定】10％福尔马林、Carnoy 固定剂及其他各种固定剂均可。

【组织切片】石蜡切片 7～10μm。

【染液配制】0.1％～1％硫堇水溶液。

【染色步骤】

1. 石蜡切片脱蜡下行到蒸馏水。若用含有氯化汞成分的固定剂固定的标本，注意切片下行过程中要脱去组织内汞的沉淀颗粒。

2. 0.1％～1％硫堇染液染色，10～20 分钟。

3. 蒸馏水洗。

4. 90％～95％乙醇分色，光镜下观察分色程度。

5. 100％乙醇脱水 2 次，每次 2～3 分钟。

6. 二甲苯透明 2 次，每次 3～5 分钟。树胶封固。

【染色结果】尼氏体染色呈紫红色或紫色，细胞核呈蓝紫色，背景浅蓝色。

四、Luxol 坚牢蓝-焦油紫染色

Luxol 坚牢蓝属于铜-酞菁染料（copper-phthalocyanine dye），在乙醇溶液内具有与髓鞘磷脂结合的染色特性，髓鞘为蓝色，若再借助焦油紫染色，可显示神经元的细胞核及细胞质内的尼氏体，且对髓鞘着色有一定的强化效应。同样，中性红替代焦油紫，神经元的细胞核及细胞质内的尼氏体呈深红色，也会产生染色的强化效果。Luxol 坚牢蓝-焦油紫与 Luxol 坚牢蓝-中性红都是神经组织对比染色常用的方法之一。

【组织固定】10％福尔马林生理盐水液、10％福尔马林钙液。

【组织切片】石蜡切片 7～10μm，或 15～20μm。火棉胶或冰冻切片均可。

【染色配制】

1. Luxol 坚牢蓝染液　Luxol 坚牢蓝 MBS 0.1g，10％醋酸 0.5ml，95％乙醇 100ml，染液配制后过滤使用，室温下能较长期储存。

2. 0.005%碳酸锂水溶液。

3. 0.1%焦油紫醋酸溶液 焦油紫 0.1g，醋酸 1ml，蒸馏水 99ml，充分混合均匀。必要时可过滤使用。室温下储存。

【染色步骤】

1. 石蜡切片二甲苯脱蜡，经纯乙醇至 95%乙醇。

2. Luxol 坚牢蓝染液染色，60℃，染色 2 小时，或 37℃过夜（约 17 小时）。

3. 95%乙醇洗去切片表面的浮色，蒸馏水洗涤。

4. 0.005%碳酸锂水溶液分色，10～30 秒。

5. 70%乙醇继续分色 30～60 秒。

6. 蒸馏水充分洗涤，光镜下观察直至脊髓灰质和白质区分清晰，细胞核无色，髓鞘为天蓝色，背景为无色或浅蓝色。

7. 0.1%焦油紫醋酸溶液染色，10 分钟。

8. 蒸馏水洗。

9. 70%乙醇分色，约 30 秒钟，光镜下观察至神经元的细胞核及细胞质内的尼氏体呈紫色或紫红色。

10. 将切片甩干，100%乙醇快速脱水 2 次，每次 2～3 分钟。

11. 二甲苯透明 2 次，每次 3～5 分钟。树胶封固。

【染色结果】髓鞘呈蓝色，神经元的细胞核及细胞质内的尼氏体呈紫色或紫红色，红细胞呈天蓝色。

【注意事项】若 Luxol 坚牢蓝染色过深，可将碳酸锂分色液的浓度从 0.005%提高到 0.05%，随时注意光镜下镜检分色程度。

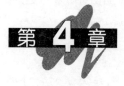

第 4 章 免疫组织（细胞）化学技术

免疫组织化学（immunohistochemistry，IHC）是以免疫学的抗原-抗体反应为理论基础，用标记的特异性抗体（或抗原）对组织内的相应抗原（或抗体）进行定性、定位、半定量检测，经组织化学的显色反应，利用光镜、荧光显微镜或电子显微镜进行实验结果观察的技术。若该技术主要用于研究和观察细胞内的某些成分，又可称为免疫细胞化学（immunocytochemistry，ICC）。凡是能作为抗原或半抗原的物质，如蛋白质、多肽、核酸、酶、激素、磷脂、多糖以及病原体等，都可使用相应的特异性抗体在组织或细胞内通过免疫组织（细胞）化学手段对其进行检测和研究。

免疫组织（细胞）化学技术是一门将免疫学与组织（细胞）化学相互结合而发展起来的实验技术，其技术所具备的突出优点为：

1. 高度特异性　免疫组织（细胞）化学所使用的抗体是特异性强的多价或单价抗体，具有高度的识别能力，在抗原识别上可达到单个氨基酸的水平。

2. 敏感性高　通过采用各种有效方法最大限度保存组织或细胞内待检测物质的抗原性，或采用各种增敏方法，或使用高敏感、高亲和力的抗体等手段，可以提高组织或细胞内微量抗原成分的检出率。

3. 方法步骤统一　只要掌握一种基本的技术流程，则一通百通。

4. 形态、功能和代谢密切结合　免疫组织（细胞）化学技术是一种将定性、定位和半定量密切结合的检测手段，是集形态、功能、代谢于一体的研究技术。

第1节　免疫组织（细胞）化学相关的基本概念

一、抗　原

（一）抗原的基本概念

抗原（antigen，Ag）是一类在适合条件下，能激发机体免疫系统发生免疫应答，并能与免疫应答产生的效应物质（抗体和效应细胞）在体内和（或）体外发生特异性结合反应的物质。

抗原具备两种特性：①免疫原性（immunogenicity）：抗原分子具有诱导机体产生免疫应答的特性。②反应原性（reactogenicity）：抗原分子能与抗体或效应 T 细胞等免疫应答产物发生特异性反应的特性。

（二）抗原决定簇

抗原决定簇（antigenic determinant）是抗原分子表面的一些特殊的化学活性基团区域，是抗原与相应抗体或淋巴细胞抗原识别受体相结合的部位，又称为表位（epitope）。抗原表面可有多个抗原决定簇，而抗原决定簇决定着抗原的特异性，从分子水平上讲，抗原的免疫原性是由其抗原决定簇的性质、种类、数目和空间构型来决定的。

不同的抗原物质，其表面上的抗原决定簇数目不等。若抗原表面只有一个抗原决定簇的，如有些半抗原，则属于单价抗原，若其表面有多个抗原决定簇的，则为多价抗原。

（三）抗原的种类（表 4-1）

1. 完全抗原（complete antigen）　能在机体内诱导免疫应答，产生效应物质，并可与产生的效应物质发生特异性结合，即同时具有免疫原性和反应原性的物质。完全抗原简称为抗原，如蛋白质、多肽、病原微生物等。

2. 不完全抗原（incomplete antigen）或半抗原（hapten）在体内单独存在时无免疫原性，但能与相应的抗体发生特异性结合反应的低分子化合物或化学基团。能与半抗原结合并使其具有免疫原性的蛋白质部分称为载体（carrier）。在半抗原与载体的结合物

177

中，半抗原决定结合物的抗原特异性，而载体则使结合物具有免疫原性。大多数多糖和类脂属于半抗原。

表 4-1　抗原的分类方法

分类依据	抗原种类
根据单独存在时是否具有免疫原性	完全抗原和不完全抗原
根据抗原来源	外源性抗原和内源性抗原
根据抗原与宿主的关系	异种抗原、同种异型抗原、自身抗原
根据化学性质	蛋白质、多糖、脂蛋白、糖蛋白、核酸等
根据物理状态	颗粒性抗原、可溶性抗原
根据产生方式	天然抗原、人工合成抗原、基因工程抗原
根据抗原特异性程度	特异性抗原、共同抗原（类属抗原、异嗜性抗原）

二、抗　体

（一）抗体的概念及性质

机体受到抗原刺激后，通过体液免疫应答，B 细胞活化、增殖、分化为浆细胞，浆细胞合成并分泌仅与该抗原发生特异性反应的免疫球蛋白（immunoglobulin，Ig），免疫球蛋白可简称为抗体（antibody，Ab）。

人类免疫球蛋白共有 5 类：IgG、IgA、IgM、IgD、IgE。含有免疫球蛋白的血清为免疫血清。

抗体的基本分子结构相似，都是由两条相同的重链和两条相同的轻链通过链间的二硫键连接而呈"Y"字形的四肽链结构（图 4-1）。

多肽链的氨基端（N 端），L 链（轻链）的 1/2 及 H 链（重链）的 1/4 区域内的氨基酸组成及顺序是可变的，称为可变区，决定着抗体的特异性，是与抗原决定簇结合的部位。抗体分子结构中除可变区外的部分为稳定区，其内的氨基酸组成及顺序相对比较稳定，具有相同的抗原性，此特性是第二抗体（抗抗体）制备以及免疫组织（细胞）化学染色（间接法）中免疫信号放大的基础原理。

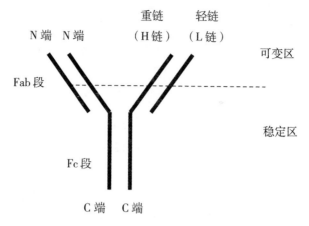

图 4-1　抗体（IgG）的基本分子结构模式图

（二）抗体的种类

抗体制备途径的不同，所获取的抗体类型也不同。

1. 单克隆抗体（表 4-2）　单克隆抗体（monoclonal antibody，McAb）是指由一个产生抗体的细胞与一个骨髓瘤细胞融合形成杂交瘤细胞，经无性繁殖后形成的细胞纯系所产生的抗体。

单克隆抗体的制备多采用杂交瘤技术，其分子在结构上是完全一致的，只针对抗原分子表面的某一个决定簇，且只与抗原分子表面上的某一个结合点反应。因此，单克隆抗体与抗原结合的特异性很强，实验结果容易标准化，但免疫反应范围较狭窄、制备成本较高是其不足之处。

2. 多克隆抗体（表 4-2）　由于抗原物质一般有多个抗原决定簇，因而所诱导产生的抗体一般也都是针对多个抗原决定簇的混合物，多克隆克体（polyclonal antibody，PcAb）即由多个 B 细胞克隆同时受到刺激、发生转化的抗体，又称为多价抗体。

多克隆抗体与抗原的结合点多，与抗原的亲和力也较强，但其特异性与单克隆抗体相比略差一些。一般来讲，多克隆抗体的免疫组织（细胞）化学染色所形成的免疫抗体复合物较稳定而不易脱落，但同时也容易引起非特异性着色。

179

表 4-2　单克隆抗体与多克隆抗体的比较

	单克隆抗体	多克隆抗体
来源	细胞培养	动物免疫
细胞克隆	单克隆	多克隆
分子结构	均一	不均一
与抗原决定簇反应	单一，单价	多个，多价
特异性	较强	较弱
敏感性	较强	较弱
亲和力	较弱	较强
染色	较弱	较强
标准化	容易	不容易
抗体生产	量大，稳定	量少，不稳定

3. 基因工程抗体　基因工程抗体（genetically engineered antibody）是采用 DNA 重组技术及蛋白质工程技术，在基因及蛋白质水平上直接切割、拼接或修饰组装的抗体，具有特异性更强、稳定性更好且可批量大规模生产的特点，如嵌合抗体、重构型抗体、单链抗体、单区抗体等。

（三）抗体的标记

抗原与抗体反应所产生的抗原-抗体复合物是不可见的，也就是说，组织或细胞原位内所形成的这种特异性的复合物在光镜下是不能直接被观察到的。为了使其反应结果能达到光镜下观察的目的，人们将抗体加以标记，利用标记物与其他物质的反应将免疫反应放大并转换为可见的发光物或有色物质，通过相应的光镜而直接观察。经过几十年的不断实验摸索和筛选，目前较为成熟的抗体标记物有，荧光标记物：异硫氰酸荧光素、四甲基异硫氰酸罗丹明、得克萨斯红；酶标记物：辣根过氧化物酶、碱性磷酸酶、葡萄糖氧化酶；还有：铁蛋白、胶体金、生物素、藻红蛋白以及放射性核素等。

1. 荧光标记物及荧光抗体　有关内容参阅免疫荧光组织化学技术。

2. 酶标记物及酶标抗体　Sternberger（1986）指出，用于标记的酶类应具备：①酶催化的底物必须是特异的，且所形成的产物易被显示，易于在光镜或电镜下观察；②形成的反应终产物必须稳定，即反应终产物不能从酶活性的部位向周围弥散而影响组织学定位；③获得的酶分子，最好有商品出售；④中性 pH 时，酶的活性应该是稳定的，酶标记抗体后其活性不应改变，且酶催化活性越高越好；⑤酶标记过程中，酶与抗体连接，不影响二者的活性；⑥被检测组织中，不应该存在与标记酶相同的内源性酶。其中①、②最为重要。概括地说，就是纯度高，活性高，特异性强，稳定，可溶性好，体液或组织中不存在此酶或其底物，与抗体交联后能分别保持抗体和酶的活性，检测方法简便以及价格便宜。

常用的标记酶有辣根过氧化物酶（horseradish peroxidase，HRP）、碱性磷酸酶（alkaline phosphatase，ALP）、葡萄糖氧化酶（glucose oxidase，GOD）。

（1）辣根过氧化物酶：辣根过氧化物酶（HRP）广泛分布于植物界，因植物辣根内含量最为丰富而得名，是一种稳定性好、应用最广泛的标记酶。HRP 是由无色的酶蛋白和深棕色的铁卟啉结合而成的一种糖蛋白，其分子量 40kD，对组织或细胞的穿透力强；酶反应的最适 pH 5～5.5，最适温度 40～45℃；在 pH 4～11、50℃以下均较稳定，易溶于水和 58％以下的饱和硫酸铵溶液。HRP 的特异性底物为过氧化氢（H_2O_2）。HRP 与其底物和供氢体作用生成的反应产物为有色沉淀物，沉积于抗原-抗体反应的原位上。不同的供氢体（发色基团），其终产物所呈现颜色不同，如 3，3-二氨基联苯胺（DAB）为棕色，3-氨基-9-乙基卡巴唑（AEC）为红色，最常用的供氢体是 DAB。

（2）碱性磷酸酶：目前商品化的 ALP 主要来源于牛小肠，其分子量为 100kD，是 HRP 的 2～3 倍，故穿透细胞组织的能力较弱，ALP 最适 pH 在 9.0～9.5 范围，相对比较稳定。某些组织或细胞内含有较高的内源性 ALP，如肝、肾、小肠，对免疫组织（细胞）化学染色产生一定的干扰，因此限制了它的应用，通过左旋咪唑（levamisole）的抑制可以消除大部分的内源性 ALP，减少了非特异性反应强度。

选用不同的底物，可形成不同颜色的终产物，如萘酚AS－MX（naphthol AS-MX）为底物，坚牢蓝（fast blue，FB）为显色剂，生成蓝色沉淀，若坚牢红（fast red，FR）替代 FB 则形成红色不溶性沉淀。绝大多数的终产物溶于有机溶剂，故切片不能长久保存。ALP 标记抗体主要用于内源性过氧化物酶丰富的血细胞、淋巴细胞等标本的免疫组织（细胞）化学，也广泛用于双重免疫标记和原位杂交。

（3）葡萄糖氧化酶：GOD 是以葡萄糖为底物，供氢体为对硝基四唑蓝（p－nitroblue tetrazolium），终产物为不溶性蓝色沉淀，其性质较为稳定，不溶于有机溶剂，故能长久保存。理论上认为葡萄糖氧化酶应比 HRP、ALP 更符合作为标记酶的条件，因为哺乳类动物体内不存在内源性葡萄糖氧化酶，但由于其分子量较大（150kD），不能穿入细胞，同时其本身结构中又带有较多的氨基，在标记时容易形成广泛的聚合而影响酶的活性。另外，其敏感性也相对较低，主要是与底物反应的敏感性低，因此未能得到广泛使用。目前，GOD 多用于双重或多重标记染色。

3. 生物素　1936 年 Koegl 与 Toennis 首先从鸡蛋黄中分离出生物素。生物素（biotin）又称为维生素 H，是一种分子量为 244Da 的小分子维生素，是转氨甲酰基化过程中的辅酶，其等电点 3.5，呈环状结构。广泛存在于动物组织中，尤其以肝、肾、脂肪、乳腺以及蛋黄中含量丰富。

生物素与抗生物素之间具有极强的亲和力，较抗体与抗原的亲和力要高 100 万倍，两者之间呈非共价键结合，作用非常快，一经结合很难解离，且不影响彼此的生物学活性。生物素和抗生物素都具有与各种示踪物质结合的能力。利用生物素与抗生物素这种亲和的特性而建立的免疫组织（细胞）化学技术，即抗生物素-生物素免疫组织（细胞）化学技术，为了更加突出两者间的"亲和"的特性，人们称其为亲和免疫组织化学技术。生物素标记的抗体可以是第一抗体，也可以是第二抗体。

4. 其他标记物　除了荧光素和酶作为标记物标记抗体以外，还有胶体金、铁蛋白、藻红蛋白（phycoerythrin）等均可作为标记物标记抗体。在免疫电镜技术方面，胶体金（colloidal gold）和铁蛋白（ferroprotein）是主要的标记物。藻红蛋白又称为藻胆蛋白，是一种来源于藻青菌和真核菌类相当稳定的具有很强溶解性的荧光蛋白，可用于免疫荧光组织化学、流式细胞仪、FISH 的检测，是双重标记或多重标记首选的荧光蛋白。

第2节　免疫组织（细胞）化学基本类型与原理

一、免疫组织（细胞）化学直接法

免疫组织（细胞）化学直接法（direct method）又称为一步法，分为两类：即传统直接法和新型直接法。

（一）传统直接法

传统直接方法（traditional direct method）是最早应用的检测和定位抗原存在的方法（图 4-2）。

基本原理：将已知的特异性抗体与标记物结合，制备成标记抗体，再用标记抗体直接与标本内的相应抗原结合。光镜下观察抗原存在部位呈现特异性标记。

特点：特异性强，非特异性反应较少，技术操作简便（只需一种抗体）。其最大的缺陷就是必须标记每一种特异性抗体，且只能检测一种抗原，敏感性较差，同时反应的信号也较小，特别是对于组织或细胞内微量的抗原检测。

（二）新型直接法

新型直接法又称为增强型多聚物一步法（enhanced polymer one-step staining，EPOS）（图 4-2）。此方法首先于 1993 年由 Pluzek 等报道。主要的特征是大量的特异性抗体和 HRP 被吸附在一条作为"骨架"的葡聚糖聚合链上。与传统直接法不同的是，EPOS 法可以获得很强的敏感性，即便是组织或细胞内只有微量的抗原存在。

1. 基本原理　采用一种具有惰性的多聚化合物（葡聚糖）为"骨架"，将特异性抗体和 HRP 结合在"骨架"上，形成 HRP-葡聚糖-特异性抗体的巨大复合物，其内的特异性抗体直接与标本内的相应抗原结合，经酶促反应，即可在光镜下观察到特异性阳性结果。

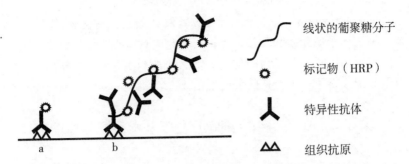

	线状的葡聚糖分子
	标记物（HRP）
	特异性抗体
	组织抗原

图4-2 免疫组织（细胞）化学传统直接法（a）和新型直接法（b）示意图

2. EPOS技术特点 敏感性极强，背景无染色；是目前最简便的免疫组织（细胞）化学方法，大大缩短了实验时间，特别是用于冰冻切片的免疫组织（细胞）化学方法尤为突出。不足之处是现有的商品化的EPOS品种不多，试剂价格较昂贵。

二、免疫组织（细胞）化学间接法

免疫组织（细胞）化学间接法（indirect method）又称二步法，分为传统间接法和新型间接法两种。

（一）传统间接法

传统间接法（traditional indirect method）需要两种特异性抗体，即第一抗体（Ⅰ抗）和第二抗体（Ⅱ抗），参与免疫组织（细胞）化学反应，也就是说间接法是由两步构成的，可用于检测标本内抗原或抗体的存在。

1. 基本原理 未标记的Ⅰ抗与标本内的相应抗原物质结合，用标记Ⅱ抗与Ⅰ抗结合，通过荧光显微镜观察，或经酶促反应后利用光镜观察有色的阳性反应产物（图4-3）。

在间接法中，Ⅰ抗有两个作用，既是组织或细胞内抗原的特异性抗体，又是标记Ⅱ抗所识别的抗原，因此，Ⅱ抗是抗Ⅰ抗的抗体。Ⅱ抗所带的标记物可以是酶、荧光素、生物素、胶体金和铁蛋白等物质。

2. 间接方法的特点 ①一个Ⅰ抗抗体分子可以结合多个（如3~5个）Ⅱ抗抗体分子，从而增强了免疫反应信号，使其敏感性较

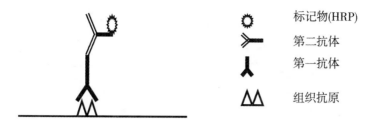

	标记物(HRP)
	第二抗体
	第一抗体
	组织抗原

图 4－3　免疫组织（细胞）化学传统间接法示意图

直接法增大 3～4 倍。②Ⅰ抗的浓度也较直接法要低，即Ⅰ抗的稀释度要较直接法高，这样可以节省实验中Ⅰ抗的用量。③不必像直接法那样去标记每种抗体，只要有抗一种动物的标记Ⅱ抗，就可以用于此种动物的多种Ⅰ抗。④不足之处是特异性低于直接法，即容易出现非特异性染色。再有，由于两种抗体参与免疫组织（细胞）化学反应，所以实际的染色步骤较多，同时染色所需的时间也相对延长。

（二）新型间接方法

随着免疫组织（细胞）化学技术的发展，不断有新的免疫组织（细胞）化学技术出现与完善，其特异性和敏感性越来越高，同时实验者的实验过程也相对便捷与缩短，EnVision 方法就是当前应用中的一个。EnVision 方法又称为 ELPS 方法（enhance labeled polymer system）。

1. 基本原理　标本内抗原与Ⅰ抗结合后，标记有多聚化合物酶复合物（EnVision 复合物）的Ⅱ抗与Ⅰ抗结合，经酶促反应进行显色定位（图 4－4）。EnVision 复合物：将Ⅱ抗抗体分子的一个 Fab 段和 HRP/ALP 通过聚合技术结合在线状的葡聚糖上。

2. EnVision 的特点　每一分子的 EnVision 复合物中约含 70 个酶分子（HRP 或 ALP）和 10 个Ⅱ抗分子，与其他方法相比具有高度的放大作用，同时也增加了与Ⅰ抗分子结合的机会。另外，因机体内不存在这种葡聚物，使得免疫组织（细胞）化学无非特异性着色，背景非常干净。此外，染色步骤为两步，实验操作简便而省时（约节约 1/3 时间）。

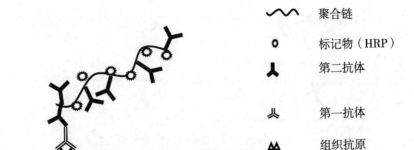

〜〜	聚合链
🌣	标记物（HRP）
⅄	第二抗体
⅄	第一抗体
⋀⋀	组织抗原

图 4 - 4　免疫组织（细胞）化学新型间接法 EnVision 法示意图

三、非标记抗体法

由于抗体与标记物以化学方式结合，会或多或少地降低抗体和抗原的结合能力，同时也会影响标记物的活性。Mason 等人（1969 年）和 Sternberger（1974 年）分别报告了酶桥法和 PAP 法，由于抗体与标记物的结合不是采用化学方法结合，习惯上称之为非标记抗体法。

（一）酶桥法

1. 酶桥法（enzyme bridge technique）基本原理　制备同种属的特异性Ⅰ抗和抗酶抗体（Ⅲ抗），利用Ⅱ抗作为"桥梁"将Ⅲ抗与Ⅰ抗连接起来，Ⅲ抗的标记酶经酶促反应，即可在抗原位置上呈现有色阳性反应产物（图 4 - 5）。

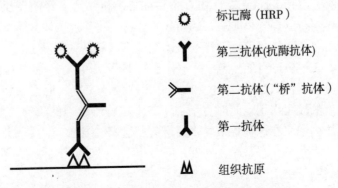

🌣	标记酶（HRP）
Y	第三抗体(抗酶抗体)
⊁	第二抗体（"桥"抗体）
Y	第一抗体
⋀⋀	组织抗原

图 4 - 5　免疫组织（细胞）化学酶桥法示意图

2. 酶桥法特点　反应中 3 种抗体均未被酶标记，酶是通过免疫学原理被标记在Ⅲ抗上的，避免了因化学方式结合对抗体和酶活性的损害，提高了方法的敏感性，同时也节省了Ⅰ抗的用量。但此免疫组织（细胞）化学方法并未得到广泛应用，其原因为：标记的酶类很难被精确地稀释到恰当的浓度，以达到和Ⅲ抗的抗酶部位全部结合，同时也难以彻底洗脱掉与标本中其他成分非特异结合的酶，从而造成较高的非特异性染色。

（二）过氧化物酶–抗过氧化物酶法

1. 过氧化物酶–抗过氧化物酶法（peroxidase antiperoxidase technique，PAP 法）基本原理　与酶桥法相似，借助Ⅱ抗的"桥梁"作用，将 PAP 复合物连接在与组织抗原结合的Ⅰ抗上。PAP 复合物是由 3 分子的酶和 2 分子的抗酶抗体构成的，其中抗酶抗体和Ⅰ抗均为同种属动物的 IgG。经相应的酶促反应，即可通过显微镜观察到阳性反应产物（图 4 - 6）。

2. PAP 法的特点　抗体活性高，方法的灵敏度高，背景染色低。但不足之处为免疫组织（细胞）化学染色步骤较多，需要的染色时间也较长。

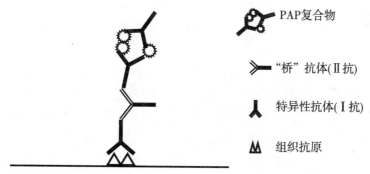

PAP 复合物

"桥"抗体(Ⅱ抗)

特异性抗体(Ⅰ抗)

组织抗原

图 4 - 6　免疫组织（细胞）化学 PAP 法示意图

PAP 复合物是由 3 分子的 HRP 和 2 分子的抗 HRP 抗体所构成的复合物（图 4 - 7）。电镜下已证实为五角环状结构，直径平均为 21nm，这种结构使得此复合物非常稳定，分子量为 400～430kD。采用 DAB-H_2O_2 显色，由于 PAP 复合物无游离的免疫球蛋白存在，因此不容易引起非特异性反应。

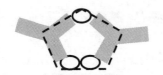

每个PAP复合物由3个HRP分子（○）
和2个抗HRP抗体分子（Y）组成

图 4-7　免疫组织（细胞）化学 PAP 复合物示意图

PAP 法和酶桥法中，强调Ⅰ抗和抗酶抗体（Ⅲ抗）必须是来自同种属动物的 IgG，Ⅱ抗才能发挥"桥梁"作用。有些报道表明：Ⅰ抗和抗酶抗体（Ⅲ抗）来自不同种属动物的 IgG，"桥"抗体仍可将二者连在一起，但 Grzanna（1982）根据实验报道认为Ⅰ抗和 PAP 复合物中的抗酶抗体（Ⅲ抗）来自不同种属动物的 IgG 所获得的阳性结果主要依赖于种属间的交叉反应，这种反应是有限的。所以利用"桥"抗体进行免疫组织（细胞）化学反应时，仍以Ⅰ抗和抗酶抗体（Ⅲ抗）来自同一种属动物的 IgG 为佳。

（三）碱性磷酸酶-抗碱性磷酸酶法

碱性磷酸酶-抗碱性磷酸酶法（alkaline phosphatase-antialkaline phosphatase technique，APAAP 法）是用 ALP 替代 PAP 法的 HRP，其基本原理相似于 PAP 法。

四、抗生物素-生物素法

抗生物素（avidin，又称卵白素或亲和素）是从鸡蛋的蛋白中提取出的一种碱性蛋白，属于糖蛋白，分子量是 68kD。维生素 H 又称生物素，是一种小分子的维生素，广泛分布于动植物中。抗生物素具有 4 个同生物素亲和力极高的结合位点，这种亲和力极强，是抗原、抗体结合力的 100 万倍，是不可逆性的结合，同时这种结合又不影响彼此间的生物学活性。研究者根据其亲和力的特点，提出了抗生物素-生物素免疫检测系统，由于此系统更突出了"亲和"这一技术特点，所以习惯上又称为亲和免疫组织（细胞）化学技术。此外，生物素可与抗体（IgG）的 Fc 段结合，且不影响抗体的活性，可与酶（HRP、ALP）结合且不影响酶的活性。

目前免疫组织（细胞）化学技术应用的抗生物素，不仅只是从鸡蛋的蛋白中提取的，还有的是从链霉菌培养物中提取的蛋白质，为了区分这两种抗生物素，人们习惯上将前者称为卵白素，后者为链霉卵白素（streptavidin，链霉抗生物素），二者均称为亲和素。

Guesdon 及其同事（1979 年）首先将抗生物素-生物素法应用于免疫组织（细胞）化学技术中，并成功地建立了酶标抗生物素-生物素方法（LAB）和桥联抗生物素-生物素方法（BAB/BRAB）。Hsu 于 1981 年在 LAB 法和 BAB 法的基础上，相继建立了抗生物素-生物素间接法和 ABC 法。

抗生物素-生物素标记系统用于免疫组织（细胞）化学的方法主要有 3 类：

1. 抗生物素-生物素-过氧化物酶复合物方法（简称 ABC 方法）；

2. 酶标抗生物素-生物素方法（简称 LAB 方法）；

3. 桥联抗生物素-生物素方法（简称 BAB/BRAB 方法）。

目前常用的抗生物素-生物素方法有：

（一）抗生物素-生物素-过氧化物酶复合物方法

根据抗生物素-生物素的反应原理及特性，1981 年许世明博士在 BAB 方法和 LAB 方法的基础上改良并设计出了 ABC（avidin-biotin peroxidase complex method）方法，成为应用较广泛的亲和免疫组织化学技术之一。

1. 基本原理　ABC 方法关键是 ABC 复合物。理论上 ABC 复合物是由一个卵白素分子结合 3 个生物素化的过氧化物酶分子构成的。但在 ABC 反应中，卵白素作为"桥"连接在生物素标记的过氧化物酶与生物素标记的抗体之间，而生物素标记的过氧化物酶分子又可连接于卵白素分子之间，于是形成一个含有 3 个以上过氧化物酶分子的网格状复合物。通过 ABC 复合物中卵白素与生物素化抗体结合，经过组织化学的酶显色反应，达到检测组织或细胞原位内抗原的目的（图 4-8）。

2. ABC 法的特点　敏感性高（相对于 PAP 法）；特异性强（抗体的稀释度高），尤其适用于单克隆抗体；组织背景染色浅；操作方法简便，节省染色时间（较 PAP 法相比）。由于卵白素与生物素具有与多种示踪物结合的能力，可用于双重或多重免疫组织（细

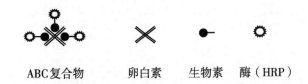

ABC复合物　　卵白素　　生物素　　酶（HRP）

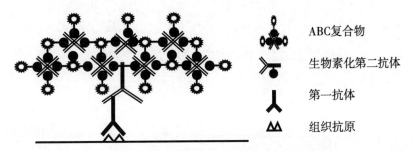

　　　　　　　　　　　　　　　　　ABC复合物

　　　　　　　　　　　　　　　　　生物素化第二抗体

　　　　　　　　　　　　　　　　　第一抗体

　　　　　　　　　　　　　　　　　组织抗原

图 4-8　免疫组织（细胞）化学 ABC 法示意图

胞）化学技术。不足之处是某些器官或组织中的内源性生物素与卵白素特异性结合，引起非特异性反应的增强。

（二）链霉抗生物素-生物素法

由于机体内也存在内源性生物素，如肝、肾、脂肪、乳腺等，为了避免内源性生物素对免疫组织（细胞）化学的干扰，近年来已广泛使用链霉抗生物素（链霉卵白素）替代卵白素，创建了链霉抗生物素-生物素法（strepavidin-biotin complex method，SP 法），有效地降低了非特异性反应的程度，获得较为满意的免疫组织（细胞）化学结果。

链霉抗生物素是从链霉菌培养物中提取的一种蛋白质，分子量 60kD，不含糖链，和从鸡蛋的蛋白中提取的卵白素一样，也具有 4 个同生物素亲和力极高的结合位点，亲和力高达 $10^{15} M^{-1}$。与卵白素相比，链霉抗生物素是一种更接近完美的生物素结合蛋白。

1. 基本原理　与 ABC 法相似，但不同的是链霉抗生物素蛋白与生物素化酶（HRP）结合，形成链霉抗生物素-生物素化酶复合物。这种复合物再与生物素标记的 II 抗结合，通过酶的显色反应来检测抗原存在的部位（图 4-9）。

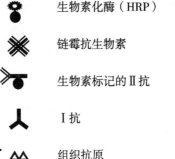

生物素化酶（HRP）

链霉抗生物素

生物素标记的Ⅱ抗

Ⅰ抗

组织抗原

图4-9　免疫组织（细胞）化学SP法示意图

2. SP法特点　SP法是ABC法在使用过程中产生的方法变型，其敏感性增加4～8倍。链霉抗生物素由于减少了与内源性生物素的结合，从而减低了标本内的非特异性反应，使得特异性阳性结果更加明显。

SAP法与SP法的原理相同，只是将链霉抗生物素连接的过氧化物酶（HRP）替换成碱性磷酸酶（ALP），经酶的显色反应，即可光镜下定位阳性反应产物。

第3节　免疫组织（细胞）化学技术的种类

免疫组织（细胞）化学是依据免疫学原理，用标记的特异性抗体（抗原）对组织或细胞内的抗原（抗体）的分布进行定位、定性、定量研究的技术方法。从20世纪60年代到今天，免疫组织（细胞）化学技术的发展日新月异，相继建立了多种不同的标记抗体的方法，因而也就产生了与其相应的各种免疫组织（细胞）化学技术方法。根据标记物的不同，免疫组织（细胞）化学技术可分为：

1. 免疫荧光组织（细胞）化学技术。
2. 免疫酶组织（细胞）化学技术。
3. 免疫铁蛋白标记技术。
4. 免疫金银标记技术。
5. 亲和免疫组织化学技术。

191

6. 免疫电子显微镜技术。

7. 杂交免疫组织（细胞）化学技术。

8. 免疫双重和多重组织（细胞）化学技术。

第 4 节　免疫组织（细胞）化学技术的基本过程

免疫组织（细胞）化学技术的基本过程包括：

1. 抗原的提取与纯化。

2. 免疫动物或细胞融合（单克隆抗体）。

3. 抗体效价的检测与提取。

4. 标记抗体。

5. 标本的制备。

6. 免疫组织（细胞）化学反应和组织化学显色。

7. 实验结果的观察与记录。

尽管由于标记物的不同而派生出许多不同种类的免疫组织（细胞）化学技术方法，但其基本技术流程大体是相同的，都是以免疫学的抗原-抗体反应为基础，并与相应的形态学实验技术手段相结合的综合性技术方法。由于生物试剂制备技术的标准化和商品化，其中 1～4 步骤现在均可由生物试剂公司操作并提供，而真正需要实验者操作的过程也就只是 5～7 步骤，即：标本的制备、免疫组织（细胞）化学和组织化学显色、实验结果的观察与记录。免疫组织（细胞）化学是在组织或细胞原位上进行的抗原-抗体反应，这就要求实验者除了熟练操作标本材料的取材与处理的全过程外，还要良好地保存标本的形态结构和抗原性，使抗原在标本原位上不扩散、不丢失，这样才能保证免疫组织（细胞）化学阳性结果的可靠性。

第 5 节　免疫组织（细胞）化学石蜡切片的有关基本技术

有关免疫组织（细胞）化学的石蜡切片技术过程与常规石蜡切片及染色过程基本上是一样的，其基本过程也是要经过 9 个步骤：即取材、固定、脱水、透明、浸蜡、包埋、切片、染色、封固，只是在某些步骤的具体操作上略有所差别，但总体上的实验操作要求则更加严谨、准确。

一、用于免疫组织（细胞）化学的标本取材

标本的来源主要有两个方面，临床方面的活体检查、手术病理切除、病理解剖等；实验室方面的不同种类的实验动物、各种实验动物模型等。

取材是标本样品制备过程的第一步，取材是否科学，是否符合实验要求，将直接关系到光镜下组织或细胞的形态学观察。不论取材的标本来自何种途径，首先，应尽量保证所取材标本形态的完整性和新鲜性，因为死亡两小时以上的标本，其内组织或细胞将呈现出不同程度的自溶，有些抗原可能会出现变性、弥散，甚至是抗原的消失，这些都会不利于抗原、抗体的结合，从而直接影响免疫组织（细胞）化学反应，导致实验结果观察的偏差。因此，取材要求准确、迅速和完整，以免因操作不当造成抗原破坏或丢失，影响实验结果的正确性。

1. 活检标本或病理标本　在病理诊断中，通过活检和手术切除的标本均可用于免疫组织（细胞）化学研究。对于病变部位较大的标本，取材时要具有代表性，在保证组织结构完整的情况下，可适当分割成为较薄的标本块，其中应包括：主要病灶、病灶与正常组织交界处、病灶周围的正常组织。对于大块的标本，可先进行暂时固定剂固定，再修切为适当大小的标本块继续固定。

2. 实验动物标本　实验动物的种类很多，但较为常用的是小鼠、大鼠、兔、犬、猴等。依据实验目的和要求选择正确的动物麻醉方法或处死方法，详尽内容参考常规石蜡切片技术的标本取材。

3. 细胞标本　不论是获取的新鲜细胞液，还是经过酶消化作用而制备成的细胞悬液，都可以通过离心沉淀的方法使细胞浓缩成细胞团，不同的细胞类型，离心的转数与时间不同。离心后形成的细胞团沉淀于溶液的底部，吸出上清液，缓慢加入固定剂，依据具体情况而确定是否需要再次离心。注意缓慢加入固定剂，不要将所形成的细胞团冲散，因为离心后细胞团比较松散。固定时间一般1～6小时。

免疫组织（细胞）化学技术对组织标本取材操作的要求程度比普通标本取材更高、更严格，其最终的目的就是最大限度地保证标本抗原的活性和数量。因此，取材过程中应注意：

1. 所使用的取材器械要锐利，避免标本因受压而导致形态结构的变形。

2. 取材部位要正确，标本组织结构要完整。若取病变的标本，最好要带有正常的组织作对照。

3. 标本厚度不易超过 2～3mm，在组织结构完整的情况下，标本厚度应尽量薄。

4. 取材过程要快速，标本固定要及时。

5. 注意保持标本表面的清洁性。

二、用于免疫组织（细胞）化学的标本固定

免疫组织（细胞）化学技术对标本固定要求与普通形态学技术的标本固定的要求略有不同，除了两者均要保持标本良好的形态结构外，免疫组织（细胞）化学技术更加要求保存标本内组织或细胞抗原的免疫活性，这就使得标本固定具有更深一层的意义。不仅使组织或细胞内的蛋白质凝固，终止或抑制外源性和内源性酶活性，更重要的是最大限度地保存组织或细胞内的抗原性，使水溶性抗原转变为不溶于水和有机溶剂的非水溶性抗原，防止抗原发生弥散，保持组织或细胞的完整性和所要检测物质的抗原活性，以避免标本的假阳性或假阴性结果的出现。

若想得到理想的免疫组织（细胞）化学的阳性结果，正确地判断组织或细胞内抗原物质的准确位置，除了有良好的标记物、特异性抗体以及相应的实验试剂外，保持组织或细胞内的抗原物质的不动性和免疫活性也是至关重要的。也就是说，若抗原物质失去了免疫活性，或在组织或细胞内弥散，无论实验者后期采用何种技术手段进行最大限度的弥补也徒劳无益，不可能得到真正的阳性结果。细胞内抗原由于机体的作用，如因血液供应困难而造成的缺血、坏死，可以被均匀地散布于细胞间的间质中，这是抗原发生弥散的一种方式。抗原弥散的另一种方式是因标本固定不及时而导致标本内部产生自溶，或标本较大且固定剂容量不足，引起固定剂不能快速

渗入标本内部而导致其中间的细胞发生变化。因此，固定对形态学实验结果而言是极其重要的一个环节。

（一）用于免疫组织（细胞）化学的固定剂

由于抗原种类和性质不同，其稳定性也有所不同，且对于固定剂的敏感性、耐受性也不相同，目前尚无一种固定剂可以用于各类不同性质的抗原的固定，因此选择适宜的标本固定剂对抗原的保存就显得尤为重要。选择适宜固定剂的标准主要有两点：①最完整地保存组织或细胞的形态结构，使其更接近于生活状态；②最大限度地保存组织或细胞内的抗原免疫活性。

用于固定标本的固定剂种类很多，不同的固定剂固定的标本适用于不同的实验目的。因此，在选择固定剂时，应根据被检测物质的抗原性质、所使用的抗体特征，以及固定剂的性质等情况进行筛选，因为固定剂可同时破坏和（或）保护同一种抗原的不同抗原决定簇。通过几十年的实验摸索与经验积累，目前较为公认的：10％福尔马林缓冲液（pH7.4）、4％多聚甲醛（pH7.4）是免疫组织（细胞）化学技术中应用最为广泛的固定剂，且适用于绝大多数组织或细胞内的抗原活性的保存。Bouin 固定剂也是较为常用的免疫组织（细胞）化学固定剂之一，适用于某些抗原的保存。

1. 10％福尔马林缓冲液（pH7.4）　　10％甲醛溶液 10ml，加入 0.01mol/L pH7.4 PBS 缓冲液 90ml，混合均匀，即为 10％福尔马林缓冲液。该固定液广泛使用于标本的固定，既能有效地保护标本的组织或细胞形态结构，又能保存标本内的抗原活性，只是甲醛的交联作用会对某些抗原表面的抗原决定簇有一定的封闭作用，因此要在染色前对封闭的抗原决定簇进行暴露，即抗原修复。常规大小的标本块，固定时间 12～24 小时。

2. 4％多聚甲醛缓冲液（pH7.4）　　多聚甲醛 40g 溶于 0.1mol/L pH7.4 PBS 500ml，搅拌加热至 60℃，滴加 1mol/L 氢氧化钠至溶液清澈，冷却至室温，最后补加 PBS 达总体积为 1000ml，过滤，即为 4％多聚甲醛缓冲液，置 4℃冰箱保存。该固定剂主要应用于光镜免疫组织（细胞）化学研究。它对标本的渗透性较强且产生的收缩小，由于其 pH 近中性，可以最大限度地保存抗原的活性。由于该固定剂性质较为温和，较长时间于 4℃保存的标本，仍可获得满意的实验结果。另外，4％多聚甲醛缓冲液（pH7.4）也适用于作为标本灌注固定的固定剂使用，灌注后的标本应再行此固定剂浸泡固定6～12小时。

3. Bouin固定剂　饱和的苦味酸溶液75ml中加入10％甲醛溶液25ml，再加入冰醋酸5ml，混合后即为Bouin液。Bouin液也是形态学常用的固定剂，对于某些抗原的保存较10％福尔马林缓冲液更适合免疫细胞化学的研究。对标本的渗透性强，产生的收缩少，但其pH为3～3.5，对标本内抗原可能有一定的损坏，因此标本不适合在固定剂内长期停留。

（二）用于免疫组织（细胞）化学的固定方式

1. 灌注固定　灌注固定是通过血管途径将固定剂灌注到所要固定的器官组织内，将生活状态的细胞在原位及时迅速地固定后，进行实验样本的取材过程。其优势在于减少血液供应停止后或机体死亡后因缺氧而引发的组织或细胞内酶活性和细微结构的变化，尤其是对缺氧敏感的组织或细胞更为重要。此方法适用于有关动物实验研究，多用于如神经系统、胃肠道、睾丸、肾等标本的固定。

为了保证固定剂能在器官血管内快速流动，所使用的固定剂的pH值、离子成分以及温度等条件应尽量适应于实验对象（取材对象），以防因固定剂的刺激而产生反应性的机体血管收缩影响固定剂的流动与深入。

灌注固定方式可分为心插管灌注和股动脉插管灌注两种。前者将插管由左心室插入到主动脉进行灌注，后者可直接位于股动脉作小切口后插管进行灌注。灌注固定前用等温的生理盐水（可加入一定量的抗凝剂）或缓冲液（PBS，pH7.4）清除机体内的血液再行固定剂灌注，其固定效果要比直接灌注固定效果要好，避免了末梢血管内的血液成分因固定剂作用产生的凝固而阻碍固定剂送达到器官的深部。

灌注过程中最重要的是灌注压和灌注量，主要依据动物大小而定。灌注的血管不同，灌注的压力也应改变，例如大鼠、小鼠的心灌注时，灌注压可在100～150mmHg的范围，其灌注量一般为每分钟5～10ml，灌注时间在5～20分钟。对于血管较少的器官，应适当加大灌注压力（180～220mmHg），灌注量可为每分钟11～

65ml。一般灌注后 30 分钟内进行标本的取材，所取材的标本应再行同种固定剂固定 1～3 小时，保证标本内外得到充分固定。

灌注固定对于保存抗原活性以及细微结构都有突出的优越性，具有快速均匀的原位固定的特点，但灌注方式的操作较复杂，技术性要求也较高，因此要求实验者必须熟练掌握操作的基本规则与技巧，仔细操作，才能在较短的时间内完成并达到灌注固定的要求。

2. 组织固定 取材的标本投入到适量的固定剂中进行固定的过程就是组织块固定。依据标本的大小（厚度不超过 2～3mm），固定时间 2～12 小时。注意有些抗原的固定过程是需要低温（4℃）条件的，其固定的时间应相对延长。

组织固定方式主要适用于临床活体检测标本和手术标本，以及不需要行灌注方式的标本固定。

3. 微波固定 详见普通石蜡切片技术的标本微波固定章节。

微波除了能促进固定剂快速地渗透标本，且在较短的时间内达到标本内外的完全固定效果外，它还具有另一特点，经过微波固定的标本在行免疫组织（细胞）化学时，其阳性反应强度要强于未经微波固定的标本，其反应现象的具体作用原理，人们尚未给出明确的答案。

三、用于免疫组织（细胞）化学的标本处理过程：脱水、透明、浸蜡、包埋

用于免疫组织（细胞）化学研究的标本处理过程，除了具备普通石蜡标本制备过程的特点外，还应具有以下的要求：

1. 标本的脱水、透明过程以适度为好。标本在各级乙醇中停留时间不宜过长，同时还要考虑抗原对温度（4℃或室温或37℃）的敏感性，尽量减少标本内抗原的损失。

2. 固定后的标本修整，应在组织结构完整的情况下，尽量薄一些，以利于标本充分脱水、透明。

3. 浸蜡和包埋所使用的石蜡，其熔点应在 56～58℃之间，过高的熔点（>60～62℃）会给组织或细胞的抗原活性带来一定程度的破坏，熔点小于 54℃，会增加石蜡切片操作的难度。

具体的标本的处理过程请参考普通石蜡切片标本的处理过程。

四、用于免疫组织（细胞）化学石蜡切片的制作

（一）免疫组织（细胞）化学石蜡切片质量的基本要求

1. 标本上无外源性污物（微尘、毛絮等）或内源性物质（其他组织或细胞成分）的黏附。

2. 正确选择标本切片厚度，且切片厚薄要一致。

3. 标本的形态结构完整，无人为撕裂与破损。

4. 石蜡切片外观完整、平展，且无刀口、刀痕、皱褶和气泡的存在。

5. 烤片后的石蜡切片不呈现部分或全部发白的现象。

（二）载玻片的清洁与防脱片处理

1. 载玻片的清洁　将新拆封的载玻片逐个地浸入清洁液内浸泡 6～12 小时，自来水流水冲洗 1 小时，期间不断搅动载玻片，其目的为彻底除掉清洁液的成分。蒸馏水浸泡 10～15 分钟，去除自来水中的各种离子成分和沉渣。红外线烤箱烤干或棉布逐个擦干，装盒备用。

2. 防脱片处理　由于抗原修复中的高温、高压等诸多因素的影响，由于需要较长的孵育时间，因而极易造成切片标本脱落或漂浮（部分脱落）。为增强标本与载玻片的黏附性，需要对载玻片表面进行黏附剂的涂抹，即载玻片防脱片处理，目的是防止染色过程中组织脱片。

对载玻片的防脱片处理，各个实验室间所采用的方法略有不同，但最终防脱片的效果应该是一样的。目前通用黏附剂有 APES 和多聚赖氨酸。

（1）APES（3-氨丙基三乙氧基硅烷）：适用范围为组织学、免疫组织（细胞）化学、细胞培养等的载玻片的处理，以防实验操作过程中组织或细胞的脱片。

操作方法：取 APES 制成 1∶50 的丙酮稀释液，现用现配。将洁净干燥的载玻片逐个插入切片提篮内，放入 APES 丙酮稀释液中停留 20～30 秒钟，取出稍停片刻，控去多余的 APES 液体，再入纯丙酮液或蒸馏水中洗去未结合的 APES，最后置于通风橱中晾干，或吹风机吹干，即可装盒备用。

注意事项：①在纯丙酮液或蒸馏水中洗的程度要把握好，时间短会在载玻片表面呈现或多或少的白色斑点。②APES试剂应置于2～8℃条件，避光保存。③APES丙酮液不能反复使用，其处理载玻片的数量也是有限定的。④避免溅到眼睛里。

（2）poly-L-lysine（多聚赖氨酸）：适用范围为组织学、免疫组织（细胞）化学、细胞培养、原位杂交等的载玻片的处理，以防实验操作过程中标本的脱片。

操作方法：取多聚赖氨酸1份，蒸馏水9份，混合均匀，将洁净干燥的载玻片浸入多聚赖氨酸稀释液内数十秒或上下提拉10次，沥干，置于室温下晾干12～24小时或在45℃以下烤箱内烘干，用锡纸包好，室温存放备用。

注意事项：稀释的多聚赖氨酸溶液可在4℃冰箱保存，可反复使用1个月，效果无明显影响。

经过黏附剂、APES或多聚赖氨酸处理过的载玻片一般可在室温下保存半年以上。

（三）石蜡切片制备

1. 石蜡切片优点　标本内组织或细胞形态结构保存良好，结构清晰完整，抗原定位良好，在回顾性研究中有较大的使用价值，能制备出不同实验要求的各种类型的石蜡切片。

2. 石蜡切片　用于光学显微镜研究的免疫组织（细胞）化学石蜡切片，一般切片厚度在 $2～7\mu m$。切片厚度的确定应依据实验的要求而定。若观察细胞结构，切片厚度在 $2～4\mu m$ 之间为好；若是组织结构的观察，可选定在 $5～7\mu m$ 的范围；若研究对象为神经组织，切片的厚度可在 $5～20\mu m$，甚至可达 $50～60\mu m$，有利于追踪神经纤维的走行。

切片的种类也有多种，如：连续切片（通常为 $8～10\mu m$）、间隔切片（如每隔3张切片选取1张石蜡切片）、混合切片等，可依据实验的具体要求选择切片类型。

具体切片操作与普通石蜡切片相同，请详见普通石蜡切片的操作过程及注意事项。

3. 石蜡切片的展片　免疫组织（细胞）化学石蜡切片的展片，与普通石蜡切片的展片最大的区别在于对温度的要求，一般采用恒温展片的方式，不论是自己动手制作的简易水浴展片装置，还是使用专业的控温水浴槽或恒温展片台，其目的就是恒定展片时的温度，以保存组织或细胞内的抗原活性。

具体的展片操作详见普通石蜡切片制备的展片内容。

免疫组织（细胞）化学石蜡切片对于水浴展片的温度要求，一般技术手册中介绍的温度范围大致在 40～45℃，但是在这样的温度范围，实际操作的展片效果并不都尽如人意，尤其对初学者就更加困难。本文更推荐水浴展片温度在 36～38℃ 之间。因为，此温度范围石蜡切片伸展速度比较缓慢，实验者可以有充分的时间平整切片，同时防止一些组织因水温较高而造成结构松散的现象，或造成切片下方积存较多气泡的情况。

4. 石蜡切片的捞片　经过黏附剂（APES、多聚赖氨酸）处理的载玻片，不会像涂抹过蛋白甘油那样容易在载玻片的表面形成一层水膜，而是由于张力的作用形成一个个大小不等的水珠，捞上的石蜡切片又因无水膜层的存在而不能随意移动。因此，这就要求捞取石蜡切片的过程应一步到位，对于初学者而言，无形中增大了其操作的难度，很容易导致石蜡切片上皱褶再次出现的现象。若捞取的石蜡切片不平整，可重新入水后再进行捞片。通过反复摸索与练习，完全可以达到熟练、优质的操作。

捞取石蜡切片操作应注意：力量不能过大，防止切片的破损；速度要匀速，不要造成 2 次皱褶的形成；切片下方不应有气泡或水珠的存在，以防蜡片与载玻片黏附不牢固或存水而脱片；捞取石蜡切片后应及时放在恒温台上或放入恒温烤箱内进行烤片，防止因石蜡切片自然干涸（标本发白的现象）而导致的染色中的部分或全部脱片。

5. 石蜡切片的烤片与保存　通常情况下，免疫组织（细胞）化学石蜡切片的烤片温度为 37℃，烤片时间在 4～6 小时。有些实验室更推荐 58～60℃ 恒温箱内烘烤 1～2 小时的烤片方式，但不强调过夜。长时间、高温的烤片会对组织或细胞抗原活性有破坏作用，主要是高温干燥条件下可加速抗原物质的氧化。

烤好的石蜡切片应及时收藏于切片盒内，以防标本的磨损、刮蹭以及落入灰尘等。对有特殊保存要求的石蜡切片，如保存于 4℃

冰箱，切片应先密封后再存入相应保存状态。注意切片盒内应有相应的切片记录，如标本材料、固定剂、切片厚度等，以防存放时间较长而忘记石蜡切片的用途。

不管是用于何种研究目的的石蜡切片，烤片后的石蜡切片应尽快进行染色，因为不论是存放于室温中，还是保存在4℃冰箱内的石蜡切片，其抗原成分都将会随着存放时间的延长而逐渐消失，甚至出现假阴性的结果。因此，对于石蜡切片应遵从新鲜石蜡切片即行染色的原则，也就是说，需要染色多少张石蜡切片，就切多少张石蜡切片，以保存标本石蜡块为保存抗原成分的最佳手段，这样才能保存表达更多的抗原。

五、常用的免疫组织（细胞）化学方法

（一）ABC法染色步骤

【ABC检测试剂盒内容】

（北京中杉金桥生物技术公司ABC试剂盒）

封闭用血清（1：50稀释）

生物素标记Ⅱ抗（1：200稀释）

卵白素（抗生物素）

生物素化辣根过氧化物酶

（ABC复合物：卵白素和生物素化辣根过氧化物酶按1：100稀释比例等量混合，放置30分钟后使用）。

【染色步骤】

1. 脱蜡　二甲苯，室温，两次，每次5～10分钟。

2. 水合　100%→100%→95%→90%→80%→70%乙醇→蒸馏水，每级3分钟。

3. 3%过氧化氢，室温孵育5～10分钟。蒸馏水冲洗。PBS浸洗5分钟。

4. 根据抗体要求，对抗原进行相应的修复。

5. PBS洗涤3分钟，×3次。

6. 封闭用血清，室温孵育10分钟。倾去血清，勿洗。

7. 滴加适当比例稀释的Ⅰ抗（实验者自选），37℃孵育60～90分钟或4℃冰箱过夜。

8. PBS 洗涤 3 分钟，×3 次。

9. 生物素标记的 Ⅱ 抗，室温孵育 30 分钟。

10. PBS 洗涤 3 分钟，×3 次。

11. ABC 复合物，室温孵育 30～60 分钟。

12. PBS 洗涤 3 分钟，×3 次。

13. 显色剂（DAB-H_2O_2）显色反应，5～20 分钟，光镜下控制显色程度。蒸馏水洗中止显色反应。

14. 细胞核复染　苏木素 30 秒～1 分钟。蓝化：流水冲洗 10 分钟。

15. 脱水　70%→80%→90%→95%→100% 乙醇（2 次），每级 3～5 分钟。

16. 透明　二甲苯两次，每次 3～5 分钟。

17. 中性树胶封固。

【染色结果】DAB 显色的抗原-抗体复合物呈棕色，细胞核呈蓝色。若选用 AEC 显色剂显色，10～20 分钟，光镜下控制显色程度。蒸馏水中止显色反应，水溶性封片剂封固切片，抗原-抗体复合物呈红色。

（二）SP 法染色步骤

【SP-9000 试剂盒内容】

（北京中杉金桥生物技术公司 SP-9000 试剂盒）

3% 过氧化氢去离子水

封闭用正常山羊血清（3%～5% 正常血清）

生物素标记通用型 Ⅱ 抗（生物素标记羊抗小鼠、兔、豚鼠和大鼠 IgG）

辣根过氧化物酶标记链霉抗生物素

【染色步骤】

1. 脱蜡　二甲苯，室温，两次，每次 5～10 分钟。

2. 水合　100%→100%→95%→90%→80%→70% 乙醇→蒸馏水，每级 3 分钟。

3. 3% 过氧化氢去离子水，室温孵育 5～10 分钟。蒸馏水冲洗。PBS 浸洗 5 分钟。

4. 根据所应用的 Ⅰ 抗要求，对抗原进行相应的修复。

5. PBS 洗涤 3 分钟，×3 次。

6. 封闭用正常山羊血清，室温孵育 10～15 分钟。倾去血清，勿洗。

7. 滴加适当比例稀释的 Ⅰ 抗（实验者自选），37℃孵育 2～3 小时或 4℃冰箱过夜。

8. PBS 洗涤 3 分钟，×3 次。

9. 生物素标记通用型 Ⅱ 抗，37℃或室温孵育 10～15 分钟。

10. PBS 洗涤 3 分钟，×3 次。

11. 辣根过氧化物酶标记链霉抗生物素，37℃或室温孵育 10～15 分钟。

12. PBS 洗涤 3 分钟，×3 次。

13. 显色剂（DAB-H_2O_2）显色 5～20 分钟，光镜下控制显色程度。蒸馏水洗中止显色反应。

14. 细胞核复染　苏木素 30 秒～1 分钟。蓝化：流水冲洗 10 分钟。

15. 脱水　70%→80%→90%→95%→100%乙醇（2 次），每级 3～5 分钟。

16. 透明　二甲苯两次，每次 3～5 分钟。

17. 中性树胶封固。

【染色结果】DAB 显色的抗原-抗体复合物呈棕色，细胞核呈蓝色。

若选用 AEC 显色剂显色，5～20 分钟，光镜下控制显色程度。蒸馏水洗中止显色反应，水溶性封片剂封固切片，抗原-抗体复合物呈红色。

（三）SAP 法染色步骤

【SP-9100 试剂盒内容】

（北京中杉金桥生物技术公司 SP-9100 试剂盒）

封闭用正常羊血清

生物素标记通用型 Ⅱ 抗（生物素标记羊抗小鼠、兔、豚鼠和大鼠 IgG）

碱性磷酸酶标记的链霉抗生物素

【染色步骤】

1. 脱蜡　二甲苯，室温，两次，每次 5～10 分钟。

2. 水合　100％→100％→95％→90％→80％→70％乙醇→蒸馏水，每级 3 分钟。

3. 3％过氧化氢去离子水，室温孵育 5～10 分钟。蒸馏水冲洗。PBS 浸洗 5 分钟。

4. 根据所应用的Ⅰ抗要求，对抗原进行相应的修复。

5. PBS 洗涤 3 分钟，×3 次。

6. 封闭用正常羊血清，室温孵育 10 分钟。倾去血清，勿洗。

7. 滴加适当比例稀释的Ⅰ抗（实验者自选），37℃孵育 60～90 分钟或 4℃冰箱过夜。

8. PBS 洗涤 3 分钟，×3 次。

9. 生物素标记的通用型Ⅱ抗，37℃孵育 10～15 分钟。

10. PBS 洗涤 3 分钟，×3 次。

11. 碱性磷酸酶标记的链霉抗生物素，室温孵育 10～15 分钟。

12. PBS 洗涤 3 分钟，×3 次。

13. 显色剂（BCIP/NBT-H_2O_2）显色 20～40 分钟，光镜下控制显色程度。蒸馏水洗中止显色反应。

14. 细胞核复染　核固红 30 秒～1 分钟。蒸馏水浸洗。

15. 水溶性封片剂封固切片。

【染色结果】BCIP/NBT 显色的抗原-抗体复合物呈蓝紫色，细胞核呈红色。若选用 AP-Red 显色剂显色，20～40 分钟，光镜下控制显色程度。蒸馏水洗中止显色反应。复染细胞核：Mayer 苏木精 30 秒～1 分钟。蓝化：流水冲洗 10 分钟，水溶性封片剂封固切片，抗原-抗体复合物呈红色。

注意：使用 BCIP/NBT 显色剂进行显色反应，切片不能经乙醇脱水，否则阳性物质溶解消失。

（四）二步法（EnVision 法）染色步骤

【PV-6000 试剂盒内容】

（北京中杉金桥生物技术公司 PV-6000）

内源性过氧化物酶阻断剂

生物素标记Ⅱ抗多聚体（通用型 PV-6000）

辣根过氧化物酶标记抗兔/抗鼠 IgG 多聚体〔IgG 抗体（Fab 段）-HRP 多聚体〕

【染色步骤】

1. 脱蜡　二甲苯，室温，两次，每次 5～10 分钟。

2. 水合　100％→100％→95％→90％→80％→70％乙醇→蒸馏水，每级 3 分钟。

3. 根据所应用的Ⅰ抗要求，对抗原进行相应的修复。PBS 或 TBS 洗涤 2 分钟，×3 次。

4. 3％过氧化氢去离子水，室温孵育 5 分钟。PBS 或 TBS 洗涤 2 分钟，×3 次。

5. 滴加适当比例稀释的Ⅰ抗（实验者自选），37℃孵育 30～60 分钟或 4℃冰箱过夜。

6. PBS 或 TBS 洗涤 2 分钟，×3 次。

7. 辣根过氧化物酶标记抗兔/抗鼠 IgG 多聚体，37℃或室温孵育 10～20 分钟。

8. PBS 或 TBS 洗涤 2 分钟，×3 次。

9. 显色剂显色（DAB-H_2O_2），5～20 分钟，光镜下控制显色程度。蒸馏水洗中止显色反应。

10. 细胞核复染　苏木精 30 秒～1 分钟；蓝化：流水冲洗 10 分钟。

11. 脱水　70％→80％→90％→95％→100％乙醇（2 次），每级 3～5 分钟。

12. 透明　二甲苯两次，每次 3～5 分钟。中性树胶封固。

【染色结果】DAB 显色的抗原-抗体复合物呈棕色，细胞核呈蓝色。若选用 AEC 显色剂显色，10～20 分钟，光镜下控制显色程度。蒸馏水洗中止显色反应。水溶性封片剂封固切片。抗原-抗体复合物呈红色。

六、免疫组织（细胞）化学染色主要步骤及注意事项

（一）脱蜡与水合

由于石蜡不溶于水和乙醇，所以石蜡切片需经二甲苯脱蜡过程，且脱蜡一定要彻底，因为残存的石蜡会阻碍试剂与组织成分的

结合。

乙醇下行逐级变化的过程实际上是"水合"的过程，有两个作用：①彻底脱去切片中二甲苯的成分，由于二甲苯溶于乙醇，但不溶于水，所以每级乙醇浸洗的时间一定要充分，避免到蒸馏水时切片呈现"白色雾状"的现象，此现象警示切片表面有残留的二甲苯成分，会给染色带来不可预知的问题。②"水合"是一个过程，即逐级下降的过程，若切片上所裱的组织黏附不是很好，尤其是较硬的组织或富含胶原纤维的组织，若"水合"过程过快（即每级乙醇停留时间过短），可因组织膨胀而引起脱落。

（二）缓冲液洗涤

能够对抗外来的少量强酸或强碱而不易引起溶液 pH 值较大改变的作用称为缓冲作用，具有这种缓冲作用的溶液为缓冲液。在免疫组织（细胞）化学中缓冲液洗涤的目的：彻底去除上一步操作的内容物，以消除因非特异性吸附而造成的背景染色。

目前，实验室中常用的缓冲液为 PBS 和 TBS 两种，①磷酸盐缓冲液（phosphate buffered saline，PBS），是免疫组织（细胞）化学实验中最为常用的缓冲液，主要用于漂洗组织标本、稀释血清等，其浓度为 0.01mol/L，pH 7.4。②Tris 缓冲生理盐水（Tris buffered saline，TBS），主要用于漂洗组织标本，常用于免疫酶组织（细胞）化学，其浓度为 0.05mol/L，pH7.6。也有人将 Tween 20 加入到缓冲液中以增强切片的洗涤效果。

过去技术方法或文献中统称的"PBS/TBS 冲洗"步骤，实际上应称为"PBS/TBS 洗涤"或"PBS/TBS 浸洗"。因为在实际操作中是不能用 PBS/TBS 液冲洗组织的，否则组织容易因外界的冲力而损伤，尤其是组织裱片质量不是很好的切片，即可造成组织部分折叠或脱片。PBS/TBS 洗涤：单独冲洗可防止交叉反应造成污染，柔和冲洗可防止切片的脱落，充分洗涤可彻底洗去不应结合的物质。最简便的洗涤方法就是将切片放入立式染色缸中，上下轻轻提起数次后静置 3 分钟，更换新的 PBS/TBS 液，再进行同样的操作过程两次，也就是免疫组织（细胞）化学技术中提及的"PBS/TBS 洗涤 3 次，每次 3 分钟"。另外，最好在洗涤前先将切片上的试剂溶液丢弃在滤纸上或用滤纸吸净，这样可以避免缓冲液中被带入较多的其他试剂，以防因污染所致的交叉反应。只要在日常实验中严格遵循缓冲液洗涤的原则，就可防止因洗涤不彻底带来非特异性反应。

在实际的实验中，PBS/TBS 洗涤时间长短的确定不是绝对严格的，可以适当延长，有时因故须暂停实验，则可将切片置于 PBS/TBS 内浸泡一段时间而不会影响染色结果。

（三）内源性过氧化物酶

由于粒细胞、单核细胞、红细胞等含有内源性过氧化物酶，可与显色剂（DAB-H_2O_2）起反应，呈现阳性结果。免疫组织（细胞）化学中若采用的是过氧化物酶系统，这会使有意义的阳性结果与假阳性结果（粒细胞、单核细胞等阳性）相混淆，导致真正的阳性结果判断的失真。因此，对富含这类细胞的脾、肝、骨髓等组织必须要实施内源性过氧化物酶活性的封闭。

具体操作：采用 3％过氧化氢或甲醇-过氧化氢灭活，室温 10～30 分钟。可在滴加第一抗体步骤之前或之后进行。

3％过氧化氢：0.01mo/L PBS（7.4）99ml，30％ H_2O_2 1ml。

甲醇-过氧化氢：纯甲醇 99ml，30％ H_2O_2 1ml。

适当的固定、经盐酸乙醇孵育 15～20 分钟，或 1％乙酸-甲醇硝基铁氰化物处理，均能不同程度地抑制内源性过氧化物酶的活性。Li（1987）报告，应用 0.1％NaN_3 - H_2O_2，室温孵育 10～15 分钟，能较好地抑制内源性过氧化物酶的活性，冰冻切片效果尤佳。嗜酸性粒细胞的内源性过氧化物酶活性较强，经上述的各种方法处理后仍能残存一些酶的活性，可以在（DAB-H_2O_2）显色剂中加入终浓度为 0.05％的 NaN_3，基本上可达到完全阻断的作用。但是，各种封闭内源性过氧化物酶活性的方法都会不同程度地破坏组织或细胞内的抗原活性。因此，在不影响阳性结果的判断或能区别因内源性过氧化物酶所致的假阳性结果时，应尽量避免此类封闭处理，或使用 ALP 替代 HRP，也可以在Ⅰ抗与抗原反应结合后，再进行消除内源性过氧化物酶的处理。

在实际工作中，可用 0.3％过氧化氢或 3％过氧化氢进行切片的封闭，浓度不同，封闭时间也不同，浓度低，反应时间相对延长（20分钟以上），浓度高，则反应时间短（5~10分钟）。这两种浓度的过氧化氢是比较缓和的封闭剂，对实验结果无大影响，尽管对抗原可能有轻微的损害，但这种损害与较显著的封闭效果相比就显得微乎其微了。

（四）抗原修复

由于目前所进行的常规石蜡切片标本绝大多数为甲醛固定，甲醛可使抗原由于形成醛基键、羧甲基键等原因而封闭了抗原表面部分抗原决定簇；或由于蛋白质自身及不同蛋白质之间发生交联而使抗原表面某些抗原决定簇隐蔽，这些均会影响特异性染色的阳性结果的呈现。抗原修复（antigen retrieval，AR）的目的就是暴露那些因甲醛固定而被部分或全部封闭了的抗原决定簇，恢复其原有的空间形态，提高免疫组织（细胞）化学反应阳性物质的检测率。

Franekel-Conrat等人于20世纪40年代发现甲醛所致的交联反应产物的水解过程受到某些侧链的限制，但是却能在高温或强碱的条件下得以恢复，为抗原修复的实施提供了有力的依据。抗原修复的重要价值就是有效地、简便地挽救因固定而失活的抗原。抗原修复是形态学免疫组织（细胞）化学研究领域的一个突破点。

目前，在免疫组织（细胞）化学方法中，抗原修复是影响染色结果的关键因素之一，对于不同性质的抗体，所采用的抗原修复方法是不同的。尽管文献中所报道的修复方式有多种，但在实际操作中基本上采用的是两种修复方法：酶消化法和热诱导修复法。

1. 酶消化法　酶消化方法是最早应用的抗原修复方法。1975年Huang报道使用蛋白酶消化石蜡切片以提高乙型肝炎病毒抗原的阳性检测率。酶消化作用可以去除覆盖在抗原决定簇表面的一些杂蛋白，更为重要的是因甲醛固定引起的交联作用被打开而起到暴露抗原决定簇的作用，使第一抗体与抗原最大限度地结合，以增强染色效果。目前，仅有少部分的抗体可选择酶消化的方法修复抗原。

常用的酶有胰蛋白酶（trypsin）和胃蛋白酶（pepsin）。①胰蛋白酶主要用于细胞内抗原的显示，如 keratin、CEA、GFAP 等。使用浓度为 0.05％～0.1％的胰蛋白酶液，37℃，消化 5～30 分钟。②胃蛋白酶主要用于细胞间质抗原的显示，如 laminin、collagen Ⅳ 等。使用浓度为 0.4％的胃蛋白酶液，37℃，消化 15～30 分钟。

酶消化修复的原则：所选用酶的种类、浓度、pH、消化时间及温度等都要依据标本的固定剂、所要检测抗原的性质以及组织类型的不同而定。可通过预实验条件的摸索来确定。一般而言，酶消化时间是与标本固定时间的长短成正比的，陈旧的固定标本所需酶消化的时间要比新鲜固定的标本要长，且以 37℃ 为宜。但是应注意酶消化处理不得当，一方面会对组织或细胞有损害，因为在暴露抗原的同时也会对组织或细胞的其他成分进行消化，另一方面也容易导致或多或少的标本脱落。

2. 热诱导修复法　最初，抗原修复主要指用于加热煮沸切片的技术，但后来抗原修复还包括了非加热的方法（酶消化修复法）。就目前而言，热诱导修复法仍占抗原修复的主导位置。

1991 年由 Shi 等报道的通过加热手段可以对封闭的抗原进行暴露和修复以来，经过长时间的大量实验证明：经热处理后免疫组织（细胞）化学的敏感性大幅度地提高了，但其作用机制尚无定论。作者等依据一些实验结果和文献资料，推测通过热诱导作用打开了因甲醛固定所引起的抗原决定簇的交联，从而提出加热水解蛋白交联产物的学说。

尽管热修复机制尚未研究清楚，但以高温、高压对常规固定石蜡切片进行抗原修复处理的经验表明，可以提高抗原的阳性检出率，但也会出现假阳性的结果。实验证明，只要在修复过程中严格地控制修复条件（至关重要的是温度和持续时间），热修复方法的应用是可行的，同时也有较高的信用度，并可以成为目前科研和临床病理诊断不可缺少的辅助手段。

热诱导修复法种类很多，有微波加热、直接加热、水浴加热、高压高温（高压锅/消毒锅）加热、真空加热、直接烤片等方式。实验证明，选择何种方式进行抗原修复对免疫组织（细胞）化学结果影响不是很大，但目前比较推崇的是高压锅加热、微波加热和水浴加热的方法。

（1）微波加热法：将石蜡切片装入盛有一定量的抗原修复溶液的塑料或耐热玻璃容器内，微波加热（高挡功率）使容器内的液体沸腾1～2分钟，改用低挡功率（4挡功率）保持96℃，15～20分钟。待容器自然冷却至室温，取出切片，蒸馏水洗涤两次，再用0.01mol/L PBS（pH7.4）洗涤两次，每次3分钟，即可进入后续的步骤。不论使用医用型微波炉还是家用型微波炉，都要依据具体的实验情况来设置加热的条件，务必要达到所需加热的温度和持续的时间。另外，一定要待加热的容器冷却至室温后再取出切片，以便使蛋白能够恢复原有的空间构型，也防止切片干涸。

微波加热法的特点：由于微波场内极性分子的高速运动，撞击蛋白间的交联网链，使隐蔽的抗原决定簇被打开，恢复抗原正常的构型，同时，分子热运动效率高，使得修复时间短，操作简便。但若微波加热时间不足或实验操作控制不当都会引起修复效果的降低。

（2）高温高压加热法：大火加热高压锅内的修复溶液（800～1500ml）至沸腾，切片置于切片架上，入沸腾的修复液，盖上锅盖并加上压力阀，加热至喷气开始计时，1～2分钟，离火冷却至室温或自来水加速冷却。切片蒸馏水洗两次，0.01mol/L PBS（pH7.4）洗两次，每次3分钟。

高温高压加热法的特点：高温高压修复的温度及持续时间较微波加热要更容易操控，实验的重复性与染色强度均优于微波方法，特别适宜于批量标本的染色。另外，对于较难检测的抗原或细胞核抗原的修复效果较好。

（3）水浴加热法：水浴加热是传统的抗原修复方法，将装有修复溶液的烧杯置于水浴箱内加热至沸腾，放入待修复的石蜡切片，当修复液的温度（92～98℃）平衡后，开始计时20分钟。取出烧杯并放置至室温，蒸馏水洗涤切片两次，用0.01mol/L PBS（pH7.4）洗涤两次，每次3分钟。水浴加热法既可选用水浴箱加热，也可采用电炉加热的方式，其效果是一样的。

水浴加热的特点：操作简便、经济，适用于所有的实验室，不足之处就是对封闭牢固的抗原决定簇暴露的效果不是很理想。

3. 联合修复的方法　当在单独使用酶消化或热诱导修复均不能获得良好的染色结果前提下，采用联合修复的手段有时同样可能得到较好的阳性结果。这种联合修复法一般是用酶消化和微波相结合。

4. 热诱导抗原修复缓冲液的选择　对于抗原修复缓冲液（抗原修复液）的选择就像标本固定剂的选择一样，只有选用适宜的抗原修复液，才有可能达到理想的抗原修复的效果。到目前为止，还没有一种抗原修复溶液能适用于所有类型的抗原修复。

热诱导抗原修复技术已经走过二三十年的时间，期间尝试过各种类型的修复介质，如枸橼酸（柠檬酸）缓冲液（pH6.0）、Tris-HCl（pH1～12 系列）、PBS（pH7.0）、2%硫酸铝、2%硝酸铅、生理盐水、蒸馏水等。目前，多使用的抗原修复液有：枸橼酸缓冲液（pH6.0）、EDTA（pH8.0）等。抗原修复液的摩尔浓度对修复效果并无任何影响，但其 pH 值的变化则对修复效果有较大的影响，这一点应该引起实验者的注意。

枸橼酸缓冲液（pH6.0）的优点是组织背景颜色浅或无，适用于大多数的抗体，可作为免疫细胞化学常规使用的抗原修复液。而EDTA（pH8.0）则对部分抗原的修复作用较强，但同时也有可能产生较深的背景颜色，若使用不当很容易造成假阳性结果。新近研究显示，Tris 缓冲修复液在高 pH 值的使用中有突破性的进展，一般抗原较难表达的抗体多选择 Tris 或 EDTA 缓冲修复液。

5. 热诱导修复对内源性生物素的影响　热诱导修复在暴露抗原决定簇的同时，也增加了组织中内源性生物素的作用。采用抗生物素-生物素检测系统，组织内的内源性生物素容易出现令人烦恼的人为假象，这是由于标记抗体的抗生物素（卵白素）内的丙酮羧化酶中含有 4 个分子的生物素很容易与细胞内的线粒体结合，因此在富含线粒体的细胞中此假象更显著，如肝、肾等。在以往的免疫组织（细胞）化学中有关热诱导修复对内源性生物素的影响知之甚少以至于常常被忽略，在各种抗原修复溶液对照实验中显示，枸橼酸缓冲液（pH6.0）对组织或细胞中的内源性生物素的影响最低。一般进行热诱导抗原修复的组织都应该进行内源性生物素封闭处理，同时，阴性对照必须与实验组的抗原修复操作完全一样，才能发现分布有内源性生物素的部位，排除假阳性结果。

一般在抗原修复后，可采用 0.05％ 卵白素 PBS，室温孵育 20～30 分钟即可，卵白素可以与组织中的内源性生物素结合以消除非特异性结合的影响。

6. 影响抗原修复效果的关键因素　大量的实验研究已经证实热诱导修复的温度、持续的时间以及修复液 pH 值是抗原修复成功的关键，但起决定性作用的是加热温度。

若不进行加热，尽管其他修复条件十分适合，最终的修复效果也是零。此外，加热温度的高低与加热时间的长短存在着一定的关系，加热温度越低，所要求的加热时间就越长。实验中应用的热源种类较多，但不应被实验者所忽略的是加热过程中温度的持续性和均一性。尽管热修复抗原的方法很好，但对其操作的条件一定要严格控制，否则有些抗原会出现扩散或漂移等现象，如在细胞核上表达的抗原（p53、PCNA、Ki-67 等），修复后可能出现在细胞质内。

对于修复溶液的 pH 值也是抗原修复的关键因素，不同的抗体，其要求的修复溶液的 pH 值不同，但总体上表明，选用偏碱性的（pH＞7）修复液对抗原修复可能会有较为满意的效果。

7. 抗原修复的注意事项

（1）依据抗体的特性，选择适宜的抗原修复方法，选用适宜的抗原修复溶液和 pH 范围。注意：不是任何性质的抗体均能使用热修复方法。

（2）载玻片需作防脱片处理，可用 APES 或左旋多聚赖氨酸，防止因加热而导致的切片脱落。在行免疫组织（细胞）化学反应之前，最好将石蜡切片置于 60℃ 至少 1 小时烤片，以利于组织与载玻片的黏着。

（3）修复过程中修复溶液的量一定要足够，也就是加热过程中，必须保持切片始终浸泡在修复溶液中。若出现切片浸泡不完全或令其煮干等情况，均会导致抗原修复的失败。

（4）选用不同的热修复方法，所需加热的温度和持续的时间也不同。同一批抗体的检测，抗原修复的温度和所持续的时间应保持一致，这样实验的结果才有可比性。

（5）热处理后的切片一定要自然冷却至室温后再进行下一步的操作，否则快速温度变化很容易造成组织干涸或脱落，影响修复的效果。

（6）修复使用的容器应洁净，以防有些化学物质可导致蛋白质结构的改变，为了保证修复效果，修复液最好不重复使用。

（7）组织切片进行修复处理的前后，应用蒸馏水充分洗涤，避免与其他试剂发生交叉反应。

七、血清封闭排除非特异性着色

组织中非抗原-抗体反应出现的阳性染色可统称为非特异性反应或背景着色。产生的原因有很多，这种背景着色往往会干扰特异性染色的结果。

最常见的非特异性反应原因是蛋白质间的静电吸附，抗体分子是一种带负电荷的球蛋白，很容易吸附带有正电荷的组织，如高电荷的胶原纤维或结缔组织成分，两者的结合导致非特异性反应的产生。行之有效的方法是：在Ⅰ抗滴加之前，先滴加与Ⅱ抗同种属非免疫血清（1：5～1：20）孵育10～30分钟，封闭组织上的电荷基团，减少或消除与Ⅰ抗的这种非特异性反应的情况。注意有溶血现象的血清不能使用，以免产生叠加的非特异性反应。必要时还可以通过加入牛血清白蛋白（2%～5%），室温孵育10～20分钟，达到减少或去除非特异性反应的目的。当然，在实验中采用特异性高、效价高的Ⅰ抗是最重要的实验条件。在用于洗涤的缓冲液中加入$0.85\%～1\%NaCl$，充分洗涤切片，也能有效地减少非特异性结合而降低背景颜色。

具体操作：5%～10%正常山羊血清或兔血清（Ⅱ抗来源动物的非免疫血清），室温孵育10分钟。吸去多余的液体后，直接滴加Ⅰ抗。注意：正常血清孵育后一定不能用缓冲液冲洗，否则会减低或消除这种封闭作用。

八、减少或消除内源性生物素

内源性生物素是指组织或细胞内的生物素。生物素是一种辅酶，是脱羧基酶、羧基转移酶等作用的中间载体，在肝、脾、肾、白细胞、乳腺及脂肪组织内含量较高，因此在进行抗生物素-生物素方法检测抗原时，外源性的卵白素就可与内源性的生物素结合，产生假阳性结果，这也属于非特异性反应的范围，它同样会影响实验结果。

为了更好地获得特异性阳性结果，现在已使用链霉抗生物素替代卵白素，即 SP 方法。SP 方法中的链霉抗生素能减少与一些组织的内源性物质非特异性的结合，因为链霉抗生物素的等电点是6.5，而卵白素则为10，在生理条件下链霉抗生物素带有较低的电荷，因其低电荷引起的非特异性结合也较卵白素要低，同时链霉抗生物素本身不带糖链，避免了卵白素本身糖链所引起的非特异性结合，故背景染色浅，信噪比高。

对于热诱导抗原修复之后引起的内源性生物素的暴露，可采用0.05％卵白素 PBS 溶液，室温孵育 20～30 分钟；也可将切片浸于 $25\mu g/ml$ 的卵白素溶液处理 15 分钟，目的就是使用一定浓度或饱和的卵白素溶液来占据组织内的内源性生物素的结合位点，消除因此带来的非特异性反应的影响。

另外，可以选用非抗生物素-生物素检测系统，如 EnVision 法、EPOS 法，来进行免疫组织（细胞）化学反应。

九、抗　体

抗体是免疫组织（细胞）化学反应中首要的试剂，高特异性和敏感性是抗体必备的基本条件。随着生物试剂制作技术的迅速发展，目前国内外生物试剂市场可提供的抗体的种类、数量日益增多。现如今各个实验室都可以直接应用市售的抗体产品，极大地方便了免疫组织（细胞）化学技术的开展。

（一）抗体稀释与稀释液

组织中的抗原是通过免疫组织（细胞）化学反应与适宜的抗体结合而得以定位的，因而适宜的抗体浓度十分重要。当抗体浓度过高时，抗体与抗原反应的阳性结果反而减弱或呈假阴性，这种现象在免疫学上被称为"前带效应"，这是由于Ⅰ抗过多，彼此间竞争抗原结合位点而导致抗原、抗体结合的不稳定或脱落。因此，选择适宜的抗体稀释度，既可以节省抗体的用量，同时也是提高免疫组织（细胞）化学阳性率和获得良好的实验对比结果的关键条件。目前商品化的抗体试剂分为两种类型：即用型抗体和浓缩型抗体。

1. 即用型抗体（抗体工作液）　是由生物试剂公司进行过多种实验条件的实验检测而确定的最佳抗体稀释度的抗体溶液，实验者可按照提供的实验条件进行实验，并能保证获得相应的特异性阳性结果。即用型抗体在实验中的使用简单方便，易于操作标准化，同时易于储存（4～8℃），稳定，可靠，且不会引起抗体效价的降低。

2. 浓缩型抗体（抗体原液）　浓缩型抗体可按照试剂公司推荐的稀释范围来进行不同倍数的稀释，以选定最适宜的抗体稀释度，然后再进行批量的实验。

抗体在稀释液中的浓度称为工作抗体滴度，每毫升抗体溶液中所含的抗体分子越多，则抗体溶液的滴度就越高，可以配制更高稀释度的工作液，节省抗体的用量。另外，抗体溶液中常常含有一定量的杂质，使用高稀释度的工作液将有助于减少杂质所造成的背景染色。相对而言，抗体的稀释度越高，实验过程中所孵育的时间就越长，因此，应根据具体的实验条件，如标本的固定、切片的种类、稀释液的种类以及孵育的时间等情况，来选择合适的抗体稀释度，因为实验条件的不同均可影响抗体稀释度的选择。

3. 抗体稀释液　用于稀释抗体的溶液称为抗体稀释液，主要是针对抗体原液而言的。常用 0.01mol/L pH7.4 PBS 或 TBS 缓冲液作为抗体稀释液，也可以配制或购买专用的抗体稀释液，防止抗体效价的下降，减少抗体在组织上的非特异性吸附。

专用的抗体稀释液的配制：取 0.05mol/L pH7.4 TBS 100ml，加温到 60℃，加入优质明胶 100mg，搅拌溶解后冷却至室温，加入 1g 牛血清白蛋白（BSA）和 NaN_3 10～20mg，溶解后过滤，分装，4℃保存。

（二）抗体的储存

1. 浓缩型抗体的分装与保存　得到新抗体后，应按照生物试剂公司提供的抗体稀释范围，估计一次实验大致所要使用的抗体量，将其进行小剂量（如 10μl 或 100μl）分装，保存在 Eppendorf

（EP）管内，密封后置于－40℃～－20℃保存备用，一般可保存1～2年。分装抗体的优点：一次实验就可以使用完，避免了抗体反复冻融而降低抗体的效价。稀释的抗体液不能长久保存，4℃冰箱可放置1～3天，超过1周抗体的效价将显著降低，会影响免疫反应的结果，一般采用"现配现用"的原则。

2. 即用型抗体的保存　生物试剂公司为方便实验者的实验操作而推出的即用型抗体液，它只需冰箱内（4～8℃）储存即可，保质期限为1年，由于其内加入了稳定剂，因此在保质期内使用可以保证抗体的效价质量。

（三）特异性的第一抗体

应用免疫组织（细胞）化学技术检测标本中某种抗原是否存在，必须选用针对这种抗原的特异性抗体，这种特异性抗体被称为第一抗体（简称Ⅰ抗），也就是要求选用特异性的第一抗体孵育切片。第一抗体可来源于各种种属的动物，常见的有家兔、小鼠、山羊，少见的有马、驴等。通常来源于家兔和山羊的第一抗体常为多克隆抗体，而单克隆抗体大多来自小鼠。另外，还要根据标本来源动物的种属不同，选择相应匹配的抗体。

（四）抗体滴加技术

在免疫组织（细胞）化学染色过程中，无论是倾去多余的封闭血清（非免疫血清），还是PBS洗涤后，都要用滤纸或吸水纸擦干组织周围的液体，使其周围无水分，这样可以节省抗体滴加的用量，注意不宜使用纱布代替滤纸，以免棉絮纤维附于组织上而影响观察，同时在擦拭过程中切忌标本干涸。有条件的实验室，也可以使用免疫组织（细胞）化学笔（PAP笔）在组织周围画一个封闭的圈，省去吸水纸擦拭液体的操作。

滴加抗体时，使用标准化滴瓶（3～6ml）或微量移液器，可以控制每次抗体滴加量，依据标本的大小，一般为1滴或1～2滴，每滴的量大约在$50\mu l$。注意：滴加量过多，可造成抗体的浪费，滴加量过少，有可能使标本未被抗体试剂所覆盖，造成弱阳性或假阴性结果，正确的滴加量应以覆盖整个标本表面的同时液体微微凸起为好。另外，滴加抗体后应轻轻摇晃载玻片数秒以促使抗体与标本内待检测抗原的结合，以避免局部假阴性区域的出现，此操作步骤虽简单，但却非常重要。

（五）抗体孵育时间与温度

抗体孵育时间的长短与抗体稀释度、待测抗原数量、非特异性反应的强弱之间有密切关联，一般而言，抗体稀释度越高，抗体孵育时间越长，非特异性反应程度越低，背景着色与阳性着色的对比越强烈，观察结果越容易判断。

抗体孵育时间的确定还受温度的影响。以室温下抗体孵育时间为标准，37℃恒温箱内孵育时间要相对缩短一些，而4℃冰箱内孵育时间则可过夜。实验证明，37℃是获得抗体、抗原结合最大程度的适宜温度。高于此温度，则反而可因抗体蛋白变性而降低反应结果，同时温度过高亦可促使抗体试剂的蒸发而导致标本干涸。另外，37℃恒温箱进行抗体孵育时应注意：若同时孵育的切片数量较多，首张切片与最后切片之间会存在较大的时差段，会因实验步骤上的不统一而影响实验结果的比较。因此，必须使所有切片具有相同的孵育条件（温度和时间），才可能便于实验结果的分析与比较。

十、显　色

显色是免疫组织（细胞）化学技术的重要步骤之一，是通过酶与底物的作用生成不溶性色素（沉淀）来完成的，不同的酶所使用的底物不同，最终所生成的有色沉淀物也不同。

（一）标记酶的显色原理与显色剂的选择

1. HRP 显色反应原理：

$$HRP + H_2O_2 \rightarrow HRP \cdot H_2O_2 + 还原型供氢体（呈无色）$$
$$\downarrow$$
$$HRP + H_2O + 氧化型供氢体（呈现颜色）$$

HRP 特异性底物为 H_2O_2，在分解 H_2O_2 过程中，HRP 与 H_2O_2 形成复合物，当加入还原型供氢体时，反应迅速生成水，HRP 被还原，还原型供氢体被氧化、聚合，再经氧化环化后形成苯乙肼聚合体，在酶反应部位形成不溶性棕褐色沉淀。

HRP 催化的酶促反应的第一步是特异的，即酶催化底物 H_2O_2 的反应，其余的反应均为非特异的反应。可用各种供氢体介导，使用的还原型供氢体不同，会产生不同颜色的终产物。HRP 常用的还原型供氢体见表4-3。

显色中，若 H_2O_2 浓度增高，可加速显色反应，同时背景颜色加深；若 H_2O_2 过量，则能抑制 HRP 的活性。

表4-3　HRP常用的还原型供氢体

还原型供氢体	反应产物	
	颜 色	水溶解度
邻联二茴香胺（联大茴香胺）	深棕色	部分溶解
邻联二茴香盐酸盐	桃红色	（奶状物）
邻联甲苯胺	蓝色	小，不稳定
邻苯二胺	深橘黄色	大
5-氨基水杨酸	紫褐色	小
5-氨基-2-羟基苯甲酸	棕色	小
联苯胺	蓝色	不溶解
3，3-二氨基联苯胺（DAB）	棕色	不溶解
3-氨基-9-乙基卡巴唑（AEC）	红色	不溶解
甲萘酚	红色	不溶解
甲萘酚派若宁	桃红色	不溶解
4-氯-1-萘酚	灰蓝色	不溶解
四甲基联苯胺	蓝色	不溶解

DAB 是 3，3-二氨基联苯胺的缩写，是广泛应用的供氢体之一。常用的 DAB 大多是 DAB 的盐酸盐，为棕色或白色粉末。显色反应所形成的棕色沉淀是最稳定和最不易褪色的物质，不溶于水，不溶于乙醇，电子密度高。显色过程需要在光镜下观察，蒸馏水或流水即可终止显色反应，显色后的组织切片经乙醇脱水、二甲苯透明及树胶封固，能长时间地保存。DAB 的沉淀产物具有嗜锇性，经四氧化锇或硫酸氢镍处理，其电子密度增加，适用于电子光镜下确定抗原的位置。

DAB 需要现配现用，避光保存，配制后 30 分钟之内使用，以避免其失效。DAB 具有潜在致癌性，应尽量减少吸入和接触次数，

218

使用 DAB 时应给予必要的防护措施。

AEC 是 3-氨基-9-乙基卡巴唑的缩写，室温下较稳定，反应产物为红色。组织显色程度也需要在光镜下观察。与 DAB 不相同的是，AEC 不能进行乙醇脱水，因为乙醇可溶解其反应产物，只能采用水溶性封固剂封固，且易褪色，不能长久保存。与 DAB 相同，AEC 需现配现用。

2. 碱性磷酸酶（ALP）　可通过两种显色反应来生成有颜色的最终产物。①以磷酸萘酚 AS-MX 为底物，经 ALP 水解后生成萘酚 AS-MX，再与坚牢蓝 B 盐或坚牢红 TR 盐偶联生成不溶性染料（即坚牢蓝或坚牢红），而成为蓝色或红色最终产物。坚牢蓝、坚牢红在光照射条件下容易引起沉淀，因此，显色反应在避光或暗处进行。②以 5-溴-4-氯-3-吲哚-磷酸盐（5-bromo-4-chloro-3-indodyl phosphate，BCIP）为底物，经酶的水解、氧化形成靛蓝，而四氮唑蓝（nitroblue tetrazolium，NBT）在此氧化过程中被还原为不溶性的蓝紫色沉淀。BCIP/NBT 所形成的蓝紫色沉淀物与 AEC 形成的红色沉淀对比鲜明，因此两者常用于免疫组织（细胞）化学双重染色。

3. 葡萄糖氧化酶（GOD）　以 β-D-葡萄糖为底物，经 GOD 氧化生成 H_2O_2，而后者又作为 HRP 特异的催化底物，与 DAB 反应生成有色的最终产物。GOD 显色反应原理：

$$\beta\text{-D-葡萄糖} \xrightarrow{\text{GOD}} \text{葡萄糖酸内酯}$$

FAD　　　$FADH_2 + O_2 \rightarrow$　　H_2O_2　　$2H_2$

DAB　　$\xrightarrow{\text{HRP}}$　　DAB

（还原型)　　　　　　　（氧化型）

GOD 的显色反应虽然用了两种催化反应（GOD 和 HRP），但 GOD 和 HRP 所标记的抗体是结合在同一抗原位置上的，能良好地显示组织抗原的存在。主要采用两种酶的放大技术，即 GOD 和 HRP 分别标记第二和第三抗体。免疫组织（细胞）化学反应中，以葡萄糖-DAB 作显色剂（既有葡萄糖，又含有 DAB），此法可提高免疫组织（细胞）化学的敏感性和特异性。

（二）酶显色的条件

免疫组织（细胞）化学中标记酶的显色实际上就是酶组织化学

219

反应。在控制酶反应条件上应注意：

1. 酶反应时的底物浓度应足够高，以保证具有最大的反应速度。

2. 酶反应时的 pH 应充分满足酶活性的最适 pH 环境，通常是由缓冲液提供。

3. 酶反应时的温度可采用室温（25℃）或 37℃。

4. 在条件适宜的情况下，酶反应可无休止地进行，会造成最终产物的扩散。因此在其他反应条件不变时，反应时间可通过光镜下观察来控制，当特异性有色终产物清晰且背景无色时即可终止显色。

（三）显色的操作

1. 显色剂的配制　目前大多数实验室均使用生物试剂公司提供的显色试剂盒，只需按照说明书进行稀释即可，方法简便，显色结果稳定。在配制显色剂时应遵循现用现配的原则，配制后的显色剂最好在振荡器上混匀，避光保存，最佳显色时段在配制后的 30 分钟内。

目前，生物试剂公司通常提供的显色剂有 4 种：DAB（棕色）、AEC（红色）、BCIP/NBT（蓝紫色）和 AP-Red（红色）。实验室也可以依据具体的实验情况自行配制显色剂。

2. 调整好显微镜的亮度与焦距　由于显色反应程度需要在光镜下进行观察与控制，因此显色前调整显微镜到最佳观察状态是非常重要的，即调整其光亮度、放大倍数（10 倍或 20 倍）和焦距。注意：切忌使用显微镜的 40 倍镜头进行观察，否则显色剂会污染镜头而影响观察。

3. 显色程度控制　光镜下观察显色程度以特异性染色足够明显而背景尚无颜色可见为最佳控制点。显色开始时，应先进行阳性对照片或 1～2 张实验切片的显色，当其达到最佳显色程度时，即以此显色时间为标准，将全部实验切片分别显色，但显色操作中仍需抽样观察，以严格控制显色程度。自来水或蒸馏水洗涤即可终止显色反应。

十一、检测系统

目前，实验室研究与临床病理广泛采用的免疫检测系统为生物素标记的 HRP 或 ALP 为基础的检测方法，如 SP 方法、SAP 法、SABC 法，这些方法简便易行，试剂稳定。其中 SP 和 SAP 三步法的敏感性甚至大于 EnVision 法，为 1～2 倍。因此 SP 和 SAP 三步法高效、经济，仍是国内各实验室首选的检测系统。

现在各种检测系统都有了相应的检测试剂盒，可以选择三步法或二步法的检测试剂盒，还可针对所标记酶（HRP 或 ALP）的不同选择相应的检测试剂盒。以 SP 三步法为例，不但有即用型检测试剂盒（可以直接用于实验的操作）和浓缩型检测试剂盒（需要进行一定的稀释后方可进行实验操作），还有针对不同种属的第一抗体的检测试剂盒，即通用型检测试剂盒（用于检测大鼠、小鼠、兔和豚鼠来源的第一抗体）和单一型检测试剂盒（只检测一种动物来源的第一抗体）。总之，对于检测系统的选择要依据第一抗体种属、组织中内源性生物素的含量、最终产物颜色等情况来确定。

十二、免疫组织（细胞）化学复染

免疫组织（细胞）化学显色后利用其他染料对组织切片进行染色，以显示标本的形态结构，使形态与功能密切相关，以利于实验结果的观察和分析，这就是免疫组织（细胞）化学复染的目的。

复染主要是指对细胞核的染色，其目的是通过对细胞核的染色，将组织的形态结构显示出来，使阳性结果定位明确、清晰。由于大多数的阳性反应产物是位于细胞核、细胞质、细胞膜或组织器官的间质（胶原纤维、基膜等）中，选用细胞核染色作为免疫组织（细胞）化学的衬染是最简便、效果最好的方法。对于位于细胞核的阳性反应产物也可以选用细胞核复染方法，只是在复染的程度和颜色上要作相应调整，以便达到既不影响阳性结果的显示，又能将组织结构衬托出来的效果。

尽管细胞核复染方法十分简单，但选用何种复染方法与阳性反应物相匹配将会对免疫组织（细胞）化学结果产生很大影响。若使用 DAB 显色，阳性反应产物为棕色，则复染细胞核颜色就要避免使用棕色或其相近系列颜色（如红色）的染料进行细胞核的染色，否则特异性结果的颜色与复染颜色不能明显地区分开，有时甚至会干扰阳性结果的判断。因此，细胞核复染剂的选择应依据所使用的显色剂的不同而异（表4-4）。

表4-4　常用的酶显色剂与细胞核复染剂选配

标记酶	酶底物显色剂	细胞核复染剂
过氧化物酶（HRP）	DAB	苏木精、甲基绿
	AEC	苏木精
碱性磷酸酶（ALP）	BCIP/NBT	核固红、甲基绿
	fast blue	核固红
	fast red	苏木精
	new fuchsin	苏木精

值得注意的是：并不是任何细胞核染料都能作为免疫组织（细胞）化学的复染剂使用，除了要考虑颜色上的匹配外，还应考虑染料是否对阳性终产物发生作用，染液中的溶剂是否对阳性终产物有消融的作用等。如使用AEC显色剂，阳性终产物为红色，这种红色物质可被乙醇溶剂所溶解，因此在选用苏木精复染剂时，应挑选其中无乙醇成分或乙醇含量相对少的，将对红色终产物的影响减少到最低程度。

十三、孵育盒的作用

孵育盒在免疫组织（细胞）化学中的作用就是提供一种湿度相对稳定的环境，以免在染色过程因空气干燥而呈现滴加在组织上的试剂干涸的现象，同时盒内环境也相对洁净，避免受到其他物质的污染，确保免疫组织（细胞）化学结果的准确性。

孵育盒（湿盒）的使用可根据实验室的具体情况而定，可以选用生物试剂公司售出的孵育盒，也可以自己动手自制孵育盒，二者的使用效果是一样的。自制的孵育盒可选用带盖的搪瓷盘或大的培养皿（直径约20cm），其内垫入1～2层湿布（或滤纸），使用时将孵育的切片放在支架或小培养皿上即可。

十四、封固剂的使用

封固剂的选用应与显色剂的使用相匹配（表4-5）。有些显色剂所形成的有色终产物是不溶于乙醇溶剂的，那么就可以在显色后进行乙醇逐级脱水，二甲苯透明，树胶封固，经过脱水、透明处理的切片可以长久保存，而有些显色剂形成的有色终产物溶于乙醇，因此就不能进行常规的乙醇脱水处理，而应改用水溶性封固剂封片。

水性封固又称为水洗封固，顾名思义就是使用水溶性成分的介质对染色后的组织切片进行封固，这种水溶性介质被称为水性封固剂。

表4-5　标记酶、显色剂和封固剂的选择

标记酶	显色剂	封固剂
HRP	DAB	中性树胶、水性封固剂
	AEC	水性封固剂
ALP	BCIP/NBT	水性封固剂
	fast red	水性封固剂
	new fuchsin	水性封固剂

十五、免疫组织（细胞）化学结果与非特异染色的控制

（一）免疫组织（细胞）化学结果的判定与观察

免疫组织（细胞）化学结果评价的标准，是获取最大的阳性染色强度，尽量减少或消除非特异性染色（背景着色）。对免疫组织（细胞）化学结果的判断应持有严谨的科学态度。要准确判断阳性和阴性结果，必须严格设置对照实验，排除假阳性和假阴性的结果。对新出现的结果，还应进行多次的重复实验，同时使用几种不同的免疫组织（细胞）化学方法进行验证。

学会辨别特异性染色与非特异性染色的不同，对初学者而言更为重要，否则会得到不正确的实验结论。

阳性细胞的特征：特异性阳性结果的着色有深有浅，除了反映

标本内抗原的多少外，还与切片制作时细胞被切割的位置有关。

1.阳性结果的存在部位可见于细胞核、细胞质、细胞膜。其中大多数抗原存在于细胞质，可见于整个细胞质，也可见于部分细胞质。

2.阳性结果的分布特点可呈灶性分布，或弥散性分布，若阳性结果呈现均匀分布，常常提示有可能存在非特异性的染色。

3.阳性结果的特点，由于细胞内所含的抗原量不同可造成阳性细胞呈现出颜色深浅不一的现象。若细胞染色强度相同且累及一片细胞时，则可能为非特异性染色。

4.标本边缘，以及标本刀痕或皱褶处常常可呈现染色较深的现象，多为假阳性，不能误认为是正常的阳性结果。

（二）免疫组织（细胞）化学的实验对照

实验对照包括阳性对照和阴性对照。在分析免疫组织（细胞）化学结果时，应熟悉所用的技术方法、抗体的特点和适用范围，避免主观臆断，应进行客观分析与评价。一般认为实验操作严格、染色条件适当、抗体特异性好，这样的情况下所获得的阳性结果才是有意义的。但是阴性结果并不一定意味着相应抗原不存在，要考虑抗体（Ⅰ抗、Ⅱ抗、Ⅲ抗）是否匹配，实验中是否漏加试剂（Ⅰ抗、酶标记抗体等），抗原在标本制备过程中是否丢失，试剂（抗体、酶标记抗体、显色剂等）是否失效，这一系列原因均可导致假阴性的结果。因此，免疫组织（细胞）化学染色过程中设立实验对照的目的是为了确定实验结果的可靠性。每次实验都应设置实验对照，不但要考虑设置Ⅰ抗的对照，还应考虑Ⅱ抗以及显色系统的对照，这是非常重要的，但往往容易被忽略。

1.阳性对照　用含有已知抗原的标本切片作对照与待测标本切片同步进行免疫组织（细胞）化学反应，对照标本呈阳性结果，称为阳性对照。阳性对照设置的目的：证明免疫组织（细胞）化学染色的全过程是否正确可靠。尤其是当待测标本呈现阴性结果时，阳性对照结果更为重要，它可以排除待测标本的假阴性结果。

如果阳性对照为阴性结果，则表明实验全过程中的某一个环节可能出现了问题，如组织或细胞的抗原保存是否良好，使用的抗体是否正确，以及抗体的效价、染色操作过程（是否漏加Ⅰ抗、酶标记抗体）是否可靠等。

没有免疫组织（细胞）化学经验的实验者进行此项工作时，一定要设置阳性对照，以排除实验过程中的失误造成的假阴性结果。另外，在研究新的标本抗原时，最好同时比较不同方法固定的标本，进行冰冻切片及石蜡切片的免疫组织（细胞）化学，选择最佳的实验条件，以获得理想的实验结果。

2. 阴性对照　用确认不含已知抗原的标本切片作对照与待测标本切片同时进行免疫组织（细胞）化学染色，对照标本切片为阴性结果，称其为阴性对照。常用的阴性对照：无靶抗原对照、空白对照、替代对照等。当检测标本呈现阳性结果时，阴性对照的结果更加重要，用以排除假阳性。

（1）无靶抗原对照：用已知无靶抗原的组织切片与待测切片同步进行免疫组织（细胞）化学染色，其结果应为阴性。若出现了阳性结果，则表明实验结果为假阳性，可能存在着非特异性染色，或可能存在有交叉反应而造成对照标本出现"假阳性"。无靶抗原对照是最为常用、简便的一种阴性对照。

（2）空白对照：用缓冲液（PBS）替代第一抗体进行免疫组织（细胞）化学反应，其结果应为阴性。设置空白对照的同时还应设阳性对照才更可靠，从反面证实染色方法的可靠性。若空白对照出现阳性结果，则应考虑Ⅱ抗、桥抗体、内源性酶活性等方面的问题所造成的"假阳性"。此方法也是常用的阴性对照方法。

（3）替代对照：用制备第一抗体相同种属的正常血清（非免疫血清，1∶10 000～1∶5000）或 PBS 缓冲液替代Ⅰ抗，分别孵育标本，实验结果应为阴性。

（4）同型对照：目前，国际上设置的阴性对照多采用同型对照（isotype control），即使用与Ⅰ抗相同种属来源、相同剂量和相同免疫球蛋白及亚型的免疫球蛋白，用于检测因Ⅰ抗与组织或细胞非特异性结合而产生的背景着色。有些生物试剂公司可提供专门的同型对照试剂。

使用阴性对照时应注意：阴性对照的实验条件应与Ⅰ抗的实验条件一样，即试剂的稀释度、剂量相同，抗原修复条件相同，孵育时间以及显色反应时间相同。

（三）非特异性染色与消除

1. 何谓非特异性染色　免疫组织（细胞）化学染色过程中，不属于特异性抗原-抗体反应所表现的染色均为非特异性染色（non-specific staining），又称为背景染色。

2. 特异性染色与非特异性染色的辨别　特异性染色与非特异性染色的辨别点主要在于特异性终产物常分布于特定的部位，如胞质内，也有分布在细胞核和细胞表面，即具有结构性，并且特异性终产物在同一张切片上呈现灶性或弥散性分布以及染色深浅不一的特点。

凡在组织切片上出现的不属于特异性染色的一切染色都可归属为非特异性染色（背景染色）。其表现为无一定的分布规律，且为某一部位成片的均匀性着色的特点，或细胞及其周边的结缔组织均无区别的着色，或结缔组织呈现很强的着色等特点。

引起非特异性染色的原因有很多，如：固定时标本过大有可能会造成其中心的组织结构固定不良（组织有不同程度的自溶），组织切片上的刀痕、皱褶等，染色中内源性过氧化物酶的存在，以及标本对抗体的非特异性吸附等。因此，消除非特异性染色对于提高免疫组织（细胞）化学染色效果和正确评估阳性结果是非常重要的。

3. 非特异性染色的消除　对于非特异性染色的消除，不能认为只有染色过程可能造成非特异性染色，染色前的石蜡切片制备方面也有可能增强非特异性染色。

非特异性染色消除的一些措施：

（1）标本的取材过程要迅速，避免出血过多。

（2）标本固定要及时，防止可能因固定不及时而造成组织自溶。

（3）确定固定容积率，以防固定剂的有效成分降低而导致标本固定效果不好。

（4）避免载玻片黏附剂厚薄不均或呈现不规则的白斑，否则可产生背景染色加深或不规则的现象。

（5）避免组织切片上的皱褶、气泡，或组织与载玻片黏附不牢固而使得染色时组织漂浮，因为这些都或多或少地使区域性的非特异性染色增强。

（6）封闭用的正常血清（非免疫血清）不应有溶血的现象。

（7）选用高品质或纯度高的特异性抗体或标记抗体，选用稀释度适宜的第一抗体，都可减低非特异性的背景染色。

（8）避免染色中切片上的组织干涸，否则不论是组织边缘，还是整个组织，都能增强背景染色。

（9）有效地阻断内源性过氧化物酶和内源性生物素。

（10）避免第二抗体与内源性蛋白发生交叉反应。

（11）保证缓冲液洗涤彻底以及显色剂应用正确等。

总之，实验过程中只要按照要求进行规范性的实验操作，就可能减少或消除非特异性染色。

十六、常见的免疫组织（细胞）化学问题

当免疫组织（细胞）化学染色后没有出现预期的实验结果时，实验者应一一排查可能的原因，但注意一次只能排除一种可能的因素。

（一）常见的脱片原因

1. 标本固定不好或标本处理过程（脱水、透明、浸蜡）不充分。

2. 组织切片较厚、组织切片有皱褶或气泡。

3. 组织硬度大或富含胶原纤维的组织，有可能使组织与载玻片黏附不牢。

4. 过度的热抗原修复或酶消化处理。

5. 抗原修复液的 pH 偏高。

6. 染色中洗涤方式不正确。

（二）常见的染色问题

1. 阴性结果　免疫组织（细胞）化学显色结束后，切片中见不到任何阳性信号。这是常规工作中比较常见的现象，出现这种现象，有两种可能：

（1）真阴性结果：整个免疫组织（细胞）化学染色过程没有出现问题，组织或细胞确实不表达与抗体相关的抗原。

（2）假阴性结果：可能有两种情况：①切片中根本就不包含所

预期检查的组织或细胞，也就是拿错了标本蜡块进行切片，因此获取正确的标本蜡块进行切片染色是获得正确染色结果的前提。②免疫组织（细胞）化学染色过程中的某一个或某几个环节出现了问题。如Ⅰ抗选择是否有误，染色程序是否正确，是否遗漏了该加的试剂（Ⅰ抗、Ⅱ抗、Ⅲ抗及底物等），或试剂是否按正确顺序加入，孵育时间、孵育温度是否恰当，第一抗体的稀释度是否过高，Ⅰ抗与Ⅱ抗的匹配是否正确；所使用的检测试剂盒与显色系统是否匹配；显色剂是否失效；缓冲液的pH是否恰当；检测试剂盒是否超过有效期限等，均有可能导致染色结果的假阴性。

解决阴性结果的方法非常简单，就是设立阳性对照。若阳性对照有了表达，说明免疫组织（细胞）化学染色的全过程和所有试剂都没有问题，而此时待测切片仍为阴性，便是真实的阴性，说明组织或细胞没有相应的抗原表达。若阳性对照没有着色，表明染色过程中某个或某些步骤出了问题或试剂出了问题，应一一寻找原因。

2. 弱阳性结果　免疫组织（细胞）化学显色结果弱，说明组织中是有阳性结果的。造成阳性结果弱的可能原因是多种多样的，如：①组织固定方式不当，或固定时间过长，或固定温度过高（微波固定）等，都会影响到被检测的抗原数量和质量。②包埋时石蜡液温度过高有可能造成部分蛋白变性，使得组织中抗原部分破坏。③选用了不适当的抗原修复方式，应参照试剂公司提供的第一抗体说明，同时结合标本的具体情况来确定修复方式。④第一抗体稀释度是否适宜，孵育时间、孵育温度是否正确。应参照试剂公司提供的技术参数，寻找最佳抗体稀释度、选择孵育时间和孵育温度。⑤检测系统的试剂盒是否超过有效期限。⑥复染（衬染）颜色是否过深，使得特异性阳性结果相对不明显。⑦切片上遗留了过多的缓冲液，滴加特异性抗体时相当于人为地进行了稀释。⑧孵育时切片是否放置水平，否则会导致抗体流向组织之外等。

3. 显色过强　免疫组织（细胞）化学显色结果过强即全片着色，是指整个切片全都染上了颜色，着色的强度可深可浅，总之，分不清哪些组织是阳性，哪些组织是阴性。造成全片着色的可能原因有：①Ⅰ抗的浓度过高，或抗体孵育时间过长，或孵育温度过高；②Ⅰ抗变质或选用质量差的多克隆抗体；③生物素/酶标记的

Ⅱ抗溶液，或抗生物素-酶系统溶液的孵育时间过长；④内源性过氧化物酶或内源性生物素未阻断；⑤组织切片干涸；⑥切片在缓冲液或修复液中浸泡时间太长（大于24小时）；⑦显色时间过长或显色剂浓度过高；⑧抗原修复方法不当，修复时间过长或温度过高。

　　良好的免疫组织（细胞）化学染色是正确判断实验结果的基础和前提。由于切片制备与染色过程中存在很多步骤和环节，每一个步骤和环节都有可能影响到免疫组织（细胞）化学的最终结果，因此，要获取一张高质量的免疫组织化学切片并非是一件容易的事，但只要实验者把握好每个步骤或环节，按照实验要求去做，就会得到较为满意的实验结果。

第6节　双重免疫组织（细胞）化学技术

　　双重免疫组织（细胞）化学标记是利用免疫学和组织化学原理，在同一张切片上同时采用或先后采用不同颜色的荧光素或酶促产物，或采用不同直径大小胶体金颗粒等来原位标记两种抗原物质，达到在同一细胞或亚细胞水平显示不同抗原成分。简单地说，就是在同一张组织或细胞切片上同时或先后显示两种抗原的成分，即为双重免疫组织（细胞）化学标记（简称双标）。同理，按照双重免疫标记的原理可以在同一张标本切片上显示两种以上的抗原成分，即为多重免疫标记。

　　光学显微镜下，可通过荧光标记物或其他有色反应生成物显示不同的抗原成分，以实现免疫组织（细胞）化学的双重标记；电子显微镜下则是通过胶体金等标记物颗粒的大小来显示不同的抗原成分。双重标记方法能同时在一张切片中检测出不同的抗原成分，可以帮助人们了解不同组织或细胞之间的相互关系，分析不同组织或细胞内抗原含量的变化，使得形态研究和功能研究更好地结合起来。

一、双重免疫标记染色种类

1. 双重免疫荧光标记染色。
2. 双重免疫酶标记染色。

3. 免疫荧光法与免疫酶法联合应用。

4. 免疫荧光法与免疫金（银）法联合应用。

5. 免疫酶法与胶体金（银）法联合应用。

6. 免疫组织（细胞）化学与原位杂交组合的双重标记。

7. 免疫酶法与特殊染色组合的双重标记。

二、常用的双重免疫标记配伍类型

1. 免疫荧光双重标记

FITC（异硫氰酸荧光素，黄绿色）- TRITC（异硫氰酸四甲基罗丹明，红色）

FITC（黄绿色）- PE（藻红素，红色）

FITC（黄绿色）- Texas red（得克萨斯红，红色）

阿力克萨斯蓝 488（Alexas Fluro 488，蓝色）- 阿力克萨斯红588（Alexas Fluro 588，红色）

2. 免疫酶双重标记

（1）单酶双底物：两种抗体均用同一种酶标记，借助不同的酶作用底物，获取不同的有色产物。

HRP-DAB/H_2O_2 与 4-CN/H_2O_2

HRP-DAB/H_2O_2 与镍-钴 DAB/ H_2O_2

HRP-DAB/H_2O_2 与 AEC/ H_2O_2

ALP-BCIP/NBT 与萘酚 AS-MX 磷酸盐/Fast red

ALP-BCIP/NBT 与 New fuchsin

ALP-萘酚 AS-MX 磷酸盐/Fast red 与 Fast blue BBN

（2）双酶双底物：采用两种不同的酶分别标记两种不同种属类型的抗体，借以不同的酶底物获得不同的颜色反应。实际上是使用两个独立的抗体系统及酶反应系统而完成的双重免疫标记染色。

HRP-DAB/H_2O_2 与 ALP-BCIP/NBT

HRP-DAB/H_2O_2 与 ALP-萘酚 AS-MX 磷酸盐/Fast red

HRP-AEC/H_2O_2 与 ALP-BCIP/NBT

HRP-AEC/H_2O_2 与 ALP-萘酚 AS-MX 磷酸盐/Fast blue

3. 混合双重标记

（1）免疫荧光法与免疫酶法、免疫荧光法与免疫胶体金

（银）法。

（2）免疫酶法与免疫酶法、免疫酶法与免疫胶体金（银）法、免疫酶法与原位杂交。

（3）免疫酶法与特殊染色法。

三、双重免疫组织（细胞）化学的基本种类

1. 依据标记抗体可分为：直接法、间接法、复合物法、抗生物素-生物素法、聚合物扩增法等。

2. 依据抗体制备动物来源可分为：异种抗体法、同种抗体法。

3. 依据制备的抗体构型：单克隆抗体与多克隆抗体混合法、单克隆抗体亚型组合法（如 IgG1a 与 IgG2b）。

本文只介绍石蜡切片双重免疫标记染色方法及相关内容。

四、常用的双重免疫组织（细胞）化学染色方法

（一）SP 法与 SAP 法组合方式

【DS-9500 双染试剂盒内容】

（北京中杉金桥生物技术公司）

封闭用非免疫羊血清

通用型生物素化Ⅱ抗

链霉抗生物素-碱性磷酸酶轭合物

碱性磷酸酶底物-色素混合液：碱性磷酸酶底物缓冲液（20×），碱性磷酸酶色素溶液（20×），碱性磷酸酶底物溶液（20×）

过氧化物酶标记链霉抗生物素

过氧化物酶底物-色素混合液：过氧化物酶底物缓冲液（20×），过氧化物酶色素溶液（20×），0.6％过氧化氢（20×）

双染增强剂

Clearmount™封片剂

【染色步骤】

1. 脱蜡　二甲苯，室温，两次，每次 5～10 分钟。

2. 水合　100％→100％→95％→90％→80％→70％乙醇→蒸馏水，每级 3 分钟。

3. 根据抗体要求，对抗原进行相应的修复。

4. 3‰过氧化氢甲醇溶液，室温孵育 10 分钟。PBS 洗涤 2 分钟，×3 次。

5. 封闭用非免疫羊血清，室温孵育 10 分钟。倾去血清，勿洗。

6. 滴加一种适当比例稀释的 I 抗（实验者自选），37℃孵育 60～90 分钟或 4℃冰箱过夜。

7. PBS 洗涤 2 分钟，×3 次。

8. 通用型生物素化 II 抗，37℃或室温孵育 10 分钟。PBS 洗涤 2 分钟，×3 次。

9. 链霉抗生物素-碱性磷酸酶轭合物，37℃或室温孵育 10 分钟。

10. PBS 洗涤 2 分钟，×3 次。

11. 碱性磷酸酶底物-色素混合液，5～10 分钟，光镜下控制显色程度。PBS 洗涤 2 分钟，×3 次。

12. 双染增强剂，室温孵育 30 分钟。PBS 洗涤 2 分钟，×3 次。

13. 封闭用非免疫羊血清，室温孵育 10 分钟。倾去血清，勿洗。

14. 滴加另一种适当比例稀释的 I 抗（实验者自选），37℃孵育 60～90 分钟或 4℃冰箱过夜。

15. PBS 洗涤 2 分钟，×3 次。

16. 通用型生物素化 II 抗，37℃或室温孵育 10 分钟。PBS 洗涤 2 分钟，×3 次。

17. 辣根过氧化物酶标记链霉抗生物素，37℃或室温孵育 10 分钟。

18. PBS 洗涤 2 分钟，×3 次。

19. 过氧化物酶底物-色素混合液，5～10 分钟，光镜下控制显色程度。蒸馏水洗涤中止显色反应。

20. 选择适当的细胞核染色，蒸馏水洗涤。Clearmount™封片剂封固切片。

【染色结果】经碱性磷酸酶底物（BCIP-NBT）-色素混合液显色的抗原-抗体复合物为蓝紫色，经过氧化物酶（DAB）-色素混合液显色的抗原-抗体复合物为棕色，细胞核颜色依据细胞核染色方法而定。

（二）HRP 标记酶的聚合物扩增法与 ALP 标记酶的聚合物扩增法组合方式

【DS-0001 双染试剂盒内容】

（北京中杉金桥生物技术公司 Polymer）

封闭用非免疫羊血清

辣根过氧化物酶标记山羊抗小鼠 IgG 聚合物

碱性磷酸酶标记山羊抗兔 IgG 聚合物

DAB 显色液：DAB 底物缓冲液（20×），DAB 溶液（20×），过氧化氢溶液（20×）

AP-Red 显色液：AP-Red 底物增强剂（40×），AP-Red 浓缩液（40×），AP-Red 底物缓冲液浓缩液（40×）

Clearmount™封片剂

方法一

【染色步骤】

1. 脱蜡　二甲苯，室温，两次，每次 5～10 分钟。

2. 水合　100％→100％→95％→90％→80％→70％乙醇→蒸馏水，每级 3 分钟。

3. 3％过氧化氢，室温孵育 10 分钟。蒸馏水洗涤。

4. 根据所应用的Ⅰ抗要求，对抗原进行相应的修复。PBS 洗涤 2 分钟，×3 次。

5. 封闭用非免疫羊血清，孵育 10 分钟。倾去血清，勿洗。

6. 小鼠来源的Ⅰ抗和兔来源的Ⅰ抗（实验者自选）混合液，37℃孵育 30～60 分钟。

7. PBS（含 0.05％Tween 20）洗涤 2 分钟，×3 次。

8. 碱性磷酸酶标记Ⅱ抗聚合物和辣根过氧化物酶标记Ⅱ抗聚合物等比例混合，孵育 30 分钟。

9. PBS（含 0.05％Tween 20）洗涤 2 分钟，×3 次。

10. DAB 显色液 1～10 分钟，光镜下控制显色程度，蒸馏水中止显色反应。

11. AP-Red 显色液 5～20 分钟，光镜下控制显色程度，蒸馏水中止显色反应。

12. 苏木精复染细胞核，10～15 秒，蓝化：自来水冲洗 2～3 分钟或 PBS 浸洗 30 秒～1 分钟。

13. 蒸馏水浸洗，Clearmount™ 封片剂封固组织切片。切片水平放置 40～50℃烤箱 30 分钟以上，或室温放置至封片剂完全变干。

【染色结果】经 DAB 显色的抗原-抗体复合物为棕色，而经 AP-Red 显色的抗原-抗体复合物呈红色，细胞核呈蓝色。

方法二

【染色步骤】

1. 脱蜡　二甲苯，室温，两次，每次 5～10 分钟。

2. 水合　100%→100%→95%→90%→80%→70%乙醇→蒸馏水，每级 3 分钟。

3. 3%过氧化氢，室温孵育 10 分钟。蒸馏水洗涤。

4. 根据所应用的Ⅰ抗要求，对抗原进行相应的修复。PBS 洗涤 2 分钟，×3 次。

5. 封闭用非免疫羊血清，孵育 10 分钟。倾去血清，勿洗。

6. 小鼠来源的Ⅰ抗（实验者自选），37℃孵育 30～60 分钟。

7. PBS（含 0.05%Tween 20）洗涤 2 分钟，×3 次。

8. 辣根过氧化物酶标记Ⅱ抗聚合物，孵育 30 分钟。

9. PBS（含 0.05%Tween 20）洗涤 2 分钟，×3 次。

10. DAB 显色液 1～10 分钟，光镜下控制显色程度，蒸馏水中止显色反应。

11. 兔来源的Ⅰ抗（实验者自选），37℃孵育 30～60 分钟。

12. PBS（含 0.05%Tween 20）洗涤 2 分钟，×3 次。

13. 碱性磷酸酶标记Ⅱ抗聚合物，孵育 30 分钟。

14. PBS（含 0.05%Tween 20）洗涤 2 分钟，×3 次。

15. AP-Red 显色液 5～20 分钟，光镜下控制显色程度，蒸馏水中止显色反应。

16. 苏木精复染细胞核，10～15 秒，蓝化：自来水冲洗 2～3

分钟或 PBS 浸洗 30 秒～1 分钟。

17. 蒸馏水浸洗，Clearmount™封片剂封固组织切片。切片水平放置 40～50℃烤箱 30 分钟以上，或室温放置至封片剂完全变干。

【染色结果】经 DAB 显色的抗原-抗体复合物为棕色，而经 AP-Red 显色的抗原-抗体复合物为红色，细胞核为蓝色。

（三）PAP 法和 AAPAP 法组合方式（淋巴瘤轻链 κ、λ 的双重免疫酶标记）

【染色步骤】

1. 脱蜡　二甲苯，室温，两次，每次 5～10 分钟。

2. 水合　100%→100%→95%→90%→80%→70%乙醇→蒸馏水，每级 3 分钟。

3. 0.3%过氧化氢，室温孵育 30 分钟。自来水洗涤，蒸馏水洗，入 PBS（0.01mol/L，pH7.2）浸洗。

4. 正常羊血清（1∶10）室温孵育 10 分钟。倾去血清，勿洗。

5. 滴加Ⅰ抗（适当稀释的兔抗 κ 链多克隆抗体及鼠抗 λ 链单克隆抗体混合液），37℃孵育 45 分钟或更长时间。

6. PBS 洗涤 5 分钟，×3 次。

7. 滴加桥抗体（适当稀释的羊抗兔 IgG 及羊抗鼠 IgG 混合液），37℃孵育 45 分钟。

8. PBS 洗涤 5 分钟，×3 次。

9. 滴加酶-抗酶抗体复合物（适当稀释的兔 PAP 及鼠 APPAP 混合液），37℃孵育 45 分钟。

10. PBS 洗涤 5 分钟，×3 次。

11. 过氧化物酶显色反应：DAB/H_2O_2 显色 7～10 分钟，光镜下控制显色程度。

12. PBS 洗涤 5 分钟，×3 次。

13. 碱性磷酸酶显色反应：萘酚 AS-MX/Fast blue 显色 10～15 分钟，光镜下控制显色程度。

14. PBS 洗涤，自来水洗。水溶性封固剂封片。

【染色结果】经 DAB 显色的抗原-抗体复合物为棕色，而经萘酚 AS-MX/Fast blue 显色的抗原-抗体复合物为蓝色。

（四）其他方法

双重免疫标记的方法还可以根据实验室现有的免疫组织（细胞）化学试剂盒通过适当的匹配进行染色，如 EnVision 法的 HRP/DAB H_2O_2 试剂盒（棕色）和 SAP 法的 BCIP/NBT 试剂盒（蓝紫色）联合使用，EnVision 法的 HRP/DAB H_2O_2 试剂盒（棕色）和 SP 法的 HRP/AEC H_2O_2 试剂盒（红色）联合使用。

五、消除双重免疫组织（细胞）化学染色间抗体系统的交叉反应

在使用同种动物制备的抗体，或选用相同染色方法，甚至是同一标记物（如酶双底物）进行双重免疫组织（细胞）标记时，有可能因所使用的免疫试剂间的交叉反应而干扰双重免疫组织（细胞）化学结果的定位与准确性，因此在第一重免疫标记显色反应完成后标本切片要经特殊处理才可进行第二重免疫标记染色，经历特殊处理的切片可避免染色过程中免疫试剂可能产生的交叉反应，同时又不会影响第二重被检测抗原的免疫反应性和阳性结果。

（一）分步固定法

分步固定法是指在第一重免疫标记显色反应完成后，标本切片进行多聚甲醛蒸气固定 1～6 小时，然后再实施第二重免疫标记染色。分步固定的目的是通过多聚甲醛蒸气固定作用致使连接抗原的免疫试剂（Ⅱ抗）的游离结合点（部位）被失活或被封闭，从而消除了两种抗体系统间产生的交叉反应，获得较理想的双重免疫组织（细胞）化学结果。

通过"分步固定"使Ⅱ抗游离抗原结合部失活，消除与下一种染色中抗体系统发生交叉反应的可能性，以此类推，可以一种接着一种地进行多种免疫组织（细胞）化学染色。因此，"分步固定"的步骤是双重或多重标记免疫组织（细胞）化学方法的关键。

多聚甲醛蒸气处理切片时，应依据切片的厚度来确定准确固定的时间，一般切片 $5\mu m$ 厚，需蒸气固定 4 小时，才能起到真正的消除效果。固定处理的时间短，会使抗体灭活或封闭不彻底而仍有可能与另一种抗体系统产生交叉反应。另外，凡是经甲醛溶液固定仍然能保持抗原活性的抗原，采用分步固定法均可以获得良好的双

重免疫组织（细胞）化学效果，但有些对甲醛固定作用敏感的抗原，其抗原活性可能会被抑制或破坏，可以将其先进行第一重染色来避免。

（二）洗脱法

洗脱方法是利用某些酸性溶液可以洗脱抗原-抗体复合物的特性，从而避免抗体系统间的交叉反应。根据洗脱效果可将洗脱方法分为两类：

1. 洗脱第一重显色形成的抗原-抗体复合物

只洗脱解离第一重免疫标记的抗原-抗体复合物，保留其显色反应的生成物，然后进行第二重免疫标记染色及显色反应，两种显色反应形成的有色生成物并存一张标本切片内，即可在同张切片上同时显示两种抗原成分。若两种抗原物质分别位于两种细胞中，可以获得令人满意的双重标记染色结果。

常用的酸性溶液有：pH2.2 的甘氨酸-盐酸溶液、酸性高锰酸钾。

特点：能洗脱前一重免疫组织（细胞）化学的抗原-抗体复合物，能保留显色反应的有色生成物。

2. 彻底洗脱第一重染色的抗原-抗体复合物及其显色反应有色生成物

此方法就是彻底地清洗掉第一重标记的全部内容，包括：形成的抗原-抗体复合物和显色反应的产物，再进行第二重免疫标记染色，实际上是在恢复为空白切片上重新进行的免疫组织（细胞）化学染色，由于有色阳性物质是先后次序呈现的，所以避免了抗体系统间的交叉反应，适用于同一位置上的两种抗原并存的情况，因为两种显色结果的有色产物可能会或多或少地相互重叠，造成颜色的遮盖，从而影响结果的准确性。

特点：两种不同的阳性结果先后呈现在同一张切片上，因此，显色结果的对比只有通过分别的观察与拍照得以实现。

洗脱方法：先用酸性溶液洗脱解离抗原-抗体复合物，再利用显色反应所生产的有色物质（如 ARC、BCIP/NBT）具有醇溶性的特点，经逐级乙醇（70%～95%）彻底地洗脱，最终使标本切片重新为空白切片。

酸性洗脱液洗脱抗体系统的同时，有可能会对另一种抗原的活性造成损伤，可以通过抗原活性对酸性溶液的耐受性来选定染色顺序。一般总是将对酸性溶液敏感且易受损的抗原放在第一重标记染色中。目前洗脱法在双重免疫标记中的应用比较少，因为最佳的洗脱程度很难控制。

附：常用的酸性溶液洗脱方法与应用

（1）甘氨酸-盐酸缓冲液（pH2.2～2.3）

    0.1mol/L 盐酸 5ml

    0.1mol/L 甘氨酸溶液 95ml（0.1mol/L 氯化钠配制）

切片浸洗 2 小时。

（2）酸性高锰酸钾溶液（Tramu 等，1978）

    2.5％高锰酸钾 1ml

    5％硫酸水溶液 1ml

    蒸馏水 140ml

切片洗脱时间依据切片厚度而定，一般 1～5 分钟。0.5％焦亚硫酸钠去色 30 秒，流水洗 10～20 分钟，蒸馏水浸洗 5 分钟。此洗脱液具有较强的氧化作用，洗脱时间的控制非常重要，有可能损伤下一种染色所要显示的组织抗原的抗原性，造成洗脱后的假阴性结果。

（3）5mol/L 碘化钾水溶液（pH7.6 或 pH9.0），切片洗脱 30 分钟。

（三）位点封闭法

位点封闭是在第一重免疫标记显色完成后，加用第一重免疫组织（细胞）化学中Ⅰ抗动物未免疫血清，或滴加动物研究试剂盒（Animal Research Kit，ARK）-生物素化试剂（只限于鼠类型的Ⅰ抗），进行封闭阻断特异性抗体的游离结合位点，然后再进行第二重免疫标记染色，可以避免两种抗体系统可能的交叉反应。

位点封闭方法也是目前双重免疫组织（细胞）化学染色方法中常用的消除交叉反应的方法。

上面介绍的这 3 种方法均不会影响第一重抗原定位所呈现的有色结果，因此可以同时观察到双重抗原定位的形态。但应注意的是：首先是特殊处理的选择，如方法的选择、孵育时间选定等；其次对于特殊处理是否真正起到封闭阻断作用的考证，在染色中标本切片经特殊处理且充分洗涤后，以第二重免疫组织（细胞）化学步骤定位另一种抗原，但其Ⅰ抗采用同源动物正常血清或与同源无关抗体替代，最终显色结果应为阴性，说明特殊处理目的达到，若呈现出有影响的结果，则表明特殊处理不够彻底，应再作处理以达到染色结果阴性。

然而，Sternberger 等人认为，只要使用了足够的 DAB，就可以掩盖残余的抗体，同时也可封闭 HRP 的活性，无需再进行其他特殊的处理，同样可以获得较为理想的双重免疫标记的显色结果。

六、双重免疫组织（细胞）化学注意事项

1. 在进行双重免疫标记实验前，需要作出合理而周密的实验设计，以确保双重标记结果的准确性。为了确保双标抗体系统间无交叉反应或干扰反应，应以其单标染色为基础，在两张相邻切片上分别进行抗体系统的单标显色，以定位标本内相应各自抗原，获取明确的实验结果，并掌控各自的最佳实验条件，再进行同一张标本切片上的双重免疫标记显色。另外，双标显色的顺序确定需要依据标本内抗原情况而定，一般原则为：含量少且耐受性脆弱的抗原应先行标记；抗原量较多且具有一定的耐受性的可以后标记。

2. 为了确保双标实验结果的最佳观察效果与实验结果的正确性，应避免抗体系统中两种Ⅰ抗的定位重复，最好分别定位于细胞核、细胞质、细胞膜。也就是说，双标显色中的两种抗原在组织或细胞内的位置不应有重叠。如果两种抗原的定位有重叠，最好采用较薄的连续切片或镜影切片，分别孵育各自的特异性Ⅰ抗，进行单标免疫组织（细胞）化学显色，观察两种抗原在同一细胞同一位置的共存情况，也可采用免疫荧光双重标记显色技术的方法以达到同样的目的。

3. 标本的取材与固定，以及固定后标本的处理（脱水、透明、浸蜡等）过程，都应遵循标本系统结构的保存与标本内抗原活性的保存并存的原则。常规大小的标本固定为 12～24 小时，标本浸蜡的温度（石蜡液）在 56～58℃。

4. 依据不同的实验要求，选择不同的切片厚度。一般的原则是：若是观察标本内细胞的情况，切片在 $2\sim4\mu m$ 范围，保证相邻切片都能同时呈现每个细胞；若是观察标本结构中某种成分或结构，切片厚度可在 $5\sim7\mu m$；若标本内细胞个体较大，切片的厚度可为 $10\mu m$，甚至可以更厚一些。

5. 两种抗原所需要的修复方式，如热诱导抗原修复、酶消化，应尽量相同，才能保证双重显色的效果，否则会降低其中一种抗原的活性，使得实验结果显示的强度较弱。

6. 选购两种特异性 I 抗和双重标记试剂盒时，最好选用两种特异性 I 抗分别为不同种属来源的抗体，这样可以减少或消除交叉反应，同时还要考虑两种特异性 I 抗与双染试剂盒配套的有关事宜，如特异性 I 抗为兔抗 A 多克隆抗体、鼠抗 B 单克隆抗体，双染试剂盒应选用通用型 II 抗的试剂盒。

7. 双标显色反应所产生的反应物颜色应有一定的色差，色差越大，越有利于两种抗原成分在光镜下的区分与观察。另外，细胞核复染颜色的选择，也应与两种有色反应物相匹配，否则也会影响实验结果的准确性。

（1）HRP 和 ALP 常用的底物

单酶双底物

HRP：

DAB/H_2O_2（棕色）与 4-CN/H_2O_2（蓝色）

DAB/H_2O_2（棕色）与 镍-钴 DAB/H_2O_2（黑色）

DAB/H_2O_2（棕色）与 AEC/H_2O_2（红色）

ALP：

BCIP/NBT（蓝紫色）与萘酚 AS-MX 磷酸盐/Fast red（红色）

BCIP/NBT（蓝紫色）与 New fuchsin（红色）

萘酚 AS-MX 磷酸盐/Fast red（红色）与 Fast blue（蓝色）

双酶双底物

HRP 与 ALP：

DAB/H_2O_2（棕色）与 BCIP/NBT（蓝紫色）

DAB/H_2O_2（棕色）与萘酚 AS-MX 磷酸盐/Fast red（红色）

AEC/H$_2$O$_2$（红色）与 BCIP/NBT（蓝紫色）

AEC/H$_2$O$_2$（红色）与萘酚 AS-MX 磷酸盐/Fast blue（蓝色）

（2）常用的细胞核复染剂

苏木精：适用于 AEC、DAB、New fuchsin、Fast red 或免疫金-银染色

甲基绿：适用于 DAB、BCIP/NBT、AEC、Fast red、New fuchsin

核固红：适用于 BCIP/NBT、Fast blue、4-CN 或免疫金-银染色

8. 免疫组织（细胞）化学染色中所形成的阳性有色反应物，除 HRP-DAB/H$_2$O$_2$ 外，几乎都具有醇溶性的特点，因此，不能进行逐级浓度的乙醇脱水过程，否则将使有色反应产物消失。染色切片蒸馏水洗后直接使用水溶性封固剂进行封片，即可光镜下观察。较为常用的水溶性封固剂有：Clearmount^{TM} 封片剂、10％PBS 缓冲甘油、甘油明胶及纯甘油等。由于封固剂比较黏稠，封片时滴加的量要适当，量过少会产生气泡；量多会发生封固剂外溢，污染显微镜镜头。Clearmount^{TM} 封片剂不同于其他水溶性封固剂，不需要盖玻片，而是形成一层薄膜覆盖在标本表面，因此滴加封固剂的量尤为重要，量多所形成的薄膜较厚，膜干后易出现细小裂痕。

9. 由于双重标记步骤较多、孵育时间较长，以及显色过程中多次洗涤等原因，所以载玻片必须要经防脱片处理，以保证双染全过程的顺利进行，否则很容易产生标本的脱落或飘浮。

10. 标本的固定方式及固定时间、组织切片的厚度、抗原修复方式的选择、Ⅰ抗稀释度以及孵育时间等方面的因素均会对实验结果产生一定的影响，在实验结果分析时应充分考虑上述因素的影响。另外，实验对照的设立，阳性对照、试剂对照、阴性对照，也会对实验结果的正确解读有所帮助。

11. 其他注意事项　①双重标记过程中标本切片不能干涸，否则会产生较强的非特异性反应。②每步滴加试剂之前应尽量去除多余的缓冲液，或用滤纸将标本周围的液体吸干，或沥干缓冲液，避免过多的缓冲液稀释试剂，尤其是抗体试剂，有可能造成染色强度减弱或假阴性结果。③双重标记过程中洗涤不充分，容易出现非特

异性染色。④确保所使用的双染试剂的质量，尤其是超过有效期的试剂或试剂盒，其活性均有一定的降低。再有，不同试剂公司产生的检测试剂盒内的试剂最好不要混合使用，因为试剂不匹配可能会在染色中出现异常情况而影响实验结果。

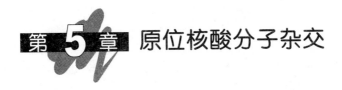

第 5 章 原位核酸分子杂交

第1节 原位核酸分子杂交的基础知识

一、核酸的化学组成

核酸包括脱氧核糖核酸（DNA）和核糖核酸（RNA）两种。核苷酸是核酸的基本单位，由戊糖、含氮有机碱（简称碱基）和磷酸组成（表5-1）。

表5-1 DNA和RNA各自的化学成分组成

	戊糖	碱基	磷酸
DNA	脱氧核糖	腺嘌呤（A）、鸟嘌呤（G）、胞嘧啶（C）、胸腺嘧啶（T）	磷酸
RNA	核糖	腺嘌呤（A）、鸟嘌呤（G）、胞嘧啶（C）、尿嘧啶（U）	磷酸

戊糖和碱基以共价键连接形成核苷，若连接的戊糖为脱氧核糖则生成脱氧核糖核苷，若戊糖为核糖则生成核糖核苷。依据核苷中碱基的不同，脱氧核糖核苷分为4种：脱氧腺苷、脱氧鸟苷、脱氧胞苷、脱氧胸苷；核糖核苷分为4种：腺苷、鸟苷、胞苷、尿苷。

核苷与磷酸以酯键相连形成核苷酸，分为脱氧核糖核苷酸和核糖核苷酸。核苷酸的酯键最常见于脱氧核糖或核糖的 $5'$ 和 $3'$ 位上。一个核苷与磷酸相连构成单核苷酸，磷酸多连接在戊糖的 $5'$ 位上，添加的磷酸数量可为 1~3 个。许多的脱氧单核苷酸或单核苷酸借 $3'$，$5'$-磷酸二酯键相连，形成脱氧多核苷酸（DNA）或多核苷酸（RNA）。多核苷酸分子的两端不对称，一端为 $5'$ 位的磷酸基，简称为 $5'$ 端，另一端为 $3'$ 位的羟基，简称为 $3'$ 端。

二、DNA 和 RNA

（一）DNA

DNA 的一级结构指 DNA 分子中核苷酸的排列顺序，在各种脱氧核苷酸中只有碱基不同，因此核苷酸的顺序可以用碱基的顺序来代表，碱基顺序略有改变，可引起遗传信息的很大改变。目前，常通过测定 DNA 的碱基顺序来间接推断蛋白质的氨基酸序列。

DNA 的二级结构指 DNA 的双螺旋结构。磷酸和脱氧核糖间隔相连，位于螺旋的外侧，构成 DNA 螺旋的主链，碱基位于螺旋的内侧，碱基必须遵循 A 与 T、G 与 C 的配对原则。DNA 双螺旋结构可随温度、金属离子的种类和强度等因素的变化而改变。

DNA 的三级结构是在 DNA 分子双螺旋结构的基础上进一步旋转而形成的超螺旋结构。

（二）RNA

RNA 分子中的核苷酸少至 75 个，多则几千个，也是由核苷酸依 3′，5′-磷酸二酯键形成的多核苷酸链。RNA 总是以单链的形式存在，也有 5′端和 3′端。RNA 单链的局部折叠使得某一片段的 A 和 G 分别与另一片段的 U 和 C 配对，常形成发夹结构，这种单链局部小双螺旋结构即为 RNA 的二级结构。

RNA 主要有 3 类：信使 RNA（messenger RNA，mRNA）、转移 RNA（transfer RNA，tRNA）和核糖体 RNA（ribosome RNA，rRNA）。

三、DNA 变性与复性

（一）DNA 变性

DNA 变性是指双螺旋之间的氢键断裂，双螺旋解开，形成单链无规则的线团而导致其性质改变的过程。双螺旋间的氢键是一种次级键，其键能较低，易受到外界因素的影响而破坏，如加热温度接近 100℃、改变 DNA 溶液 pH（>10 或<3）、某些有机溶剂（如乙醇、尿素、甲酰胺、丙酰胺等）等理化因素均可使 DNA 分子发生变性。DNA 变性只涉及其二级结构的改变，不伴随一级结构中共价键的断裂。

根据 DNA 变性程度与温度的关系可绘制融解曲线。当变性的 DNA 量达到 DNA 总量的二分之一时的温度被称为融解温度（Tm），也就是指有一半的 DNA 双链被解离为单链时的温度。Tm 值不是一个固定的数值，不同的 DNA 双链分子，其 Tm 值不同。Tm 值的变化与一些因素有关：

1. DNA 溶液的性质　Tm 值的变化不仅与 DNA 本身性质有关，还受其溶液条件（离子种类和强度）的影响。一般情况下，溶液离子强度升高，Tm 值也随之增大，融解温度范围较窄；反之，则 Tm 值较低。若将溶液的离子强度固定在某一数值，无需加热就可使溶于其中的 DNA 出现不可逆的变性。

2. DNA 分子中的 G - C 含量　一定条件下的 DNA Tm 值是由 DNA 双螺旋结构中 G - C 含量的多少决定的。与 A - T 碱基配对比较，含 G - C 碱基配对较多的 DNA 分子，其双螺旋结构更稳定，其 Tm 值也较高，因为 A - T 之间有两个氢键连接，而 G - C 间则存在 3 个氢键。Tm 值与 G - C 碱基对含量的关系可通过经验公式表示，% (G+C) = (Tm-63.0) ×2.44，实验表明二者呈直线关系。

3. DNA 分子的均一性　指 DNA 分子中碱基组成是否均一，若碱基组成均一，如病毒 DNA 分子，则解链过程近乎是同步进行，即融程较短，融解曲线很陡，Tm 值范围较窄。相反，碱基组成不均一，如动物细胞 DNA 分子，则解离过程就会发生在较宽的温度范围，融解曲线坡度较缓。

（二）DNA 复性

变性的 DNA 只要消除其变性的条件，两条互补单链还可以重新结合，恢复原来的双螺旋结构，这就是 DNA 复性。DNA 热变性后，将加热温度缓慢冷却并维持在比 Tm 低 25～30℃，变性后的单链 DNA 即可恢复为双螺旋结构，这一过程又称为退火（复性）。复性后的 DNA，其理化性质均得到恢复。与 DNA 变性相比，复性的过程比较缓慢。注意：倘若将热变性的 DNA 快速冷却，则变性的 DNA 就不能复性，而成为单链的 DNA。

两条 DNA 单链之间能否复性，并不取决于这两条单链是否具有同源性，而是取决于其内的碱基顺序是否互补。若两条非同源性的 DNA 单链具有互补的碱基顺序,同样可以进行复性,形成杂种的 DNA 双链分子,这个过程就是分子杂交(简称杂交)。发生在两条 DNA 单链之间的杂交为 DNA-DNA 杂交。同理,还有 DNA-RNA 杂交、RNA-RNA 杂交。

影响 DNA 复性速度的因素:

1. 与 DNA 的复杂度有关 复杂度是指 DNA 分子中不重复碱基对的总量,单位为碱基对(bp)。DNA 复杂度与其分子中碱基重复顺序出现的频度有关,二者呈反比。分子中重复碱基对顺序越多,复杂度越小,复性速度越快,如病毒 DNA。相反,则复性越慢。

2. 与 DNA 片段的大小和数量有关 DNA 片段愈大,其扩散速度就越低,DNA 线状单链间互相碰撞互补的机会就越少,复性速度就越慢,因为复性中 DNA 各片段间的碰撞是随机进行的,只有两条互补的片段相遇时,才能发生完全的复性作用。复性速度与 DNA 片段数量(浓度)有关,在复性溶液中,DNA 片段浓度越大,碰撞几率就越多,复性的速度就越快。

3. 与复性温度、DNA 溶液中离子强度有关 一般复性的适宜温度为低于 Tm 20~30℃。温度过高,接近于变性温度,则复性难以进行;温度过低,不利于双链间随机形成的错配氢键的断裂,容易造成两条非互补单链间的非特异性结合。复性速度还与溶液中盐浓度(离子强度)有关,位于较高的离子强度状态,可以中和 DNA 双链间磷酸基团的静电斥力从而加快复性的速度。

第2节 原位分子杂交的基本原理

一、基本原理

原位核酸分子杂交(in situ nucleic acid molecular hybridization)是用带有标记物的已知碱基序列的核酸探针与标本中待检测的靶核酸按照碱基配对原则进行的特异性结合而形成的杂交体,选用与标记物相应的检测系统,通过组织化学或免疫组织化学手段在靶核酸原位上形成光镜下观察的有色物质。

原位核酸杂交，简称为原位杂交（in situ hybridization）。此技术视为生命科学研究领域的一项革命性技术，使得人们的研究水平从器官、组织和细胞深入到分子和基因水平，为研究单个细胞内DNA和编码各种蛋白质以及多肽的相应mRNA定位提供了有效手段，为研究细胞内基因表达及有关基因调控提供了有效工具，同时也为其他学科的研究带来了突破性的进展。

二、探针类型与制备

生物学意义上的探针（probe）是指与特定的靶分子发生特异性相互作用，并可被特殊的方法探知的分子。抗体与抗原、生物素与抗生物素等的相互作用均可看做是探针与靶分子的相互作用。核酸探针是指已被标记了的已知序列的核苷酸片段。它能与其互补的核苷酸片段杂交形成双链而用于样品中特定基因序列的检测。因此，核酸探针是原位杂交技术的关键。

核酸探针是原位杂交技术的关键之一。用于原位杂交的DNA或RNA探针有双链DNA探针、单链cDNA探针、单链cRNA探针和寡核苷酸探针（表5-2）。

1. 双链DNA探针　目前，双链DNA探针（double stranded DNA probes）是应用最多的探针类型，主要用于DNA的检测，也可用于mRNA序列的检测。在实验中注意双链DNA探针是需要进行变性处理的。

制备双链DNA探针最常用的方法是：应用生物工程技术获取特定的DNA片段，通过限制性内切酶进行酶切，利用DNA连接酶将该片段整合到质粒或噬菌体载体中，再引入细菌体内使重组质粒或噬菌体增殖，用限制性内切酶切下DNA序列，经纯化过程获得大量高纯度的DNA探针。此方法简便易行且可获得大量的所需探针。

2. 单链cDNA探针　单链cDNA探针（single stranded cDNA probes）由于不存在互补链的问题，可以消除因探针的两条链间退火而形成的无效杂交体，从而提高了杂交反应的敏感性。

单链cDNA探针制备有两种方法：①将DNA片段克隆于M13噬菌体或质粒载体中，以此为模板用Taq酶合成互补单链DNA探针；②以 RNA 为模板，经反转录酶合成单链 cDNA 探针。近年来，采用聚合酶链式反应（PCR）扩增技术来制备大量高纯度的双链或单链 DNA 探针。

表 5-2　各类探针的优缺点

	优　点	缺　点
双链 DNA 探针	无需再次克隆	探针需要变性
	能选用各种标记方法	杂交反应中的自身复性
	杂交时温度范围较宽	杂交体不如 RNA 探针稳定
	要用凝胶电泳来移除载体序列	
单链 DNA 探针	探针不含载体序列	需要再克隆到 M13 载体中
	不需变性过程	杂交体不如 RNA 探针稳定
	在杂交时无自身复性	技术较困难
寡核苷酸探针	不需要克隆	标记方法受限制
	无自身杂交	携带标记分子少
	组织穿透性好	探针设计可能会有错误
	可依据氨基酸序列制备探针	需要 DNA 自动合成仪
	能避免有关序列间的同源性	杂交体不如 RNA 探针稳定
	稳定性好	只能制备短序列探针
RNA 探针	RNA-RNA 杂交最为稳定	选用再克隆到含启动子的载体中
	探针无需变性	要谨防 RNA 酶的污染
	杂交反应中无自身复性	杂交适宜温度的范围较窄
	探针不含载体序列	
	DNA 模板易移除	
	杂交后的 RNA 酶处理可移除非结合探针	

3. 单链 cRNA 探针　单链 cRNA 探针（single stranded cRNA probes）正越来越多应用于 RNA 原位杂交检测 mRNA，主要由于：①RNA-RNA 杂交所形成的杂交体的热稳定性比 DNA-RNA 杂交体要好，可以提高杂交和杂交后水洗的温度，从而预防或消除较弱的或非特异性结合的探针；②单链 cRNA 探针大小比

较稳定，也增加了杂交的敏感性；③单链 cRNA 探针不含载体的序列，减少了非特异性杂交反应；④ 由于 cRNA－RNA 之间形成的杂交体不受 RNA 酶的影响，因此杂交后应用 RNA 酶处理，以去除未结合的 RNA 探针从而降低非特异性背景颜色。

单链 cRNA 探针是以 cDNA 为模板，通过体外转录的方法而获取，即将目的基因的 cDNA 片段整合到 RNA 聚合酶启动子序列的质粒（载体）中，导入细菌后进行重组质粒扩增，提取重组质粒，在体外合成单链 RNA 探针。目前，制备 RNA 探针多采用体外转录和标记一步完成法。

4. 寡核苷酸探针　近年来，人工合成的寡聚核苷酸片段作为核酸杂交探针应用十分广泛。寡核苷酸探针的长度多为 30～50bp，由于探针的片段小，杂交反应中易于进入细胞，可缩短杂交反应的时间，一般为 2～4 小时，另外，由于其分子量小，与等量的双链 DNA 探针相比，其探针浓度也相对要高。因此，此探针多用于有高拷贝的 mRNA 的检测以及临床上病原微生物基因组的检测。

寡核苷酸探针多采用 DNA 自动合成仪来合成，经 PCR 扩增而获得所需的探针量，尽管实验者可根据实验的需要随心所欲地合成相应的序列，但探针序列的设计非常重要，因为它决定着被合成探针的特异性和敏感性，若探针长度小于 30dp，虽然更加有利于穿透细胞，但对杂交反应而言，探针越短，敏感性越低。

三、探针标记物与探针标记方法

（一）探针标记物

核酸分子探针可根据核酸的性质不同分为 DNA 探针、RNA 探针和寡核苷酸探针，还可依据是否具有放射性而分为放射性探针和非放射性探针。

放射性探针是由放射性核素标记的探针，如 ^{3}H、^{35}S、^{32}P、^{14}C、^{125}I 等，它们各有优缺点，一般认为 ^{35}S 标记探针为最佳选择。放射性核素标记探针应用得比较早，其敏感性高，但存在着半衰期及放射性污染的危险性，同时实验成本高和实验消耗时间长（需数天），一般不适于普通实验室和日常检验工作。

由于放射性探针使用受限，促进了非放射性探针标记技术的发展。非放射性探针的标记物有：荧光素（fluorescein）、生物素和地高辛（digoxigenin，Dig）等，尽管此类标记物的敏感性不如放射性标记探针，但因其性能稳定，实验操作简便且成本低，标记探针可较长时间地保存和使用，对实验操作空间无特殊要求等，越来越得到广泛的应用。

1. 生物素　生物素又称维生素 H，是最常用的探针标记物之一，是一种水溶性维生素，可通过烯丙键与嘧啶环的 C5 位共价结合，将生物素结合进核酸分子中而制备成各种类型的生物素标记核酸探针。杂交反应后，利用生物素与抗生物素具有高亲和性，将生物素化的核酸探针与偶联标记酶（HRP、ALP）的抗生物素结合，通过酶显色反应来检测杂交体的定位。

用生物素作为标记物最大的问题就是某些组织内有内源性生物素的存在，尤其是肝、肾等脏器，杂交时会产生较强的背景着色，影响杂交信号的观察。至今在技术上还不能彻底地消除这种干扰，因而在很大程度上限制了生物素作为标记物的应用。

2. 地高辛　地高辛是一种类固醇半抗原分子，由于在人类和多种动物的组织中不存在类似的物质，可以说地高辛是最佳的非放射性探针的标记物。用地高辛作标记物的探针，其敏感性与放射性核素标记的探针相似，细胞定位准确，杂交背景好。

地高辛可通过一个 ^{11}C 的连接臂与尿嘧啶核苷酸嘧啶环上的第 5 位 C 相连接，形成地高辛标记的尿嘧啶核苷酸，如 Dig‑UTP、Dig‑dUTP、Dig‑ddUTP，可分别适用于标记 RNA 探针、DNA 探针和寡核苷酸探针。地高辛标记的核苷酸主要通过酶（ALP）反应标记核酸探针。

（二）探针标记方法

核酸探针的标记方法有很多，总体上可分为两类：引入法和化学修饰法。

1. 引入法　引入法就是先将标记物与核苷酸结合，再通过 DNA 聚合酶、RNA 聚合酶以及末端转移酶等将标记的核苷酸整合到 DNA 或 RNA 探针序列内的过程。简单地说，就是运用标记好的核苷酸来合成探针。由于整合的方法不同，引入法分为缺口平移法、随机引物法、末端标记法、PCR 扩增法、RNA 体外合成法等。

2. 化学修饰法　化学修饰法是利用化学的方法将标记物参入已合成的探针内或改变探针的某些原有的结果，使之产生特定的化学基团。化学修饰法有光敏生物素标记法、磺化标记法和乙酰氨基芴标记法。

第3节　原位核酸分子杂交技术的基本步骤与原理

尽管原位杂交有很多种方法，但其基本实验程序是相近的，包括：杂交前准备、杂交预处理、杂交反应、杂交后处理、杂交体的检测。

一、杂交前准备

（一）标本取材与固定

由于原位杂交检测的对象是标本内 DNA 或 RNA，因此对于实验标本的取材与固定都有其特定的要求。及时的标本取材和良好的固定作用是进行原位杂交的前提，不仅可以较好地保存标本的形态结构，还能减少靶核酸的降解。

1. 取材　各种核酸的稳定性是不同的，也就是各种核酸的降解速度是不同的。相对而言，DNA 比较稳定，RNA 更易被酶降解，因此，实验标本的取材最好在动物麻醉或处死的 30 分钟之内完成，以减少组织细胞中核酸，尤其是 RNA 的降解。另外为了避免外源性的 RNA 酶引起靶组织中 RNA 的丧失，取材时应佩戴实验手套，使用的器械、容器等都要进行高压消毒，或用 DEPC（二乙基焦碳酸盐）处理水清洗，也就是避免富含 RNA 酶丰富的手指接触标本、器械、容器及溶液等。

标本取材的其他要求详见常规标本的取材注意事项。

2. 固定　原位杂交对标本固定的最大要求就是最大限度地保存细胞内的 DNA 或 RNA，避免核酸的降解，增加标本的通透性。由于 RNA 更容易降解，因此对标本的取材与固定要求更加严格。

固定剂分为有沉淀固定剂和交联固定剂两类。标本经沉淀固定剂固定，组织通透性较好，利于探针的穿入，但同时可能引起

RNA 的丧失。交联固定剂可以很好地保存标本内的核酸（RNA），但由于能使标本内的蛋白质产生交联反应，因此组织的通透性较低，对探针进入细胞内产生阻碍。尽管不同的组织标本最适宜的固定剂不同，但通过人们多年的实验摸索与实践认为，4% 多聚甲醛对于多数的组织标本而言，均能获得较好的原位杂交信号。

标本固定常采用灌注固定法或组织块固定法。灌注固定时，要注意灌注的固定剂用量大约是动物体质量的 2 倍，灌注后 30 分钟之内取材，取材后的标本再行同种固定剂固定。组织块固定法，要求标本材料小于 1cm×1cm×0.5cm，标本与固定剂的体积比应不低于 1：（15～20）。

固定时间太短，标本固定不良，其内部靶核酸易于降解；固定时间较长，会减低靶核酸对探针的可及性，致使杂交信号减弱。因此，适宜的标本固定时间取决于固定剂种类及其穿透性。另外，在分析实验结果时应考虑标本取材和固定这两个时段对核酸保存所带来的影响，因为组织中 RNA 的降解是很快的。

（二）石蜡切片的制备

1. 玻片的防脱片处理　玻片包括载玻片和盖玻片。用于原位杂交的载玻片在经过常规清洁处理后要进行防脱片处理。常用的防脱片试剂：APES（2%）和多聚赖氨酸（1mg/ml），与免疫组织化学使用的防脱片处理一样。适用于 RNA 杂交的防脱载玻片需经 160～180℃、3～4 小时烘烤，室温保存备用，或真空下 2% 二甲基氯硅烷氯仿溶液蒸气硅化处理。

2. 石蜡切片　与免疫组织化学石蜡切片一样，根据标本种类以及所观察对象的不同而确定石蜡切片的厚度，一般切片在 4～7μm。用于 RNA 杂交的石蜡切片，除了载玻片防脱片处理需 160～180℃烘烤 3～4 小时外，切片制作时应佩戴洁净实验口罩和手套，所使用的切片刀及刀架等需用 0.5%DEPC 水清洗。另外，切片的展片与裱片也应在 DEPC 水中进行，60℃烤箱内烤片 3～4 小时后移至 37℃温箱过夜。石蜡切片室温保存。

3. 实验器皿处理和溶液配制原则　在 RNA－RNA 杂交和 DNA－RNA 杂交中，为了避免外源性 RNA 酶对标本和探针中靶核酸的降解，所使用的一切实验器皿（160～180℃干烤 3～4 小时）

和溶液（DEPC 水配制且高压消毒）均需提前进行 RNA 酶灭活的处理，实验操作中，应佩戴口罩（防止飞沫）和手套（防止手指直接触摸），且口罩和手套也不要反复使用。对于 DNA 杂交反应，只需常规清洁和消毒处理，杂交使用的溶液需用灭菌的蒸馏水配制。

二、杂交预处理

杂交前处理的目的在于提高组织细胞的通透性，增加靶核苷酸的反应性，防止 RNA 或 DNA 探针与细胞、组织或载玻片之间的非特异性结合，增强杂交信号强度和减低背景着色。

（一）切片脱蜡及水合

石蜡切片的脱蜡及水化过程与普通石蜡切片的脱蜡、水化过程相同，要求在二甲苯中脱蜡一定要彻底，否则会影响探针对组织细胞的穿透。另外，涉及 RNA 杂交的石蜡切片，需用 DEPC 水替代蒸馏水对乙醇进行梯度稀释，切片脱蜡经水合后入 DEPC 水浸泡。

（二）增强标本的通透性和核酸探针的穿透性

这是杂交预处理过程中重要的一个步骤，目的就是增加组织细胞的通透性，解除和消化因固定剂而导致的与靶序列结合的蛋白质，进而暴露靶核苷酸，以利于探针的穿透性，提高杂交信号强度。常采用的方法：蛋白酶消化、去污剂处理、酸酐处理和稀酸洗涤。

1. 蛋白酶消化　其目的在于解除与靶核苷酸交联的蛋白质，暴露靶核苷酸。可用蛋白酶有：蛋白酶 K、胃蛋白酶、胰蛋白酶、胶原蛋白酶、淀粉酶等，其中蛋白酶 K、胃蛋白酶为常用。

蛋白酶 K 适用于消化与病毒 DNA 结合的蛋白，其消化的浓度和孵育时间应视标本种类、所用固定剂种类、切片厚度等而确定。一般酶的浓度为 $1\mu g/ml$（0.1mol/L Tris-HCl pH8.0 缓冲液和 50mmol/L EDTA，pH8.0 配制），37℃孵育，20～30 分钟。甘氨酸是蛋白酶 K 的抑制剂，在 0.1mol/L 的甘氨酸 PBS 溶液中清洗数次，约 20 分钟，以中止蛋白酶 K 的消化作用。

胃蛋白酶更适用于内源性基因组 DNA 和某些 mRNA。Burns 等人（1987 年）报道 20～100$\mu g/ml$ 的胃蛋白酶浓度，37℃，消化

30 分钟，再用 4％多聚甲醛固定切片 30 分钟，既可中止酶的消化作用，又保持了标本的形态结构。

原位杂交中酶消化的基本原则，即蛋白酶适宜浓度和酶消化处理程度的标准，应以被遮蔽的靶核苷酸完全暴露为宜，同时又能较好地保存标本的形态结构，标本不会因酶消化而脱落。因此，酶消化程度要根据具体的实验条件通过预实验才能确定。

2. 去污剂处理　目的是增加组织的通透性，有利于杂交探针的可及性。Triton X-100 是常用的去污剂，其工作浓度范围在 0.01％～0.3％。一般脱蜡、水合的切片经 PBS 浸洗后，入 0.2％ Triton X-100 的 PBS 内 15 分钟。注意：长时间的去污剂处理不仅会引起靶核苷酸的丢失，还会影响标本的形态结构。因此，也有学者不主张对标本进行去污剂处理。

3. 酸酐处理和稀酸洗涤　目的是防止探针与标本内的碱性蛋白发生静电效应，减少杂交反应的背景着色。杂交前切片经 0.25％乙酸酐浸泡 10 分钟，组织蛋白中的碱性基团可通过乙酰化而被阻断，也可用 0.2mol/L HCl 的稀酸处理切片 10 分钟，使碱性蛋白变性，经蛋白酶消化处理则很容易被消除。

（三）预杂交

所谓预杂交是指在杂交之前使用不含核酸探针的杂交液在杂交温度下预先孵育切片，以达到封闭或阻断与核酸探针产生非特异性杂交点、降低背景着色的目的。此步骤是降低背景着色的一种有效手段。

三、杂交反应

杂交反应是指已标记的核酸探针与检测标本上的靶序列通过碱基互补配对原则结合而形成杂交体的过程。

（一）双 DNA 探针和靶 DNA 的变性

杂交反应进行时，要求核酸探针和待测靶序列均必须为单链。若双链 DNA 探针检测 DNA，则杂交前两者应先行解链（变性）步骤，然后再进行杂交反应。若是单链探针检测靶 RNA，一般无需变性，但有时单链探针较长，可能会在探针的局部形成双链，因此同样需热变性使局部的双链解链。若是双链 DNA 探针检测靶

RNA，可将高浓度的探针热变性 5～15 分钟，立即置于冰水浴中 5 分钟，按杂交液探针浓度的要求加入变性探针，再进行杂交反应，或者将探针加入到杂交液内再变性。

双链 DNA 变性解链的方式主要为热变性，其条件为 90～95℃，5～10 分钟。变性与杂交反应可以是分步进行，即分别对 DNA 探针和标本 DNA 进行热变性处理，然后再进行杂交反应；也可以是同步进行，即将含有 DNA 探针的杂交液滴加在标本（DNA）上同时进行热变性与杂交反应，变成单链的 DNA 探针与靶 DNA 之间的杂交反应会随着变性的完成而随即进行。注意探针一旦变性后，应立即进行杂交反应，否则解链的探针又会进行复性。

由于热变性温度很高，而滴加的杂交液量（每片 5～20μl）很少，极容易造成杂交液挥发，因此除了加盖玻片防止孵育中杂交液的蒸发，还可在盖玻片表面用蜡膜（paraffin film）包裹或在盖玻片周围用橡皮泥封固。

（二）杂交液成分

杂交液成分包括标记探针、基本成分和非基本成分 3 部分。

1. 标记探针　探针为已知标记的探针，用于检测标本内靶序列存在与否。双链探针在杂交前需变性解链然后杂交，单链探针原则上不需解链即可杂交。

2. 基本成分　基本成分所含有的各种化学物质为杂交反应提供了一个稳定的微环境，是杂交反应所必需的部分，包括：单价阳离子（Na^+）、甲酰胺、硫酸葡聚糖、缓冲液等。高浓度的 Na^+，既可增加杂交反应率，又可减低标记探针与标本间的静电反应。甲酰胺有降低解链温度（Tm）的作用，主要是依据甲酰胺可降低氢键稳定性的原理，同时也避免因杂交高温对标本结构的破坏，每 1% 的甲酰胺可分别使 RNA-RNA、RNA-DNA、DNA-DNA 的杂交温度下降 0.35℃、0.5℃、0.65℃。Na^+ 和甲酰胺的浓度决定了杂交反应的严格度。由于硫酸葡聚糖的黏性较高，有固着水分的效果，从而减小了杂交液的有效体积，提高了探针的相对浓度。缓冲液为杂交反应提供必要的 pH 环境，缓冲液常为 4 倍的 SSC（pH6.5～7.5）。

255

3. 非基本成分　杂交液中可能含有如鱼精蛋白 DNA、Ficoll（水溶性聚蔗糖）、聚乙烯吡咯酮（PVP）、牛血清白蛋白（BSA），主要作用是减少杂交背景的非特异性着色，提高杂交的信噪比。可以依据具体的实验情况选择相应的非基本成分内容。

（三）探针的浓度和杂交时间

1. 探针的浓度　探针浓度的高低将直接影响杂交反应的速度。总体上讲，随着探针浓度的增加，杂交率也增加。但是，探针浓度范围是有限的，过高的浓度会给杂交反应背景带来较高的着色效应。Cox 等人就探针浓度对杂交信号影响的测试发现：探针浓度小于 $2\mu g/ml$ 时，探针浓度与杂交信号成正比，为直线增加，超过 $2\mu g/ml$，则杂交信号不再增加，背景着色相应增高。

在原位杂交实验中，所使用的探针浓度远比标本内靶序列的浓度高，因此，理想探针浓度的原则是获取反应结果的最大信噪比值，即最大限度地显示杂交反应结果，同时最大限度地降低背景的干扰。探针在不同组织以及不同方法制备的标本上弥散和穿透的情况也不相同，因而所需要的适宜的探针浓度也有所差别。一般情况下，杂交液的探针浓度为 $0.5\sim5\mu g/ml$ 或 $0.5\sim5ng/\mu l$，但具体的探针浓度是需要通过预实验来选择与确定的。

2. 杂交时间　在杂交条件都得到满足的情况下，杂交的成败就取决于杂交时间。杂交时间短了，杂交反应不完全，致使杂交率低；杂交时间长了，对杂交反应无益，所形成的杂交体会解链，杂交信号反而会减弱，同时也会引起非特异性结合增多。杂交反应时间的长短与所用的探针类型、长度、浓度和靶序列的含量以及采用何种原位杂交方法等有关。

杂交反应时间可随探针浓度的增加而缩短，在一个相当大的浓度范围内，杂交反应可在 4～6 小时完成，或不超过 24 小时。寡核苷酸探针杂交需 2～4 小时，一般的双链或单链 cDNA 和 cRNA 探针杂交往往需要 16 小时以上（过夜孵育），但不超过 24 小时，只有少数杂交反应达 40 小时。

（四）杂交温度

杂交反应的基本条件是探针与靶核苷酸都应为单链（即变性、解链）状态，对大多数双链 DNA 探针而言，其变性解链温度一般为 90～95℃。由于温度较高对保存标本形态的完整性以及标本切片的黏附性将产生不利的影响，因此，需要降低 Tm 数值。Tm 是使 50% 的核苷酸变性解链所需的温度，而杂交温度应低于杂交体的融解温度（Tm）20～30℃，所以也就降低了杂交温度。人们根据甲酰胺可以降低核酸氢键的稳定性而有解交联的作用，通过在杂交反应液中加入一定量的甲酰胺即可降低 Tm 值，也就相应地降低了其杂交温度。不同类型的杂交体，其 Tm 不同，因此，杂交反应液中加入的甲酰胺量也不同。同一类型的杂交体，Tm 与杂交体中 G-C 的百分比、杂交体的长度以及杂交液中 Na^+ 浓度呈正相关，与杂交液中的甲酰胺含量呈负相关。

影响 Tm 值的因素：核苷酸链中 G-C 的量、探针的长短、杂交液中单价阳离子（Na^+）和甲酰胺的浓度等。因此精确计算 Tm 值是比较复杂的，在实际工作中，若杂交液中的甲酰胺浓度为 50%，Na^+ 浓度为 0.75mol/L，DNA 探针的杂交温度可为 42℃ 左右，RNA 探针的杂交温度为 50～55℃，寡核苷酸探针的杂交温度可在 37℃。最佳的杂交温度的选择仍需要根据各自的具体实验条件来摸索而确定。

总之，适当选择 Na^+ 和甲酰胺的浓度以及合适的杂交反应温度，可使 DNA 复性和 DNA-RNA 杂交获得高特异性和更快的反应速度。

（五）杂交严格度

杂交严格度是指决定探针能否与不相配碱基结合而形成杂交体的条件，也就是杂交体双链间碱基配对程度，其直接影响着杂交体的稳定性。影响杂交稳定性的因素决定着杂交条件的严格性，包括甲酰胺浓度、杂交温度以及单价离子（Na^+）强度等。杂交反应时的高严格度条件，即高甲酰胺浓度、低温和高离子强度，可以降低碱基错配率，从而提高杂交反应的特异性。若杂交反应是在低浓度的甲酰胺、低杂交温度以及高阳离子（Na^+）浓度的条件下进行的，则杂交严格度就低，也就是碱基配对完全互补的杂交体数量少，而碱基配对不完全互补的杂交体的数量高，即杂交反应的特异性低。

严格度可以在杂交反应以及杂交后的洗涤过程中调节。有人认为在高严格度下的杂交反应可以保证杂交反应的特异性，也有人主张，在低严格度条件下进行的杂交反应，可保证探针与靶序列之间完成最大限度的结合，通过杂交反应后的高严格条件下进行的洗涤，使得完全互补配对的杂交体被保留下来。

四、杂交后处理

杂交后处理也就是杂交后洗涤，目的就是去除过剩的探针，去除探针与标本间的非特异性结合，包括不完全互补或非互补碱基配对的杂交体，降低背景着色，获取较高的信噪比。

1. 漂洗　杂交后的漂洗，包括不同浓度、不同温度的系列盐溶液的漂洗，尽管影响漂洗的因素有很多，如漂洗溶液的温度、所含阳离子和甲酰胺的浓度等，但最关键的因素是 Tm，由于不严格碱基配对所形成的杂交体的 Tm 要低于严格碱基配对所形成的杂交体的 Tm，因此，可通过调节漂洗温度获得理想的效果。一般的漂洗原则：低盐和高温，也就是漂洗过程是在盐溶液浓度（单价阳离子的浓度）由高到低而漂洗温度由低到高的变化中完成的，保留严格碱基配对所形成的杂交体，解离不严格碱基配对所形成的杂交体，而达到杂交反应后的漂洗目的。注意漂洗过程不能使切片干涸，因为干涸的切片无论采用何种手段漂洗都不能减少由此引起的非特异性着色的增加。另外，漂洗容器应尽量适当地大一些，漂洗溶液量应多一些，有条件的实验室可采用恒温震荡洗涤，效果会更明显。

2. RNA 酶消化处理　杂交反应后的 RNA 酶处理步骤只适用于 RNA 探针杂交反应。杂交反应后，使用 RNA 酶消化未参与杂交体形成的剩余探针，可避免因过量的 RNA 探针对标本的附着而产生的非特异性信号。

五、杂交体的检测

杂交体的检测方法因探针标记物的不同而不同，需要根据各自实验室的具体情况进行合理选择与组合。

生物素标记的核酸探针杂交反应后需用酶标记卵白素抗体或酶标记链霉抗生物素抗体连接，地高辛标记的核酸探针的连接可用酶标记抗地高辛抗体，可供检测标记酶的显色系统主要有两类：

HRP-DAB 或 HRP-AEC 显色系统，ALP-BCIP/NBT 或 ALP-New fuchsin 显色系统。可根据各自实验室的具体情况进行选择和组合。

第 4 节　对照实验和实验中的问题与对策

一、对照实验

由于原位杂交技术要比免疫组织化学染色技术复杂，其影响实验结果的因素很多，为了证明原位杂交实验过程的准确性和实验结果的特异性，在实验中设置对照实验是必不可少的程序。原位杂交对照实验与免疫组织化学染色对照实验相似，为阳性对照和阴性对照两类，包括：标本对照、探针对照、杂交体对照和检测系统对照等。

对照实验的设置要根据核酸探针和靶序列的种类以及现有的实验条件去选定。较为常用的实验对照有：

1. 选用已知含有特定靶序列的样本和已知不含有特定靶序列的样本与待检标本同步进行原位杂交实验。

2. 选用其他生物学方法进行对照实验，如提取标本 DNA 和 RNA 进行 Southern 和 Northern 杂交以及 PCR 和 RT－PCR 等。

3. 用 RNA 酶或 DNA 酶先对标本切片预处理后再进行杂交。

4. 使用不加核酸探针的杂交液进行杂交对照实验。

5. 选用标记的非特异性（载体）序列或不相关的核酸探针进行杂交。

6. 探针孵育后的检测系统对照基本与免疫组织化学染色相同。

在实际的原位杂交实验中，阳性对照和阴性对照一定要每次实验都设立，以确保实验过程的准确性。尤其是阴性对照，不仅要有探针的阴性对照，还要有检测系统的对照，以保证原位杂交的有效性和特异性。

二、实验中的问题与对策

原位杂交要比免疫组织化学显色复杂得多，从核酸探针的设计与标记、杂交方法的选择、实验过程与实验对照设置以及检测系统等各个环节都会直接与间接地影响杂交反应结果。除了实验前的设计外，试剂的选择及实验条件的摸索与积累也很重要。

1. 标本形态结构不良　可能产生的原因有：①取材的标本不新鲜，核酸有不同程度的降解，或标本内部出现或多或少的自溶。②杂交预处理中，可因蛋白酶消化不当所致，酶浓度过高、酶消化时间过长等均会不同程度地对标本结构产生破坏。③标本切片的脱落，由于杂交反应所需的温度较高和孵育时间较长，很容易造成标本的脱落与飘浮。因此，载玻片一定要经防脱片处理，同时实验中每步的洗涤既要充分又要动作缓和。

2. 杂交信号弱或无信号　杂交信号弱可能与探针链太长不易深入细胞、探针的标记不好、靶序列暴露程度不佳、探针和（或）靶序列的变性条件欠佳等有关。而无杂交信号的可能性有两种，标本内无靶序列的存在和标本内存在靶序列而因实验因素导致阴性结果，后者可能与实验中的各个环节的失误有关，需要一一寻找，如探针设计、探针浓度以及免疫组化检测、阳性对照等。

3. 实验重复性差　产生原位杂交信号可变性的因素有很多，其中实验技术过程的问题和假阳性信号呈现的问题比较多，通过阳性对照和阴性对照可以检查实验技术过程的准确性，排除非阳性杂交信号的因素。每次实验中设置相应的对照实验对实验结果的准确判断与解释是极为重要的。

4. 标本切片脱落　载玻片防脱片处理最好使用多聚赖氨酸黏附剂，增强防脱片的效应。另外，切片烤片质量要高，不要呈现石蜡切片发白的现象。

5. 非特异性染色显著　非特异性染色的出处可能会来自探针特异性、组织细胞内的内源性酶以及组织或细胞内的某些成分与检测系统的抗体非特异性结合等。

组织细胞内的内源性酶是非特异性染色产生的一个重要因素。目前，常用的酶为 HRP 和 ALP，这两种酶均广泛存在于组织或细胞中，实验过程中应具有消除内源性酶（HRP 和 ALP）的相应程序，如内源性 HRP 可用 3％H_2O_2 处理 5～10 分钟；10％冰醋酸处理 10 分钟或在底物显色液中加入一定量的左旋咪唑可以防止内源性 ALP 的影响。

另外，对于内源性生物素丰富的组织进行原位杂交时，用含抗生物素-生物素系统去检测时，也会因内源性生物素的存在而产生非特异性着色，尽管在杂交前进行了内源性生物素的封闭，还是可以因杂交反应中较高的温度以及一定的严格度条件，导致已被封闭的内源性生物素重新暴露。将标本浸于含 2% BSA 的缓冲液（1mol/L Tris-HCl，pH7.5，0.1mol/L NaCl，2mmol/L $MgCl$，0.05% Triton X-100）5 分钟，有助于抑制标记卵白素与组织或细胞间的非特异性结合。

第6章 形态学技术实验指导

实验1 标本取材与固定

【实验用具】解剖盘，大、小解剖剪和解剖镊子，单面刀片，卡片纸，铅笔，卷纸，100ml固定瓶，100ml量筒。

【实验试剂】甲醛溶液（福尔马林）。

【实验动物】小鼠。

【实验内容】

1. 配制10％福尔马林固定剂。

2. 小鼠断髓操作。

3. 肝、肾、小肠标本的取材。

4. 清洁实验器械，处理实验污物。

【实验操作】

1. 配制10％福尔马林固定剂　100ml量筒量取10ml甲醛溶液，加蒸馏水到100ml，混合均匀即可。

2. 小鼠断髓操作

（1）左手拇指和示指抓住小鼠尾巴根部。

（2）右手的拇指和示指经小鼠的背后紧紧按住其耳后部不动。

（3）左手向后平拉鼠尾，直至手上有一种拉断的感觉即可。

3. 小肠、肝、肾标本的取材

（1）小鼠腹部表皮用自来水浸湿，仰卧于解剖盘上。

（2）大解剖镊子和大解剖剪将小鼠腹部毛皮和肌肉依次打开，尽量将取材视野扩展开一些。

（3）小肠标本取材：将肝向上翻起，暴露胃和小肠，小解剖镊子夹住胃与小肠连接部，小解剖剪从胃与小肠连接部剪断，向上轻轻提起小肠断端并拉出肠管，截取一段小肠肠管放置于卡片纸上，梳理肠管，直接放入 10％福尔马林内固定。

（4）肝标本取材：小解剖镊子夹住肝边缘并向外轻轻拉出，用小解剖剪尽量一次剪下肝组织，放在卡片纸上。用单面刀片切去镊子夹过的组织，然后将标本切成长方体，注意标本要带有被膜，用镊子托起标本投入到固定剂内。

（5）肾标本取材：小解剖镊子将肠管拉向一侧，暴露出腹后部的肾。小镊子夹住肾门处的结缔组织并轻轻向上提起，小解剖剪从肾下面剪断结缔组织，将肾放在卡片纸上，用单面刀片将其两端的组织切去，保留肾中间部分，注意小鼠肾只有一个肾乳头，因此标本应保留得多一些，同时还应注意肾被膜的保存，用镊子轻轻托起标本投入到固定剂中进行固定。

4. 取材后，清洗解剖器械，处理实验污物。

实验 2　标本的处理：脱水、透明、浸蜡、包埋

【实验用具】温箱，浸蜡烧杯，大、小解剖镊子，酒精灯，包埋平皿，纯甘油，火柴，冷水盆，卷纸。

【实验试剂】乙醇（70％、80％、90％、95％、100％）、二甲苯、石蜡液（58～60℃）。

【实验材料】10％福尔马林固定的标本。

【实验内容】

1. 标本固定后的再修整。

2. 脱水过程。

3. 透明。

4. 浸蜡与包埋。

5. 实验后清洗实验用具，处理实验污物。

【实验操作】

1. 标本固定后的再修整　标本固定一段时间后，需要进行固定后的修整，将标本修整为大小适宜的长方体、正方体或梯形体，同时也要做出标本包埋的切面，切忌将标本切面修整成三角形或圆形。此步骤十分重要不可省略。

2. 脱水过程　将固定瓶中的固定液倾出，倒入少量的 70％乙

醇，涮洗标本后将乙醇倒掉，重新加入 70％乙醇，标本与乙醇的体积比 1：（15～30）。常规大小的标本（1cm×1cm×0.3cm）70％乙醇脱水 3 小时～数天。80％乙醇、90％乙醇、95％乙醇的脱水方法与 70％乙醇相同，各级乙醇的脱水时间为 3 小时～数天。

标本在 100％乙醇的脱水时间为 1.5～3 小时，期间更换一次新的 100％乙醇。

3. 透明　将固定瓶中的 100％乙醇倒出后，加入少量的二甲苯，涮洗标本后倒掉，重新倒入二甲苯，注意标本与二甲苯的比例量为 1：（15～30）。标本透明时间为 1.5～2 小时，中间更换一次新的二甲苯。

注意：仔细观察标本在脱水状态和透明状态的差异。

4. 浸蜡与包埋

（1）浸蜡：将蜡箱（60～62℃）内已过滤的石蜡液（58～60℃）倒入干净的浸蜡容器（如 50ml 的烧杯）中备用。用镊子轻轻夹出透明好的标本块，放在滤纸上吸去组织表面多余的二甲苯后，投入浸蜡容器内进行浸蜡。浸蜡时间 1.5～2 小时，中间应更换一次新蜡液。

注意：一个浸蜡容器内不可放置较多的标本，否则会影响石蜡与二甲苯的置换。

（2）包埋：首先用微量（1/2 米粒大小）的纯净甘油涂抹包埋器的内表面，同时将冷却水盆准备好，点燃酒精灯，然后向包埋器内倒满干净的石蜡液。将小解剖镊子在酒精灯外层火焰上稍作加热后，把浸蜡标本一一夹到包埋器内并摆放好，注意标本切面向下（标本切面与包埋器的底部接触），且标本之间留有一定的行间距。将包埋器托在手中，轻轻吹凝表面的石蜡，然后缓慢地放入冷水盆内冷却。

注意：包埋的整个过程要求操作者的动作要迅速、准确，同时解剖镊子要经常在酒精灯火焰上加热，防止石蜡凝固在镊子尖表面。冷却时，应避免包埋器入水过快而造成石蜡"出塔"的现象。

5. 实验后整理实验用具，处理实验污物。

实验3 石蜡切片

【实验用具】轮转式切片机、切片刀、鐾刀皮、酒精灯、解剖刀、解剖弯钩小镊子、解剖针、毛笔、白纸、木托、扁铲、火柴、载玻片、玻璃平皿（6cm）、蛋白甘油、切片木盘、烤箱。

【实验材料】肝、肾和小肠石蜡块。

【实验内容】

1. 修切蜡块。

2. 黏块。

3. 石蜡切片操作。

4. 展片操作（手工展片）。

5. 烤片。

6. 整理实验用具，处理实验污物，清洁实验室。

【实验操作】

1. 修切蜡块

（1）用单面刀片轻轻地在包埋蜡块的切面侧划分切割线并用手掰开，多次重复此过程，直至每个标本单独为一个石蜡块为止。

注意：切忌用单面刀直接切割蜡块。

（2）将标本切面向上（也就是朝向操作者），用单面刀片将标本周围多余的石蜡一刀一刀地切去，一般在标本四周留有 2~3mm 的石蜡，同时标本四边的石蜡要修成两两平行，从侧面看，标本蜡块应为梯形，上部窄、下部宽。

注意：蜡块切面形状要与标本切面形状相匹配。

2. 黏块 左手环指和中指夹住木托，固定在实验桌上，左手的拇指和示指拿住蜡块，右手将扁铲在酒精灯火焰上加热，受热后的扁铲快速地在蜡块底部和木托之间一抹，热的扁铲使石蜡熔化而黏附在木托上。再加热扁铲，把蜡块与木托周围的缝隙抹掉，使蜡块牢固地与木托黏附在一起，冷却后即可使用。

3. 石蜡切片操作

（1）先上蜡块：标本蜡块固定于切片机载物台（标本台）上，粗略调整标本切面的方向，使其与切片刀平行。

（2）再上切片刀：将鐾好的切片刀装入切片机持刀架中，拧紧固定螺钮。

（3）调节切片厚度：常规石蜡切片为 5～7μm。

（4）调节切片刀与标本切面间的距离。

（5）左手手持毛笔，右手转动切片机手轮进行切片。

注意：转动手轮速度要均匀，尤其是蜡块通过刀刃，不可忽快忽慢，切忌有停顿现象。

（6）左手持毛笔托住蜡带，并轻轻转动毛笔向外抻拉，也可以用小解剖弯钩镊子夹住蜡带，轻轻向外抻拉。

注意：手的力量不可过大，以防蜡带断裂。

（7）右手持解剖刀，替换左手毛笔，左手持毛笔经蜡带下方向上轻轻扫取刀刃上的蜡带，并将其轻轻放在白纸上。也可以右手持毛笔从弯钩镊子夹住的蜡带下方向上轻轻扫取刀刃上的蜡带，再将其放在白纸上。

注意：切下的蜡带有正反面之分。

4. 展片操作（手工展片法）

（1）取 1/2 小米粒大小的蛋白甘油，均匀地涂抹在载玻片表面，加蒸馏水后平放在平皿上，解剖刀切取 3～4 张石蜡切片放置于水面。

（2）将载有石蜡的载玻片在酒精灯火焰中内焰经过一下，然后前后晃动载玻片，使蒸馏水形成水纹，将热量均匀散布于整个载玻片，利用这热量使石蜡切片逐渐舒展，如此往复，直到石蜡切片平整为止。

（3）若组织上有皱褶，可以一手拿解剖刀，另一手持解剖针，当加热后的石蜡切片缓慢向外舒展时，借助解剖针和解剖刀的抻拉而使皱褶展平。

注意：①抻拉的力量不能过大，避免组织破碎。②载玻片在酒精灯火焰上加热的频率不应过快，否则会造成组织上的"浮褶"变成"死褶"，或切片下面产生许多细小的气泡。

展片标准：组织变白，其周围石蜡近似透明，组织上无皱褶、撕裂和气泡。

实验要求：每张载玻片上摆放 2～3 张石蜡切片，每种标本制备两张载玻片。

5. **烤片** 将展平的组织切片分别裱在不同的载玻片上，控净载玻片上的水分，调整好组织切片的位置，即切片位于整个载玻片的三分之二处，置于切片木盘中放入到烤箱中进行烤片。常规烤片时间大于 6 小时或过夜（17 小时以上）。

6. 实验后清洁实验用具，处理实验污物。

实验 4　苏木精-伊红（HE）染色

【实验用具】HE 染色缸（一套），单筒显微镜，大、小解剖镊子，封片白纸，树胶瓶，盖玻片，卷纸。

【实验材料】肝、肾和小肠石蜡切片。

【实验内容】

1. 苏木精-伊红染色。

2. 切片封固。

3. 染色结果观察。

4. 整理实验用具，处理实验污物，清洁实验室。

【实验操作】

1. 苏木精-伊红染色

（1）二甲苯，5 分钟×2 次。

（2）100％乙醇，3 分钟×2 次。

（3）95％乙醇、90％乙醇、80％乙醇、70％乙醇，每级 2 分钟。

（4）蒸馏水，3 分钟。

（5）Ehrlich 苏木精，10 分钟。

（6）0.5％盐酸乙醇速洗，数秒～数十秒，蒸馏水速洗，淡氨水浸泡，10～30 秒，自来水洗，光镜下镜检细胞核分色程度。注意此步骤可重复多次。

（7）流水冲洗，3 分钟。

（8）1％伊红，10 分钟。

（9）蒸馏水速洗。

（10）70％乙醇、80％乙醇、90％乙醇，速洗。

（11）95％乙醇，30秒～1分钟，光镜下镜检红蓝颜色对比程度。

（12）100％乙醇，3分钟×2次。

（13）二甲苯，5分钟×2次。

2. 切片封固　从二甲苯缸中取出透明好的组织切片，组织面向上放在白纸上，用窄条的白纸吸掉组织左右两边多余的二甲苯，滴加适量的树胶，用小解剖镊子夹住盖玻片一边，缓缓盖在切片的组织上，摆正盖玻片的位置即可。

3. 染色结果　细胞核：蓝紫色（苏木精颜色）；细胞质、肌肉、胶原纤维、嗜酸性颗粒等：粉红色或红色（伊红染色）。

4. 整理实验用具，处理实验污物，清洁实验室。

实验5　胶原纤维染色和弹性纤维染色

【实验用具】HE染色缸（一套），单筒显微镜，封片白纸，树胶瓶，盖玻片，大、小解剖镊子，卷纸。

【实验试剂】Mallory Ⅰ液：0.5％酸性复红染液；Mallory Ⅱ液：橘黄G-亮绿染液；地衣红染液：0.1％地衣红染液；Gomori醛品红染液。

【实验材料】胶原纤维染色：胃底石蜡切片，Susa固定，$5\mu m$；弹性纤维染色：大动脉和中等动静脉石蜡切片，Susa固定，$7\mu m$。

【实验内容】

1. 胶原纤维的Mallory染色。

2. 弹性纤维地衣红染色。

3. 弹性纤维Gomori醛品红染色。

4. 整理染色用具，处理实验污物，清洁实验室。

【实验操作】

1. 胶原纤维Mallory染色

（1）染色步骤

①石蜡切片脱蜡下行至蒸馏水。若用含有氯化汞成分的固定剂固定的组织，注意切片下行过程中要脱去组织内汞的沉淀颗粒。

②Mallory Ⅰ液，1～5 分钟。

③Mallory Ⅱ液，10 分钟。

④95％乙醇直接速洗分色，或滤纸吸压组织切片，95％乙醇速洗分色，光镜下镜检。

⑤纯乙醇脱水，2 次，每次 2～3 分钟。

⑥二甲苯透明，2 次，每次 3～5 分钟。树胶封固。

（2）染色结果：胶原纤维为蓝色；软骨基质淡蓝色；肌肉、细胞核为红色，红细胞为黄色。

2. 弹性纤维地衣红染色

（1）染色步骤

①石蜡切片脱蜡下行至 70％乙醇。若用含氯化汞成分的固定剂固定的组织，注意切片下行过程中要脱去组织内汞的沉淀颗粒。

②0.1％地衣红染液，室温，过夜（17 小时以上）。

③70％乙醇分色，光镜下镜检。

④常规乙醇脱水，二甲苯透明，树胶封固。

（2）染色结果：弹性纤维呈棕红色，背景呈淡淡的棕色。

注意：若需要细胞核染色，可在 70％乙醇分色镜检后入蒸馏水浸洗 3 分钟，Mayer 苏木精染色 30 秒～1 分钟，流水冲洗 10 分钟，蓝化，常规脱水、透明，树胶封固。

3. 弹性纤维 Gomori 醛品红染色

（1）染色步骤

①石蜡切片脱蜡下行至 70％乙醇。若用含有氯化汞成分的固定剂固定的组织，注意切片下行过程中要脱去组织内汞的沉淀颗粒。

②醛品红染液，15～30 分钟。

③70％～95％乙醇分色，光镜下镜检。

④纯乙醇脱水，2 次，每次 2～3 分钟。

⑤二甲苯透明，2 次，每次 3～5 分钟。树胶封固。

（2）染色结果：弹性纤维呈龙胆紫色，背景无色。

4. 整理实验用具，处理实验污物，清洁实验室。

实验 6 细胞染色

【实验用具】HE 染色缸（一套），单筒显微镜，大、小解剖镊子，封片白纸，树胶，盖玻片，卷纸。

【实验试剂】0.125％高锰酸钾硫酸水溶液，5％草酸水溶液，Gomori 醛品红染液，橘黄 G -亮绿染液，0.2％甲苯胺蓝乙醇染液，0.1％核固红染液。

【实验材料】大鼠胰脏石蜡切片，Bouin 固定，$4\mu m$；大鼠石蜡多种组织标本混合切片，Carnoy 固定，$5\mu m$。

【实验内容】

1. 胰岛 A、B 细胞的醛品红-橘黄 G -亮绿染色。

2. 肥大细胞的甲苯胺蓝染色。

3. 整理染色用具，处理实验污物，清洁实验室。

【实验操作】

1. 胰岛 A、B 细胞的醛品红-橘黄 G -亮绿染色

（1）染色步骤

①石蜡切片脱蜡下行到蒸馏水。

②0.125％高锰酸钾硫酸水溶液，1～3 分钟。

③蒸馏水快洗。

④5％草酸水溶液，1～2 分钟，或组织漂白为止。

⑤流水冲洗，3 分钟。蒸馏水洗，3 分钟。

⑥70％乙醇浸泡 3 分钟。

⑦醛品红染液，15～30 分钟。

⑧70％乙醇分色，光镜下镜检。

⑨蒸馏水洗 3 分钟。

⑩橘黄 G -亮绿染液，5～10 分钟。

⑪95％乙醇快速分色，或用滤纸吸压切片，95％乙醇快洗分色，光镜下镜检。

⑫纯乙醇脱水，2 次，每次 2～3 分钟。

⑬二甲苯透明，2 次，每次 3～5 分钟。树胶封固。

（2）染色结果

①胰岛 A 细胞（胰高血糖素细胞）为橘黄色。

②胰岛 B 细胞（胰岛素细胞）颗粒为紫色。

③胰岛 D 细胞为绿色。

④结缔组织纤维为龙胆紫色和绿色。

2. 肥大细胞甲苯胺蓝染色

（1）染色步骤

①石蜡切片脱蜡下行至蒸馏水。

②0.2％甲苯胺蓝乙醇溶液 20 分钟。

③蒸馏水洗，3 分钟。

④0.1％核固红染液，30 秒～1 分钟。

⑤蒸馏水洗，甩干切片表面水分。

⑥100％乙醇快速脱水，3 次，每次 1～2 分钟。

⑦二甲苯透明，2 次，每次 3～5 分钟。树胶封固。

（2）染色结果：肥大细胞颗粒为深紫色，细胞核为红色。若不进行复染，则细胞核呈浅蓝色。

3. 整理实验用具，处理实验污物，清洁实验室。

实验 7　网状纤维铵银技术

【实验用具】HE 染色缸（一套），单筒显微镜，封片白纸，树胶瓶，盖玻片，大、小解剖镊子，卷纸，温箱（56℃）。

【实验试剂】0.25％高锰酸钾水溶液，5％草酸水溶液，10％硝酸银水溶液，氢氧化铵（氨水），20％福尔马林，0.2％氯化金水溶液，5％硫代硫酸钠水溶液。

【实验材料】淋巴结，10％福尔马林固定，石蜡切片 $8\mu m$。

【实验内容】

1. 碳酸铵银液配制。

2. Foot 银染反应。

3. 整理实验用具，处理实验污物，清洁实验室。

【实验操作】

1. 碳酸铵银液配制　10％硝酸银水溶液 10ml，碳酸锂饱和水溶液（＞1.25％）10ml，将两液混合，即产生浅黄色沉淀物，静置片刻，倾去上清液，用蒸馏水涮洗沉淀物 3～6 次。加蒸馏水至

25ml，逐滴滴入氢氧化铵，一边滴加一边搅拌，直到沉淀颗粒几乎完全溶解，然后加蒸馏水到 100ml，过滤后即可使用。

2. Foot 银染反应

（1）染色步骤

①石蜡切片脱蜡下行到蒸馏水。

②0.25％高锰酸钾水溶液，2～5 分钟，蒸馏水洗。

③5％草酸水溶液，1～2 分钟，或组织漂白为止。

④流水冲洗，3 分钟；蒸馏水浸洗，3 分钟。

⑤碳酸铵银液 56℃预热，浸银 30 分钟，56℃温箱。

⑥蒸馏水速洗，2～3 次。

⑦20％福尔马林，5 分钟。

⑧蒸馏水充分洗。

⑨0.2％氯化金水溶液，5 分钟。蒸馏水充分洗。

⑩5％硫代硫酸钠水溶液，1 分钟。流水冲洗，3 分钟。

⑪常规脱水上行，二甲苯透明，树胶封固。

（2）染色结果：网状纤维为黑色，胶原纤维为棕红色，淋巴细胞核为浅灰色，背景无色。

3. 整理实验用具，处理实验污物，清洁实验室。

实验 8　PAS 反应及 Schiff 试剂配制

【实验用具】HE 染色缸（一套），单筒显微镜，封片白纸，树胶瓶，盖玻片，大、小解剖镊子，卷纸。

【实验试剂】0.5％高碘酸水溶液（新鲜配制），Schiff 试剂，亚硫酸氢钠溶液，1mol/L 盐酸。

【实验材料】大鼠肝，10％福尔马林固定，石蜡切片 6μm。

【实验内容】

1. Schiff 试剂的配制。

2. PAS 反应。

3. 整理染色用具，处理实验污物，清洁实验室。

【实验操作】

1. Schiff 试剂配制　碱性品红 1g，蒸馏水 200ml，1mol/L 盐

酸20ml，亚硫酸氢钠2g（偏重亚硫酸钠1～1.5g），活性炭2g。将蒸馏水煮沸离火，缓慢加入碱性品红并不断晃动，使其完全溶解，冷却放置到50℃左右时过滤入锥形瓶内，加入1mol/L盐酸，待到溶液温度降至室温时，加入亚硫酸氢钠（偏重亚硫酸钠）溶解，同时密封瓶口置于室温下暗处（或用黑色塑料包裹）。次日加入活性炭摇荡1分钟左右，迅速过滤于棕色瓶内，试剂应为无色。Schiff试剂于4℃冰箱内保存备用。

2. PAS反应

（1）染色步骤

①石蜡切片二甲苯脱蜡，逐级乙醇水合到蒸馏水。

②0.5％高碘酸水溶液，2～5分钟。

③蒸馏水充分洗涤。

④Schiff试剂，10～20分钟（暗处）。

⑤新配制的亚硫酸氢钠溶液，换洗3次，每次2分钟。

⑥流水冲洗，5～10分钟。蒸馏水浸洗，3分钟。

⑦Mayer苏木精复染，10～30秒。

⑧自来水蓝化，5～10分钟。

⑨常规脱水上行，二甲苯透明，树胶封固。

（2）染色结果：糖原及其他PAS反应阳性物质为红色或粉红色，细胞核为蓝色。

（3）对照实验：切片不经高碘酸氧化直接入Schiff试剂，若反应呈现阳性结果，则说明为假阳性，可能是组织中内源性的醛基、酮基等所致，必要时可使用硼氰化钠在高碘酸氧化前封闭组织中自由的醛酮基。

3. 整理实验用具，处理实验污物，清洁实验室。

实验9　肌组织染色

【实验用具】HE染色缸（一套），单筒显微镜，封片白纸，树胶瓶，盖玻片，大、小解剖镊子，卷纸。

【实验试剂】

1. 5％硫酸铁铵水溶液。

2. Heidenhain 苏木精（苏木精 10g，100％乙醇 90ml，自然成熟。苏木精乙醇溶液 10ml，蒸馏水 90ml，混合均匀）。

3. 1％硫酸铁铵水溶液。

4. 0.5％高锰酸钾水溶液。

5. 5％草酸水溶液。

6. Mallory 磷钨酸-苏木精：苏木精 0.1g，磷钨酸 2g，蒸馏水 100ml。苏木精溶于 20ml 蒸馏水内，磷钨酸溶于 80ml 蒸馏水，再将两者混合。自然成熟数周后方可使用，并可长期使用与保存。也可加入 0.177g 高锰酸钾，使染液获得瞬间成熟，染液寿命不超过 24 小时，以现用现配为好。

【实验材料】大鼠骨骼肌，Susa 固定，石蜡切片 5μm。

【实验内容】

1. Heidenhain 铁苏木精染色。

2. Mallory 磷钨酸-苏木精（PTAH）染色。

3. 整理染色用具，处理实验污物，清洁实验室。

【实验操作】

1. Heidenhain 铁苏木精染色

（1）染色步骤

①石蜡切片脱蜡下行到蒸馏水。若用含有氯化汞成分的固定剂固定的标本，注意切片下行过程中要脱去组织内汞的沉淀颗粒。

②5％硫酸铁铵水溶液，室温，3 小时～过夜。

③蒸馏水洗。

④Heidenhain 苏木精，室温 1～6 小时，或 45℃，45 分钟。

⑤流水冲洗，2～5 分钟。

⑥1％硫酸铁铵水溶液分色，光镜下镜检。

⑦流水冲洗，10 分钟。

⑧逐级乙醇脱水上行，二甲苯透明，树胶封固。

（2）染色结果：横纹肌、细胞核、红细胞为深蓝色，组织背景无色。

2. Mallory 磷钨酸-苏木精（PTAH）染色

（1）染色步骤

①石蜡切片脱蜡下行到蒸馏水。若用含有氯化汞成分的固定剂

固定的标本，注意切片下行过程中要脱去组织内汞的沉淀颗粒。

②0.5%高锰酸钾水溶液，5分钟。蒸馏水洗。

③5%草酸水溶液，5分钟，或直至组织变白为止。

④流水冲洗，3分钟。蒸馏水浸洗，3分钟。

⑤Mallory 磷钨酸-苏木精，室温，过夜（约17小时）。

⑥95%乙醇分色，光镜下镜检。

⑦100%乙醇脱水，2次，每次2～3分钟。

⑧二甲苯透明，2次，每次3～5分钟。树胶封固。

（2）染色结果：横纹肌为蓝色，细胞核为深蓝色，胶原纤维为淡红色，弹性纤维为红色。

3. 整理染色用具，处理实验污物，清洁实验室。

实验 10　尼氏体染色

【实验用具】HE 染色缸（一套），单筒显微镜，封片白纸，树胶瓶，盖玻片，大、小解剖镊子，卷纸。

【实验试剂】0.5%焦油紫水溶液，0.5%甲苯胺蓝水溶液。

【实验材料】大鼠脊髓、小脑，10%福尔马林固定，石蜡切片 $10\mu m$。

【实验内容】

1. 焦油紫染色。

2. 甲苯胺蓝染色。

3. 整理实验用具，处理实验污物，清洁实验室。

【实验操作】

1. 焦油紫染色显示尼氏体

（1）染色步骤

①石蜡切片脱蜡下行到蒸馏水。

②0.5%焦油紫水溶液，10～20分钟。

③蒸馏水洗。光镜下镜检。用滤纸将组织周围的水分洗干。

④100%乙醇快速脱水，2次，每次2～3分钟。

⑤二甲苯透明，2次，每次3～5分钟。树胶封固。

（2）染色结果：尼氏体、神经细胞核为龙胆紫色，组织背景无色或浅蓝色。

2. 甲苯胺蓝染色显示尼氏体

(1) 染色步骤

①石蜡切片脱蜡下行到蒸馏水。

②预热 0.5％甲苯胺蓝水溶液至 56℃，染色 10～20 分钟。

③蒸馏水洗。用滤纸将组织周围的水分洗干。

④90％～95％乙醇分色，光镜下镜检。

⑤100％乙醇迅速脱水，2 次，每次 2～3 分钟。

⑥二甲苯透明，2 次，每次 3～5 分钟。树胶封固。

(2) 染色结果：尼氏体深蓝色，细胞核为浅蓝色，背景无色。

3. 整理染色用具，处理实验污物，清洁实验室。

实验 11　免疫组织（细胞）化学染色

【实验用具】HE 染色缸（一套），单筒显微镜，湿盒，微量移液器及移液滴管，封片白纸，树胶瓶，盖玻片，大、小解剖镊子，卷纸。

【实验试剂】鼠抗人胰岛素单克隆抗体（Ⅰ抗）工作液，PBS缓冲液（0.01mol/L，pH7.2～7.4）。SP-9000 通用型检测试剂盒：内源性过氧化物酶阻断剂（3％过氧化氢）、封闭用正常山羊/兔血清、生物素标记的羊抗兔/大鼠/小鼠/豚鼠 IgG（Ⅱ抗）、HRP 标记链霉抗生物素（卵白素）。DAB 显色试剂盒。

警告：DAB 为可疑致癌物，请采取必要的防范措施。

【实验材料】大鼠胰，Bouin 固定，石蜡切片 5μm。

【实验内容】

1. 大鼠胰岛素细胞（B 细胞）免疫组织（细胞）化学染色。

2. 整理实验用具，处理实验污物，清洁实验室。

【实验步骤】

1. 大鼠胰岛素细胞（B 细胞）免疫组织（细胞）化学染色

(1) 染色步骤

① 石蜡切片常规脱蜡下行至蒸馏水。PBS 缓冲液浸洗 5 分钟。用滤纸将组织周围的水分吸干。

②3％过氧化氢，室温孵育，5～10分钟。

③PBS 浸洗 2 分钟，3 次。

④正常山羊或兔血清，室温孵育，10～15 分钟，倾去液体，注意勿洗。

⑤鼠抗人胰岛素单克隆抗体（Ⅰ抗），37℃孵育 2～3 小时，或 4℃过夜。

⑥PBS 冲洗 2 分钟，3 次。

⑦生物素标记的羊抗兔/大鼠/小鼠/豚鼠 IgG，37℃或室温孵育，10～15分钟。

⑧PBS 冲洗 2 分钟，3 次。

⑨HRP 标记链霉抗生物素，37℃或室温孵育，10～15 分钟。

⑩PBS 冲洗 2 分钟，3 次。

⑪DAB 显色剂显色，光镜下控制细胞显色程度，5～20 分钟。

⑫自来水充分冲洗 3～5 分钟。

⑬常规乙醇逐级脱水，二甲苯透明，树胶封固。

（2）染色结果：胰岛素细胞（B 细胞）颗粒为棕黄色，组织背景无色。

2. 整理实验用具，处理实验污物，清洁实验室

实验 12　免疫组织（细胞）化学双重染色

【实验用具】HE 染色缸（一套），单筒显微镜，湿盒，微量移液器及移液滴管，封片白纸，树胶瓶，盖玻片，大、小解剖镊子，卷纸。

【实验试剂】鼠抗人胰岛素单克隆抗体（Ⅰ抗）工作液，兔抗人胰高血糖素多克隆抗体（Ⅰ抗）工作液，PBS 缓冲液（0.01mol/L，pH 7.2～7.4）。PV-6000 通用型二步法检测试剂盒：内源性过氧化物酶阻断剂（3％过氧化氢）、PV-6000 通用型 IgG（Fab 段）-HRP 多聚体。DAB 显色试剂盒。AEC 显色试剂盒。

警告：DAB 为可疑致癌物，请采取必要的防范措施。

【实验材料】大鼠胰，Bouin 固定，石蜡切片 $5\mu m$。

【实验内容】

1. 大鼠胰岛素细胞、胰高血糖素细胞免疫双重染色。

2. 整理实验用具，处理实验污物，清洁实验室。

【实验操作】

1. 大鼠胰岛素细胞、胰高血糖素细胞免疫组织化学双重染色

（1）染色步骤

①石蜡切片常规脱蜡下行至蒸馏水。

②3‰过氧化氢，室温孵育，5分钟，PBS浸洗2分钟。

③鼠抗人胰岛素单克隆抗体（Ⅰ抗），室温或37℃孵育30～60分钟。

④PBS冲洗2分钟，3次。

⑤PV-6000通用型IgG（Fab段）-HRP多聚体，室温或37℃孵育10～20分钟。

⑥PBS冲洗2分钟，3次。

⑦DAB显色剂显色，光镜下控制细胞显色反应，5～20分钟。

⑧蒸馏水充分冲洗，PBS浸洗2分钟，3次。

⑨兔抗人胰高血糖素多克隆抗体（Ⅰ抗），室温或37℃孵育30～60分钟。

⑩PBS冲洗2分钟，3次。

⑪PV-6000通用型IgG（Fab段）-HRP多聚体，室温或37℃孵育10～20分钟。

⑫PBS冲洗2分钟，3次。

⑬AEC显色剂显色，光镜下控制细胞显色反应，5～20分钟。

⑭自来水充分冲洗2～3分钟，水溶性封固剂封固。

（2）实验结果：胰高血糖素细胞颗粒呈红色，胰岛素细胞颗粒呈棕黄色，组织背景无色。

2. 整理实验用具，处理实验污物，清洁实验室。

实验13　免疫组织（细胞）化学染色与特殊染色

【实验用具】HE染色缸（一套），单筒显微镜，湿盒，微量移液器及移液滴管，封片白纸，树胶瓶，盖玻片，大、小解剖镊子，

卷纸。

【实验试剂】兔抗人胰高血糖素多克隆抗体（Ⅰ抗），PBS 缓冲液（0.01mol/L，pH7.2～7.4），PV-6000 通用型二步法检测试剂盒：内源性过氧化物酶阻断剂（3％过氧化氢）、PV-6000 通用型 IgG（Fab 段）-HRP 多聚体。DAB 显色试剂盒，0.25％高锰酸钾硫酸水溶液，5％草酸水溶液，Gomori 醛品红染液。

【实验材料】大鼠胰，Bouin 固定，石蜡切片 $5\mu m$。

【实验内容】

1. 大鼠胰岛胰高血糖素细胞（A 细胞）免疫组织（细胞）化学染色与胰岛素细胞（B 细胞）醛品红染色。

2. 整理实验用具，处理实验污物，清洁实验室。

【实验步骤】

1. 胰高血糖素细胞免疫组织（细胞）化学染色与胰岛素细胞醛品红染色。

（1）染色步骤

①石蜡切片常规脱蜡下行至蒸馏水。

②3％过氧化氢，室温孵育，5 分钟，PBS 浸洗 2 分钟。

③兔抗人胰岛素单克隆抗体（Ⅰ抗），室温或 37℃孵育 30～60 分钟。

④PBS 冲洗 2 分钟，3 次。

⑤PV-6000 通用型 IgG（Fab 段）-HRP 多聚体，室温或 37℃孵育 10～20 分钟。

⑥PBS 冲洗 2 分钟，3 次。

⑦DAB 显色剂显色，光镜下控制细胞显色反应，5～20 分钟。

⑧自来水冲洗，蒸馏水浸洗 3 分钟。

⑨0.25％高锰酸钾硫酸水溶液氧化 2～3 分钟，蒸馏水洗。

⑩5％草酸水溶液，组织漂白为止，或数秒～数十秒。

⑪自来水冲洗 3 分钟，70％乙醇浸洗 3 分钟。

⑫Gomori 醛品红染液染色 20～30 分钟。

⑬95％乙醇分色，显微镜检查。

⑭纯乙醇脱水 2 次，每次 2～3 分钟。

⑮二甲苯透明 2 次，每次 3～5 分钟。树胶封固。

279

（2）染色结果：胰高血糖素细胞颗粒呈棕黄色，胰岛素细胞颗粒呈龙胆紫色，弹性纤维等为龙胆紫色，组织背景无色。

2. 整理实验用具，处理实验污物，清洁实验室。

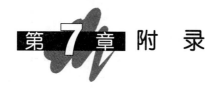

第 7 章 附 录

附录 1 常用试剂的配制

1. 蛋白甘油（Mayer's albumen glycerol method）

（1）分离提取数个新鲜鸡蛋的蛋白，放在较大的容器内。

（2）充分抽打鸡蛋蛋白液，或使用打碎机，使蛋白呈现水状，用玻璃棒蘸蛋白液可表现为水样一滴滴地滴下。

（3）过滤蛋白液，使用两层纱布或两层镜头纸过滤蛋白液，并度量蛋白液的体积。

（4）加入等量体积的甘油充分混合，静置半日，用滤纸将蛋白甘油液表面的泡沫刮去。

（5）倒入无水无油的棕色瓶内，加入几粒麝香草酚，稍加晃动即可。配制好的蛋白甘油液放置于 4℃冰箱内保存。

2. 0.5％～1％盐酸乙醇溶液

　　盐酸（浓）0.5～1ml

　　70％乙醇 100ml

首先配制 70％乙醇 100ml，加入 0.5～1ml 的浓盐酸，充分混合即可。盐酸乙醇主要用于苏木精染色后的分色以及一些特殊染色的分色。由于此溶液是属于实验室常用的试剂，通常是配制成 10％的盐酸乙醇储备液备用，需要时再用 70％乙醇稀释即可。

3. 不同浓度乙醇的配制

一般在实验室内，所使用的商品乙醇有两种，即 100％乙醇和 95％乙醇。由于实验中会使用到各种不同浓度的乙醇，因此就需要配制不同浓度的乙醇，通常是使用 95％乙醇进行稀释的。

以 95％乙醇配制 70％乙醇为例来说明乙醇稀释的方法。使用 100ml 量筒量取 95％乙醇 70ml，加入蒸馏水到 95ml（也就是 25ml

蒸馏水），混合均匀，即配制好 70％乙醇 95ml，但注意配制后的乙醇数量是 95ml。如果需要较大量的乙醇，只要在此基础上成倍增加即可。

95％乙醇稀释成常用浓度的乙醇

95％乙醇（ml）	蒸馏水（ml）	乙醇浓度
30	65	30％
50	45	50％
70	25	70％
80	15	80％
90	5	90％

4. 福尔马林色素脱去液

(1) Verocay 液浸泡时间 10 分钟

1％氢氧化钾 1ml

80％乙醇 100ml

(2) 氢氧化铵乙醇溶液浸泡时间 30 分钟以上

25％氢氧化铵 1ml

75％乙醇 200ml

(3) 氢氧化钠乙醇溶液浸泡时间 10～20 分钟

1％氢氧化钠 1ml

75％乙醇 100ml

不论采用哪种配制方法，在使用后均需要在光镜下检查脱色素的情况才可进行下面的程序。

5. 氯化汞沉淀颗粒的去除液的配制

(1) Lugol 溶液浸泡时间 10～20 分钟

碘颗粒或碘片 1g

碘化钾 2g

蒸馏水 100ml

(2) 稀释的碘乙醇溶液浸泡 5～10 分钟

70％乙醇 100ml

碘乙醇饱和液（70％乙醇）数滴～数十滴

混合均匀即可，此时碘乙醇溶液呈现葡萄酒色。若使用的过程中碘乙醇颜色变浅，可以随时滴入碘乙醇饱和液，使其始终呈现葡萄酒色，保持脱汞的能力。

附录 2 玻璃制品的清洁

1. 载玻片的清洁 新开封的载玻片可能会带有一些油污，或其表面黏附有一些玻璃粉尘等，因此实验室在使用载玻片之前一定要经过清洁处理。不同的实验内容，对于载玻片清洁质量的要求是不同的。

(1) 石蜡切片的载玻片的清洁：首先载玻片浸泡在洗液（清洁溶液）12～24 小时。第二步，从洗液中取出载玻片，自来水流水充分冲洗，1～2 小时，冲洗期间不断地搅动载玻片，使其表面的洗液成分被流水冲净，因为洗液中含有酸的浓度较高，若冲洗不充分，载玻片表面可能呈现弱酸性，所制作的切片在进行染色时就会受到影响，因此载玻片的流水冲洗一定要彻底。第三步，有条件的实验室可将载玻片浸在蒸馏水中 10～20 分钟，由于自来水本身偏碱性，其中含有水碱成分，可造成载玻片的清洁度降低，尤其是在载玻片烤干后在其表面呈现白色粉末（水碱）。最后，将载玻片放入红外线烤箱烤干，或用棉布逐个将载玻片擦干，装盒备用。

经过此方法处理过的载玻片可用于常规的石蜡切片、冰冻切片以及免疫组化的防脱片的制备。

(2) 细胞涂片的载玻片清洁：载玻片的质量要求比石蜡切片更高，也就是清洁度要求更严格。具体的清洁方法：在上述第三步蒸馏水浸洗阶段后，再将载玻片逐个浸泡于 95％乙醇 10～20 分钟，目的就是进一步脱脂。最后，将载玻片逐个插入切片屉中，放入红外线烤箱内烤干，或用棉布逐个将载玻片擦干，装盒备用。注意在收取烤干的载玻片以及装盒收藏的过程一定要戴上洁净手套，因为手指表面上的油脂可对载玻片表面造成二次污染，会影响其清洁度，影响涂片制作的质量。

2. 盖玻片的清洁 盖玻片的形状、大小种类很多，有圆形、方形、长方形，大小的范围可在 18mm×18mm～32mm×250mm 之间。盖玻片很薄，如果在洗液内浸泡 12～24 小时，很容易造成其变"酥"破碎，因此盖玻片在洗液中浸泡 1～2 小时即可，流水冲洗 1 小时左右，注意要经常搅动盖玻片时，使酸的成分被充分洗净，但搅动的动作不宜过大，否则会造成盖玻片的损伤。蒸馏水浸洗2～3遍（5～10分钟），95％乙醇浸泡5～10分钟，用绸布将其擦干，分类装盒备用。

3. 玻璃器皿的清洁　凡是实验中使用过的玻璃器皿，如烧杯、平皿、染色缸、玻璃棒等，原则上都要经过洗液浸泡，流水冲洗，蒸馏水浸洗以及烤箱烤干，得到一个清洁的玻璃仪器，以备下次实验使用。

具体操作：首先将使用过的玻璃器皿用洗涤剂刷洗，流水冲洗，晾干，再放入洗液内浸泡12～24小时，自来水冲洗1～2小时，要经常翻动器皿，蒸馏水浸洗10～20分钟，入烤箱内烤干，收藏备用。

4. 清洁液的配制　将重铬酸钾溶于蒸馏水，可以加热使其完全溶解，冷却后，缓缓加入浓硫酸，边搅动边加入硫酸，由于硫酸的加入可产生大量的热量，配制洗液的容器一定要耐热，否则容器因过热容易爆裂。在配制过程中，**不许将蒸馏水倒入浓硫酸中，否则会引起溶液的剧烈反应，造成人员伤害！**

依据重铬酸钾和硫酸的比例不同，可配制成不同强度的溶液，用于不同实验的要求。注意洗液只能用于玻璃仪器的清洁，不能浸泡金属器械，因为洗液对金属有腐蚀作用，另外，洗液内浸泡载玻片多数是使用塑料篮子盛放的，应注意洗液对塑料是否有腐蚀作用。

5. 清洁液的配制方法

方法1：重铬酸钾1份（g），浓硫酸1份（ml），蒸馏水10份（ml）（适用于常规的玻璃制品的清洁）

方法2：重铬酸钾2份（g），浓硫酸3份（ml），蒸馏水25份（ml）

方法3：重铬酸钾2份（g），浓硫酸5份（ml），蒸馏水15份（ml）

方法4：重铬酸钾1份（g），浓硫酸19份（ml），蒸馏水1份（ml）

附录3 常用染料的中英文名称

Acid fuchsin	酸性品红	Giemsa	吉姆萨
Acid alizarin blue	酸性茜素蓝	Hematein	苏木红
Acridine orange	吖啶橙	Hematoxylin	苏木精
Acridine yellow	吖啶黄	Indigo carmine	靛卡红
Alcian blue	阿利新蓝	Iodine green	碘绿
Alcian yellow	阿利新黄	Janus green B	詹纳斯绿 B
Alizarin blue	茜素蓝	Light green	亮绿（淡绿）
Alizarin carmine	茜素卡红	Malachite green	孔雀绿
Alizarin red S	茜素红 S	Methyl red	甲基红
Aniline blue WS (water soluble)	水溶性苯胺蓝	Methyl blue	甲基蓝（甲蓝）
Aniline blue	苯胺蓝	Methyl eosin	甲基伊红
Azo acid blue B	偶氮酸性蓝 B	Methyl green	甲基绿（甲绿）
Azo carmine G	偶氮卡红 G	Methyl orange	甲基橙黄
Azophloxine GA	偶氮焰红 GA	Methyl red	甲基红（甲红）
Azure Ⅰ (A)	天青Ⅰ（天青 A）	Methyl violet	甲基紫（甲紫）
Azure Ⅱ	天青Ⅱ	Methylene blue	亚甲蓝（美蓝）
Basic fuchsin	碱性品红	Methylene violet	亚甲基紫
Benzyl violet	苄紫	Napthol green B	萘酚绿 B
Berlin blue	柏林蓝	Napthol green Y	萘酚绿 Y
Biebrich scarlet	毕布利希猩红	Neutral red	中性红
Bismark brown	俾斯麦棕	New fuchsin	新品红
Brazilin	巴西木素	New methylene blue	新亚甲蓝
Brilliant cresyl blue	煌焦油蓝	Nile blue	尼罗蓝（奈尔蓝）
Brilliant cresyl violet	煌焦油紫	Oil blue	油蓝
Brilliant green	亮绿	Oil red O	油红 O
Carmine	卡红（胭脂红/洋红）	Orange G	橘黄 G
Carmine acid	卡红酸	Orcein	地衣红
Carmine alum	卡红明胶	Phloxine	焰红
Celestine blue	天青石蓝	Picric acid	苦味酸
Congo red	刚果红	Ponceau S	丽春红 S
Cresyl violet	焦油紫	Ponceau 2R	丽春红 2R
Crystal violet	结晶紫	Pyronin B	派若宁 B

Dahlia violet	大力紫	Safranin O	沙黄 O（番红 O）
Eosin B	伊红 B	Safranin T	沙黄 T
Eosin Y	伊红 Y	Saffron	番红花
Erythrosin B	藻红 B	Sudan black B	苏丹黑 B
Erythrosin Y	藻红 Y	Sudan Ⅱ	苏丹 Ⅱ
Ethyl eosin	乙基伊红	Sudan Ⅲ	苏丹 Ⅲ
Ethyl green	乙基绿	Sudan Ⅳ	苏丹 Ⅳ
Ethyl violet	乙基紫	Thionin	硫堇
Fast blue	坚牢蓝	Toluidine blue	甲苯胺蓝
Fast green-FCF	坚牢绿 FCF	Trypan blue	台盼蓝（锥蓝）
Fast red	坚牢红	Victoria blue 4R	维多利亚蓝 4R
Gallocyanin	没食子蓝	Victoria blue B	维多利亚蓝 B
Gentian violet	龙胆紫	Wright's stain	瑞氏染料

附录 4 石蜡切片评估标准及计分

一级标准	二级标准	评分
取材	组织材料取材正确	0.5
	组织结构完整（实质、被膜）	0.5
固定	保持组织生前结构状态	0.5
	组织或细胞有无溶解或收缩、变形	0.5
切片	切片厚度（按要求）	0.5
	组织切片有无刀口、皱褶	1.0
	组织结构有无破损	1.0
	切片展片情况（气泡、组织重叠）	0.5
	组织切片摆放的位置	0.5
染色	组织切片染色红蓝对比鲜艳、清晰及反差情况	0.5
	细胞核染色	1.0
	细胞质染色	1.0
	切片上有无染料沉渣及污物	0.5
	组织切片的脱水、透明程度	0.5
封固	盖玻片与组织比例	0.5
	封片平整、干净、整洁、无溢物；组织上有无气泡、漏胶；组织或细胞核有无黑斑	0.5
合计		10分

附录 5 动物常用麻醉剂的用法和剂量

麻醉剂名称	适用动物	给药途径	药物浓度（%）	剂量/千克体质量	备注
戊巴比妥钠	犬、猫	静脉	3	30mg	一次给药的麻醉有效时间可达 3～5小时 麻醉效果比较平稳
	兔	腹腔	3	30mg	
	鼠	腹腔	3	40mg	
	鸟类	肌肉	3	50～100mg	
氨基甲酸乙酯（又称尿酯或乌拉坦）	猫、兔	静脉	20～25	1g	对器官功能影响较小 药品易溶于水 麻醉维持时间为2～4小时
		腹腔	20～25	1g	
	鼠	腹腔	20～25	1g	
	鸟类	肌肉	20～25	1.25g	
	蛙类	皮下、淋巴囊	20～25	2g	
氯醛糖	犬	静脉	1	70mg	对呼吸、血管运动中枢影响小 麻醉时间3～4小时 药品溶解度低，加热溶解时不可煮沸
	猫	腹腔	1	100mg	
	兔	胃或直肠灌注	1	100mg	

麻醉剂名称	适用动物	给药途径	药物浓度（%）	剂量/千克体质量	备注
硫喷妥钠	犬、猫	静脉	2.5~5	16~25mg	作用快，苏醒也快，麻醉时间短，0.5~1.5小时 对心血管及内脏损害小
硫喷妥钠	兔	腹腔	2.5~5	7~10mg	药品不稳定，不宜作皮下或肌肉注射
苯巴比妥钠	犬、猫、兔	静脉	10	80~100mg	维持麻醉时间可达24小时以上
苯巴比妥钠	犬、猫、兔	腹腔	10	100~150mg	不适于作血压试验
苯巴比妥钠	鸟类	肌肉	10	300mg	麻醉深度不易控制

附录 6　生物染料的分类——根据染色对象分类

组织学		生物学染料
结缔组织	胶原纤维	苦味酸、橘黄 G、丽春红、酸性品红、苯胺蓝、亮绿、甲基蓝等
	弹性纤维	碱性品红、地衣红等
	网状纤维	硝酸银
肌组织		苏木精、伊红、酸性品红、偶氮焰红等
神经组织	尼氏体	硫堇、亚甲蓝、甲苯胺蓝、焦油紫等
	神经纤维	硝酸银等
	神经胶质细胞	硝酸银等

细胞学		生物学染料
细胞核		苏木精、卡红、结晶紫、甲基绿、亚甲蓝、天青石蓝等
细胞质		伊红、酸性品红、水溶性苯胺蓝等
细胞成分	糖类	卡红、碱性品红（制成 Schiff 试剂用于 PAS 染色）、阿利新蓝、甲苯胺蓝等
	核酸	甲基绿、派若宁 G 等
	蛋白质和氨基酸	溴酚蓝、坚牢蓝-FCF、橘黄 G、坚牢蓝 B、苯胺蓝、萘酚黄 S 等
	脂肪	苏丹Ⅲ、苏丹Ⅳ、苏丹黑 B、油红 O 等

附录 7 石蜡切片操作所遇到的常见问题

石蜡切片操作常见的问题	可能的产生原因	纠正的措施
1. 石蜡带向一侧弯曲	蜡块上下边缘不平行	重新修整蜡块上下边，使之与切片刀刃平行
2. 切片卷曲，或切片上卷、切过刀刃而破裂	切片刀钝	重新进行切片刀的磨刀或磨壁刀
	切片厚度过厚	查看切片厚度并调整厚度指针指针数字
	切片刀刃与蜡切片的夹角过大	调整切片刀刃的夹角，以 4°～6°为宜
3. 切片忽薄忽厚，或切片一薄一厚	刀的夹角过大而使蜡块受压	调节切片刀的角度，以 4°～6°为宜
	标本蜡块或切片刀未固定牢固	拧紧蜡物台或保持刀架的磨刀或磨壁刀
	切片刀钝	重新进行切片刀的磨刀或磨壁刀
	标本非常硬	若有可能进行软化标本或将较硬的石蜡重新包埋标本
4. 切片皱缩	包埋的石蜡较软（熔点低）	更换相对较硬的石蜡重新包埋标本
	切片刀钝	将切片刀进行重新磨壁刀，以增加刀刃锋利
	室温较高	降低室内温度或使用冰块冷敷标本切面
5. 切片蜡带移到蜡块的表面	切片刀钝	重新进行切片刀的磨刀或磨壁刀
	切片刀的背面集合着碎蜡或刀的表面有油污	清洁刀的背面或擦净刀的表面
6. 蜡块被切得过深	切片刀未固定或标本块未固定	拧紧切片刀持刀架的旋钮或拧紧载物台的旋钮
7. 蜡块不再向刀刃移动	切片推进调节装置已到达尽头	放松切片刀机的保险栓，调回初始状态，并再调整刀的距离

石蜡切片操作常见的问题	可能的产生原因	纠正的措施
8. 切片上有洞	标本内的血管或腔隙 标本内有一块较硬或较软的物质	若影响了切片的操作，可以重新包埋标本 除去较硬或较软的物质，重新进行标本的处理过程
9. 石蜡带上有划痕或切割成条带状	切片刀刀刃上有缺口 刀刃上有污物或毛发 蜡块表面有污物或石蜡内有污物	重新进行切片刀刃的磨刀 擦净刀刃或更换一处刀刃 可重新用洁净的石蜡进行包埋
10. 标本表面部分发白而切片阻力大	蜡块可能脱水不够，造成透明或浸蜡障碍	重新进行标本的脱水步骤
11. 切过的蜡块表面出现凹陷或标本与周围的石蜡脱离	标本可能脱水不完全（标本内部含有水分）	重新进行标本的脱水步骤
12. 切片过程标本过刀时有较大的摩擦声，同时可嗅到二甲苯气味	标本蜡块内含有较多的二甲苯成分	重新进行标本的浸蜡和包埋
13. 展片时切片内的组织遇水扩散，造成组织结构的破坏	标本蜡块内的二甲苯成分较多	重新进行标本的浸蜡和包埋

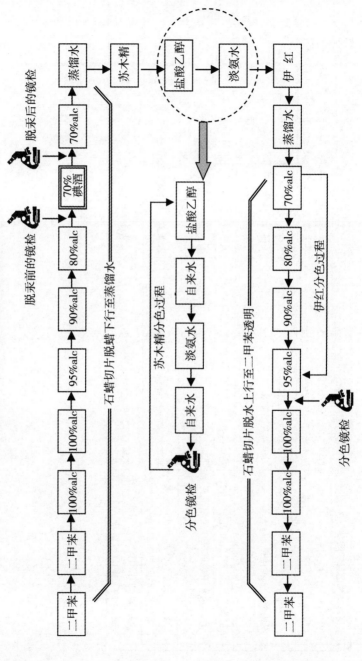

附录 8 苏木精-伊红染色技术流程

294